건강장애

송병호 지음

학지사

머리말

의학적 진단으로 밝혀지는 만성 질환이나 건강상의 문제는 학생의 학업 성취도에 일시적 또는 만성적으로 영향을 미칠 수 있다. 일반적인 만성 질환으로는 관절염, 암, 다중경화증, 천식, 에이즈, 심장질환, 당뇨, 간질환 등이 있다. 질병의 특징과 치료, 약물치료의 부작용 등은 아동 및 청소년들의 기억력, 집중력, 근력과 기력, 내구성에 상당한 영향을 미치고 학습능력과 학업성취도에 많은 어려움을 발생시킬 수 있다. 그러한 이유로 우리나라 교육과학기술부의 특수교육 운영계획에는 만성 질환을 겪는 건강장애 학생에 대한 학습 활동 지원을 위한 내용이 명시되어 있다.

우리나라의 특수교육대상자에 대한 선정 기준(2008. 5. 장애인 등에 대한 특수교육법 시행령, 제10조, 별표 9)에서는 만성 질환으로 인하여 3개월 이상의 장기 입원 또는 통원치료 등 계속적인 의료적 지원이 필요하여 학교생활 및 학업 수행에 어려움이 있는 사람을 건강장애를 지닌 특수교육대상자라고 정의했다. 이러한 건강장애 학생들은 오랜 기간 또는 매일 규칙적으로 학교 수업에 참석하지 못할 수도 있다. 건강장애는 일상생활뿐만 아니라 신체적 학습 활동에 영향을 미친다. 예를 들면, 통증과 관절의 변형, 근력의 약화로 글쓰기, 컴퓨터 작동, 오랜 시간 앉아 있기, 집중력을 요하는 학습 활동 등에 어려움이 많다. 건강장애 학생의 학습 활동 문제를 보완하고 지원하기 위해서는 정책적인 지원뿐만 아니라 건강장애를 일으키는 만성 질환에 대한 이해가 필요하다.

이 책에서는 특수교육법에 정의되어 있는 대표적 건강장애질환인 천식, 후천성 면역결핍증, 심장질환, 당뇨병, 간질환, 암, 겸상적혈구질환, 정신적 장애를 발생시킬 수 있는 아동 학대, 보장구 의존증, 낭포성 섬유증 등에 대해 정의하고 그 원인과 증상, 진행 과정, 치료 및 관리에 관한 내용을 다루었다. 의학적 내용을 기초로 하여 질환별 아동들의 특징에 대한 이해를 돕고자 노력했고, 특히 특수교육대상자 중 건강장애 학생들과 생활하는 교사 및 관련 활동가 그리고 미래의 교사들을 위해 좀 더 많은 내용을 전달하고자 애썼다.

이 책이 교육 현장에서 유용하게 활용될 수 있기를 바라며 독자 분들께 많은 도움이 될 수 있었으면 한다. 내용을 쉽고 정확하게 전달하고자 노력했지만 혹 부족한 부분이 발견되면 후에 더 좋은 도서의 출판을 위해 연락 주시기를 바란다. 여러 가지로 많은 도움을 주신 단국대학교 특수교육학과 교수님들과 그 외 타 대학교의 특수교육학과 교수님들께 감사드리며 이 책이 훌륭히 마무리될 수 있도록 열성을 다해 주신 학지사 관계자 분들께 감사드린다. 특히 어려운 편집을 맡아 주신 신경아 님께 감사드린다.

단국대학교 특수교육학과

송병호

차 례

1장 천 식

천 식

1. 정 의

천식이란 폐 속에 있는 기관지가 아주 예민해진 상태로, 기관지의 알레르기 염증 반응 때문에 발생하는 알레르기질환이다. 때때로 기관지가 좁아져서 숨이 차고 가랑가랑하는 숨소리가 들리면서 기침을 심하게 하는 증상을 나타내는 병을 말한다. 이런 증상들은 반복적으로, 발작적으로 나타나며 유전적 요인과 환경적 요인이 합쳐져서 나타난다. 공기가 흐르는 길인 기관지의 염증으로 기관지 점막이 부어오르고 기관지 근육이 경련을 일으키면서 기관지가 막혀서 숨이 차게 된다.

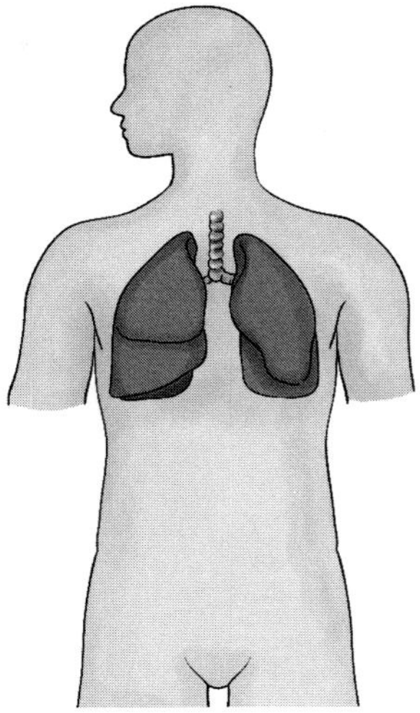

[그림 1-1] 천식의 발병 위치: 기관지

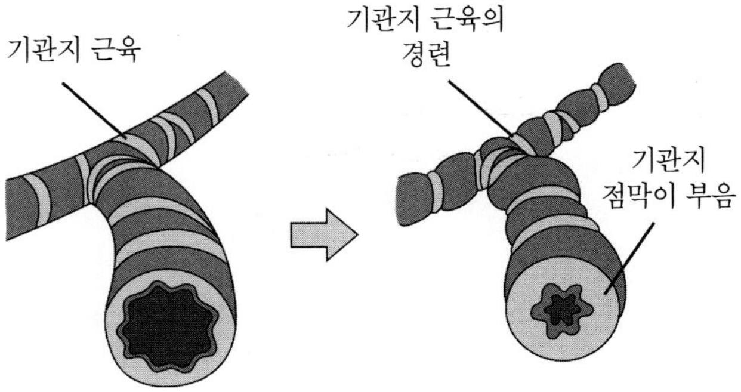

[그림 1-2] 정상인과 천식 환자의 기관지 비교

2. 원 인

천식은 유전적 요인과 환경적 요인이 합쳐져서 생기는 대표적인 알레르기 질환이다. 즉, 부모로부터 물려받은 알레르기 체질과 주위의 천식 유발 인자들이 상호작용을 일으켜 면역체계에 혼란이 생기면서 천식이 발생하게 된다. 알레르기란 정상에서 벗어난 과민반응을 의미하는 것으로, 정상인에게는 증상이 유발되지 않지만 알레르기 환자에게는 과민반응으로 여러 증상이 나타나게 되는 것을 말한다.

천식을 유발하는 요인으로는 원인 물질과 악화 요인이 있다. 원인 물질, 즉 알레르기를 발생시킬 수 있는 물질을 알레르겐(allergen)이라고 하는데, 대표적인 알레르겐은 집먼지 진드기, 꽃가루, 동물 털이나 비듬, 바퀴벌레, 식품, 약물 등이다. 증상을 더 심하게 만드는 대표적인 악화 요인은 감기, 담배 연기와 실내 오염, 대기 오염, 식품첨가제, 운동 등의 신체적 활동, 기후 변화, 황사, 스트레스 등이 있다.

유전적 요인 못지않게 성장하면서 접하게 되는 환경적 요인도 중요하므로 알레르기 병력을 가진 부모들은 자녀에게 천식이 생기지 않도록 환경 관리에 노력해야 한다.

1) 천식 원인 물질

(1) 집먼지 진드기

천식의 가장 흔한 원인 물질이다. 습하고 따뜻하며 먼지가 많은 곳에서 잘 서식하기 때문에 침대 매트리스, 카펫, 직물 소파, 이부자리 등에 많다.

(2) 꽃가루

1년 중 원인 꽃가루가 날리는 계절에만 증상이 나타나거나 악화된다.

건조하고 바람이 부는 날이면 대기 중 꽃가루 농도가 변하므로 증상도 변동을 보인다.

(3) 애완동물

애완동물의 피부에서 떨어지는 비듬, 털 등이 천식의 원인이 된다.

(4) 곰팡이

습한 지하실, 실내 화초나 목욕탕 등은 곰팡이가 잘 자랄 수 있는 환경이 된다. 가습기 사용 시 그 안에 곰팡이가 자랄 수 있으므로 매일 세척을 해야 한다.

(5) 바퀴벌레

어둡고 습기가 많고 음식 찌꺼기가 많은 곳에 서식하므로 집안을 청결히 해야 한다.

(6) 음식, 식품 첨가물

특정한 음식을 먹은 후 반복적인 증상이 나타나면 의사와 상의해야 한다.

(7) 약물

천식 환자는 아스피린이나 이와 유사한 해열진통제에 의해 천식 발작이 일어날 수 있다.

2) 천식 악화 요인

(1) 담배 연기

담배 연기는 강한 자극에 의해 기관지 수축을 일으키며, 옆에서 피우는 담배 연기를 맡게 되더라도 이런 증세가 유발되므로 환자 본인과 보호자 및 주변 사람들은 반드시 금연을 해야 한다.

(2) 화학 물질 / 강한 냄새

집 안에서 사용하는 각종 스프레이, 페인트, 아세톤, 향수 등에 의해 천식 발작이 유발될 수 있고 심지어는 생선 굽는 냄새나 요리 중에 나는 음식 냄새에도 천식 증상이 악화될 수 있다.

(3) 감기(상기도 감염)

감기나 독감에 걸리면 천식 발작이 일어날 수 있다. 따라서 천식 환자는 겨울철 독감 예방접종이 권장된다.

(4) 운동, 신체적 활동

천식 환자들의 상당수는 운동, 특히 찬 공기를 마시며 달리는 경우에 기관지 수축이 와서 심한 호흡 곤란을 겪게 된다.

(5) 스트레스

스트레스에 짓눌리거나 불안, 우울에 시달리면 천식 위험이 높아지는 것으로 나타났다. 정신적 스트레스가 자율신경계와 면역체계에 변화를 일으켜 기도에 염증을 발생시키거나 기관지를 심하게 수축시켜 천식 발병률이 높아진다.

(6) 기후 변화

갑자기 찬 공기에 노출되면 천식 발작이 일어날 수 있으므로, 특히 겨울철 외출 시 마스크와 스카프를 착용하도록 한다.

(7) 대기 오염

공장이나 자동차에서 나오는 대기 오염 물질에 노출되면 천식 증상이 악화된다. 특히 봄철의 황사 현상도 천식을 악화시킬 수 있다.

3. 증상

기관지 천식의 대표적인 증상은 호흡 곤란, 기침, 천명(쌕쌕거리는 거친 숨소리)이다. 이러한 증상이 반복적으로, 발작적으로 나타나지만 실제로 천식 환자는 전형적인 천식의 증상 외에 비전형적인 증상을 호소하는 경우도 많다. 즉, 호흡 곤란이나 쌕쌕거리는 숨소리 등의 증상은 없고 단지 마른기침만 반복적으로 나타나는 경우, 가슴이 답답하거나 흉부 압박감을 호소하는 경우, 또는 목구멍에 가래가 걸려 있는 것 같은 증상만을 호소하는 경우도 있다. 일반적으로 감기에 걸린 후에 호흡 곤란이 악화하거나, 달리기 같은 운동 후에 호흡 곤란, 거친 숨소리 등의 증상이 많이 나타난다.

때로는 심한 천식 발작으로 즉각적인 응급치료 및 입원 치료가 절대적으로 필요한 경우가 있는데, 이때 환자는 곧 죽을 것 같은 공포를 느끼며, 실제로 심한 천식 발작은 생명을 위협하기도 한다. 하지만 천식 약물을 적절하게 사용하고 환경 관리를 잘 한다면 정상 건강인처럼 살아갈 수 있다.

4. 진단

천식은 특징적인 증상과 진찰 소견 및 여러 가지 검사로 진단되며, 천식을 진단하기 위한 검사로는 폐기능 검사와 천식유발 검사, 객담 검사(가래 검사) 등이 있다. 기관지 천식은 정상인에 비해 기관지가 예민하여 자극을 받으면 기관지가 좁아지므로 폐기능 검사를 통해 기관지가 얼마나 좁아져 있는가를 확인하고, 기관지 확장제를 흡입하여 좁아진 기관지가 충분히 넓어지는가를 확인하여 진단한다. 천식유발 검사는 천식의 진단이 불확실할 때 기관지 수축제를 흡입하고 기도의 과민성을 증명하여 천식을 진단하게 된다.

객담 검사는 객담(가래)에 있는 알레르기 염증세포를 직접 관찰하는 검사로 천식을 진단하는 데 도움이 될 뿐만 아니라 기도의 알레르기 염증 정도를 측정하여 치료 방향을 결정할 때 많은 도움이 된다.

천식의 원인을 찾기 위한 검사로는 알레르기 피부 단자 검사, 알레르기 특이항체 검사, 알레르겐 천식유발 검사 등이 있다

기관지 천식의 자가 진단법은 다음과 같다.

① 찬 공기, 흐린 날씨, 담배 연기, 매연, 최루탄, 연탄가스, 음식 냄새, 페인트칠 냄새 등에 노출되면 가슴이 답답하거나 숨이 차고 가랑가랑하는 숨소리가 들리거나 기침이 발작적으로 나곤 한다.
② 밤에 가슴이 답답하거나 숨이 차고 거친 숨소리가 들리거나 기침이 발작적으로 나서 잠을 깬 적이 있다.
③ 감기에 걸리면 숨이 차고 가랑가랑하는 숨소리가 들리거나 기침이 한 달 이상 오래 지속된다.
④ 운동 중에 혹은 운동 직후에 숨이 차고 가랑가랑한다.
⑤ 직장에서 근무할 때에는 숨이 차고 가랑가랑하지만 휴가 때에는 괜찮다.
⑥ 매년 봄이나 가을의 일정 기간에만 기침이 한 달 이상 지속되거나 숨이 차다.
⑦ 시험 때나 정신적인 스트레스가 심할 때 숨이 차거나 가랑가랑한다.
⑧ 가족 중에 천식이나 알레르기 비염 환자가 있고, 간혹 가슴이 답답하고 숨이 차다.

표 1-1 천식의 증상 정도에 따른 단계 분류

단계	증상	야간 증상	폐 기능
4단계 중증 지속성	계속적인 증상 신체 활동의 제한 발작이 자주 일어남	빈번함	FEV_1 또는 PEF≤60% 일중 PEF 변동치>30%
3단계 중등증 지속성	매일 증상이 있음 매일 속효성 흡입 베타2 항진제 사용 발작으로 활동에 영향을 받음 발작≥주 2회	>주 1회	80%>FEV_1 또는 PEF>60% 일중 PEF 변동치>30%
2단계 경증 지속성	주 2회<증상<1일 1회 발작으로 활동에 영향을 받을 수 있음	>월 2회	FEV_1 또는 PEF≥80% 일중 PEF 변동치>20~30%
1단계 경증 간헐성	증상≤주 2회 발작 증상이 없으며 정상 PEF 짧은 발작 시간(수시간-수일)	<월 2회	FEV_1 또는 PEF≥80% 일중 PEF 변동치<20%

FEV_1: 강제 호기 폐활량, PEF: 최대 호기 폐활량

천식의 증상 정도에 따라 단계를 나누어 보면 〈표 1-1〉과 같다.

여러 평가 항목 중 가장 심한 것이 있으면 그에 해당되는 단계로 분류된다. 개개인의 분류는 시간이 지남에 따라 변할 수 있다. 환자는 어떤 단계에서도 경증, 중등증, 또는 중증 악화를 경험할 수 있다.

5. 병리 소견

천식의 형태학적 소견은 천식 지속 상태로 사망한 환자의 폐 또는 감작 항원으로 유발시킨 환자의 기관지 점막에서 주로 관찰되었다. 치명적인 예에서 육안상 폐는 과팽창으로 커져 있으며 부분적으로 무기폐를 보이기도 한다. 가장 특징적인 육안 소견은 기관지와 세기관지가 두껍고 끈적

끈적한 점액 덩어리로 막혀 있는 것이다.

가래 세포진 검사 시 농축된 점액 속에 탈락된 상피세포가 나선형(Curschmann's spiral)으로 말려 있고 수많은 호산구와 Charcot-Leyden 결정체(호산구 단백으로 형성된 결정체) 등이 관찰된다.

특징적인 조직 소견은 첫째, 기관지벽의 부종과 염증세포 침윤, 특히 침윤세포의 5～50%를 차지하는 호산구의 침윤, 그 외 비만세포, 대식세포, 형질세포, 림프구(상당수가 TH 2형의 CD4세포)의 침윤 발생, 둘째 기관지 상피세포의 국소 괴사 및 탈락, 셋째, 기관지 상피의 기저막 비후(사이토카인[cytokine] 매개에 의한 근육섬유세포의 활성화로 아교질 형성), 넷째, 점막하 점액선의 비후 및 증가, 다섯째, 기관지벽 근육의 비대 및 증식이다.

6. 치 료

기관지 천식은 만성적이고 재발이 많은 질환이다. 따라서 증상을 잘 조절하고 폐 기능을 정상화하여 일상생활을 정상적으로 유지하도록 하고, 치료 방법에 의한 부작용을 최소화하는 것이 치료 목표이며, 이를 위해서는 의사와 환자 간에 적극적인 이해와 협조가 필요하다.

기관지 천식의 치료에는 먼저 증상이 있으면 신속하게 증상을 회복시키고 재발을 방지하기 위해 질병을 조절하는 약제를 장기간 사용하는 약물요법과, 천식의 원인 물질을 찾아 원인 알레르겐 노출을 최소화하고 악화 인자로부터 회피하는 회피요법이 있다. 또한 원인 물질을 소량씩 주사하여 알레르기 체질을 개선하는 면역요법 등의 치료 방법이 있다. 약물치료에 사용하는 약물의 종류, 투여 방법, 투여 기간 등은 천식의 증상, 천식의 심한 정도, 환자의 나이 및 전신 상태 등에 따라 결정한다.

1) 약물요법

천식 치료 약물은 좁아진 기관지를 짧은 시간 내에 완화시키는 증상 완화제와 기관지의 알레르기 염증을 억제하여 천식 발작을 예방하는 질병 조절제로 구분한다. 천식의 약물치료에서는 우선적으로 흡입제를 사용하게 되는데, 그 이유는 흡입제를 사용하면 다른 투여 방법보다 적은 양으로도 충분한 치료 효과를 얻을 수 있으며 약물의 효과가 빠르고 부작용이 적기 때문이다.

(1) 증상 완화제(기관지 확장제)

대표적인 증상 완화제로 베타2 항진제(작용제, beta2 agonist), 테오필린(theophylline)으로 대표되는 크산틴(xanthin)계 약물, 부교감신경 차단제(anticholinergics, 항콜린제) 등이 널리 사용되고 있다.

- 베타2 항진제: 기관지 근육의 경련을 완화시켜 기관지 확장 효과를 나타내는 약물로 흡입용, 경구용, 주사용이 있다. 흡입제는 기관지에 직접 작용하기 때문에 효과가 빠르며, 적은 양으로도 강한 효과가 있고 부작용이 적어 널리 사용되고 있다. 또한 약물의 작용 시간이 길어 야간 천식과 운동 유발성 천식의 예방에 사용된다. 하지만 근본적인 염증을 없애지 못하기 때문에 항염증제를 규칙적으로 사용해야 한다.
- 크산틴계 약물: 기관지 확장과 함께 항알레르기(항염증) 효과도 있어 천식 조절에 도움이 된다. 흡입제는 없고 경구용이나 주사용이 있다.
- 항콜린계 약물: 기관지를 좁아지게 하는 부교감신경의 효과를 막아 기관지를 넓혀 주는 약물이다. 천식의 일차 치료제는 아니지만 나이가 많은 천식 환자에게 다른 약제와 같이 사용할 때 효과가 좋을 수 있다.

(2) 질병 조절제(항염증제, 류코트리엔 조절제)

- 부신피질스테로이드: 대표적인 질병 조절제(항염증제)로 흡입용과 경구용이 있다. 경구용 스테로이드를 오랫동안 사용하는 경우 혈당 상승, 혈압 상승, 체중 증가, 기분 변화, 골다공증, 위궤양 등과 같은 심각한 부작용이 생길 수 있다. 하지만 흡입제를 사용하는 경우 대부분 전신 흡수가 되지 않아 부작용이 거의 없다. 그러나 흡입제의 부작용으로 목이 쉬거나 입안에 곰팡이가 생길 수 있으므로 흡입제 사용 후 반드시 입안을 헹구어야 한다.
- 류코트리엔(leukotriene) 조절제: 천식 환자의 폐 기능을 좋게 하며 증상 발작 횟수와 베타2 항진제의 사용 횟수를 줄일 수 있다.

2) 면역요법

알레르기 원인이 확실하지만 환경 관리만으로는 효과적인 치료가 어려운 경우에 시행할 수 있는 치료법으로, 집먼지 진드기나 꽃가루와 같은 특정 알레르겐이 원인일 경우에만 효과가 있다. 통상적으로 면역요법은 1년 이상 지속해야 효과가 나타나며 보통 3년에서 5년간 지속하지만 더 오랜 기간 동안 치료해야 하는 경우도 많다.

7. 경과 및 합병증

천식은 만성적인 질환이므로 꾸준한 치료와 자기 관리가 필요하다. 알레르기 염증을 정확히 치료하면 기관지가 대부분 정상으로 회복된다. 하지만 지속적인 치료와 관리를 하지 않는 경우 좁아진 기관지는 원래대로 넓어지지 않고 좁아진 상태로 굳어지게 되므로 지속적인 치료와 자기 관리가 필요하다. 가령 지속적인 만성 천식은 기도의 수축과 확장에 영향을 미치게 되고 많은 점액의 축적으로 기관지가 좁아지게 되며 폐의 감염을 초래할 수 있다. 또한 천식은 직접적인 호흡기 질환은 물론, 알레르기성 비염, 아토피성 피부염 등을 불러온다. 천식을 앓던 소아가 처음에 아토피성 피부염을 겪다가 알레르기성 비염으로 발전하는 경우가 많은 것도 이런 이유에서다. 천식은 습진, 두드러기, 기관지 확장증, 폐기종 등의 합병증을 일으킬 수 있으므로 주의해야 한다. 천식 치료를 위해 쓰이는 약물이 앞서 다른 여러 질환의 증상을 악화시킬 수 있다. 또 각각의 질환에 쓰이는 약물들끼리 서로 마찰을 일으켜 당뇨와 같은 제2의 병을 초래하기도 한다. 합병증이 있는 천식 환자의 경우 의사의 진단과 처방을 철저히 따라야 한다. 민간요법도 마찬가지로 정확한 진단과 처방 없이 남용하다가는 병을 악화시킬 수 있다.

8. 예방 및 관리

천식을 성공적으로 관리하고 천식의 악화를 예방하려면 다음과 같은 사항을 기억해야 한다.

- 천식이 어떤 병인지 이해하고 있어야 한다.
- 환경 관리를 통해 원인 물질과 악화 인자를 피해야 한다.
- 의사로부터 처방 받은 약물을 규칙적으로 정확하게 사용해야 한다.
- 치료 약제의 기구 사용법을 충분히 알고 사용해야 한다.
- 증상이 조절되더라도 재발과 합병증을 막기 위해 꾸준히 치료를 해야 한다.

천식 환자는 평상 시 증상 조절이 잘 되어 있더라도 여러 가지 자극에 의해 갑자기 숨이 찰 수 있으며, 심한 경우에는 호흡 마비로 생명이 위독

해질 수도 있다. 따라서 숨이 차서 밤에 잠을 잘 수 없거나 말하기 어려울 정도 혹은 증상 완화제인 기관지 확장제를 써도 효과가 없을 정도로 심한 천식 발작의 증후가 있을 때는 신속한 치료가 필요하므로 바로 병원에 가야 한다.

1) 악화 요인 관리

(1) 호흡기 감염의 예방

감기와 같은 바이러스성 호흡기 감염에 걸리지 않도록 개인 위생, 즉 사람이 많은 곳은 피하고 손을 자주 씻으며 안정을 취하고 몸을 보온하는 것이 무엇보다 중요하다. 또한 천식 환자는 기도를 침범하는 바이러스 감염증(인플루엔자)에 대한 예방접종을 하는 것이 좋다.

(2) 적정한 온도 유지

갑자기 찬 공기에 노출되면 천식 발작이 일어날 수 있고, 날씨가 흐리거나 저기압일 때 천식 환자들은 가슴이 답답해짐을 느낄 수 있으므로 특히 겨울철 외출 시 마스크와 스카프를 착용하고 여름이나 겨울철에 실내외 온도가 많이 차이 나지 않도록 적정 실내 온도를 유지해야 한다.

(3) 담배 연기, 화학 물질, 강한 냄새 등의 차단

담배 연기는 강한 자극 효과로 기관지 수축을 일으키며, 옆에서 피우는 담배 연기를 맡게 되더라도 이런 증세가 유발되므로 환자 본인과 보호자들의 금연은 반드시 지켜져야 한다. 이 외에도 집 안에서 사용하는 자극적인 각종 스프레이, 페인트, 니스, 아세톤, 향수 등에 의해서도 천식 발작이 일어날 수 있으므로 주의해야 한다.

(4) 실내 오염 방지

난방 및 취사 시 배출되는 연소 물질과 가구 광택제나 방향제, 살충제용 스프레이 제제 등의 사용도 환자가 있을 때는 사용해서는 안 된다.

(5) 대기 오염 주의

대기 오염 물질의 하나인 아황산가스는 자동차 연료 및 화력발전소에서 대량으로 발생되어 기관지 수축을 일으킨다. 특히 우리나라에서는 3~4월에 중국에서 넘어오는 황사 현상에 의해서도 천식이 악화될 수 있으므로 주의를 요한다. 대기 오염이나 황사가 심한 경우에는 실외에서 하는 과도한 운동을 피하고 가급적 외출을 하지 않는다.

(6) 신체 활동 조절

적절한 운동은 심폐 기능과 근육을 강화시키지만 천식 환자들의 상당수는 운동, 특히 찬 공기를 마시며 달리는 경우에 기관지 수축이 와서 심한 호흡 곤란을 느끼게 된다. 운동 전에 적절한 약제를 사용하고 준비 운동을 하면 예방할 수 있다.

(7) 약물 관리

소아 천식에서는 매우 드물지만, 5~10%의 성인 기관지 천식 환자는 아스피린이나 이와 유사한 소염진통제를 먹으면 천식 발작이 일어날 수 있다. 해열진통 효과를 목적으로 할 경우는 아스피린 대신에 아세트아미노펜(타이레놀)을 비교적 안전하게 사용할 수 있다.

(8) 식품 첨가물 주의

아황산염(sulfite)은 음식이 상하고 색깔이 변하는 것을 막기 위해 보존제, 산화방지제로 널리 사용되고 있으며 약제에도 이용되는데 정상인에게는 해가 없는 것으로 밝혀져 있다. 그러나 일부 천식 환자는 식품 첨가물에 대한 과민반응으로 천식 증상이 악화될 수 있다. 아황산염은 말린 과일, 채소류, 과일 농축액, 포도주, 맥주, 과즙 등에 다량으로 들어 있으며 특히 음식점에서 먹는 요리 중 아보카도 소스, 감자, 새우 등에 많이 들어 있어 아황산염에 과민한 천식 환자는 이들을 피하는 것이 좋다. 그 밖의 식품 첨가물인 황색 색소 등에 의해서도 천식 발작이 올 수 있으므로 이들 첨가물을 피하는 것이 좋다.

(9) 스트레스 조절

심리적인 상태가 천식 발작에 많은 영향을 미치고 있다. 실제 시험이나 집안일로 신경을 몹시 쓴다든지, 야단을 맞거나 부모의 이혼 등 정신적인 스트레스가 있을 때 천식 증세가 악화되는 것을 종종 접하게 된다. 이는 심리적 긴장 시 부교감신경이 자극되어 기관지 수축이 심해지기 때문이다. 따라서 천식 환자들은 가능한 한 심적으로 여유로운 생활을 하는 것이 치료에 도움이 된다.

2) 환경 관리

(1) 실내 환경 관리

천식을 일으키고 증상을 일으키는 실내 원인 물질 중에는 집먼지 진드기, 애완동물, 바퀴, 곰팡이 등이 있으며 실내 난방이나 음식을 만들 때 발생하는 가스 등도 문제가 된다. 따라서 주기적인 집안 청소와 적절한 환기는 필수적이며, 침구 관리를 비롯한 실내 주거 환경 관리가 매우 중요하다.

① 집안 청소: 집 안은 자주 청소를 하여 깨끗한 환경을 유지해야 한다. 청소는 먼지가 많이 날리지 않도록 물걸레나 진공청소기를 이용하는 것이 좋다. 진공청소기를 이용하는 경우에는 한 번 흡입된 집먼

지 진드기 등의 원인 물질이 다시 새어 나오지 못하도록 특수한 필터가 장착된 것을 사용하는 것이 효과적이다. 바퀴벌레의 서식을 줄이기 위해 집안 구석구석 틈새를 잘 막아야 하고, 음식물을 보관할 때에도 랩으로 잘 싸서 보관한다.

② 침구류의 선택과 세탁: 이불, 요, 침대 매트리스 등의 침구는 집먼지 진드기의 통과를 막을 수 있는 특수 재질로 된 커버를 씌우고, 커버를 주 1회 섭씨 55도 이상의 뜨거운 물로 세탁한 후 말려서 사용한다. 베갯속은 메밀이나 수수 등의 식물성 재료나 오리털 등을 넣은 것은 사용하지 말고 합성수지나 특수 재질로 만든 것을 사용하는 것이 좋다. 베갯잇도 자주 세탁하여 사용하도록 한다.

③ 적절한 온도 및 습도의 유지: 집먼지 진드기의 번식에 가장 중요한 것은 습도다. 따라서 집먼지 진드기가 살기 어려운 조건으로 실내 환경을 만들어 주는 것이 중요하다. 즉, 실내 습도를 40~50%로 유지하는 것이 좋고 이를 위해 습도가 높은 여름철에는 제습기나 에어컨을 적절히 이용하여 습도를 조절하는 것이 좋다. 가습기는 실내의 습도를 높여서 곰팡이나 집먼지 진드기를 많이 번식시키고, 자주 청소하지 않으면 감염의 원인이 되므로 철저한 관리가 필요하다.

④ 카펫, 두꺼운 천으로 된 소파나 커튼 등은 사용하지 않는다.

⑤ 실내에서 애완동물을 기르지 않는다.

(2) 실외 환경 관리

① 꽃가루: 꽃가루에 예민한 환자는 꽃가루가 많이 날리는 계절에는 외출을 삼가고, 실내 창문을 잘 닫아 두어야 한다. 외출 시에는 꽃가루 흡입을 방지할 수 있는 마스크를 사용하는 것이 좋다.

② 대기 오염: 먼저 외부에서의 운동과 같은 활동을 삼가야 하고 담배 연기, 먼지, 매연, 배기가스, 스프레이, 페인트 등으로 오염된 공간을 피해야 하며 감기 등 호흡기 질환에 감염되지 않도록 주의해야 한

다. 맑은 공기의 환경에서 폐 속에 축적된 분비물을 묽게 하기 위해 아침마다 숨을 깊이 들이쉬는 연습을 실시한다.

③ 직장의 환경 관리: 직업상 노출되는 여러 물질을 통해 천식 증상이 유발되거나 악화되기도 한다. 성능이 좋은 보호 장비를 사용하는 것이 필요하다.

3) 식생활 관리

메밀, 계란, 복숭아, 밀가루, 땅콩 등이 일부 천식 환자에게 천식을 일으키거나 악화시킬 수 있다. 하지만 특정 음식을 먹고 나서 증세의 악화를 경험한 경우가 아니면 음식을 가려 먹지 않아도 무방하다.

천식 환자의 경우 비타민 섭취에 대해 고려해야 한다. 특히 비타민 A는 조직 재생과 면역계에 중요한 영양소이며, 대기 오염 물질로부터 폐를 보호하며 기도 점막의 건강에 좋다. 비타민 A는 간, 생선간유, 녹황색 채소에 많다. 비타민 B군은 신경 안정에 좋고, 면역에 필요한 효소를 활성화시키므로 충분하게 섭취한다. 비타민 C, P는 면역계를 튼튼하게 하는 영양소로 기관지 건강에 중요한데, 스트레스를 받을 때, 날씨가 춥거나 더울 때, 혹은 담배를 피우거나 대기 오염이 심한 상황에서 더 많이 필요하다. 따라서 신선한 채소와 감귤류 등의 과일을 충분히 먹어 주는 것이 좋다. 그리고 잣, 호두, 해바라기씨, 호박씨, 소맥 배아유, 참기름, 들기름 등에 있는 불포화지방산과 비타민 E는 대기 오염 물질로부터 기관지와 폐를 보호하고 면역력을 높여 주므로 매일 먹는 것이 좋다.

소아의 기관지 천식

어린아이의 기도는 어른에 비해 좁기 때문에 숨을 쉴 때 목이나 가슴에서 그렁거리는 소리가 날 때가 있다. 호흡 곤란으로 인한 발작이나 고열을 동반할 경우, 폐렴이나 기관지염 등의 호흡기 질환을 의심해 보아야 한다.

1. 원 인

기관지벽에 알레르기 반응이 일어나 기관지가 가늘어지고 점막이 부어올라 기관지 내강이 좁아진다. 거기에 다시 끈끈하고 진한 가래가 좁아진 내강에 채워져 생기는 병이다. 알레르기 외에도 자율신경의 실조, 심리적인 긴장 등이 원인으로 작용한다.

알레르기의 경우는 우유, 달걀, 콩 등의 음식물이나 집 안의 먼지에 섞여 있는 죽은 진드기 껍질이나 가구, 의류, 고양이나 개의 털, 꽃가루, 곰팡이류 등에 반응하여 발작이 일어난다. 대기 오염이나 과로, 정신적인 피로, 담배나 폭죽, 향과 연기가 원인이 되기도 하고 기상 변화도 영향을 준다.

심인성인 경우는 아이가 학교에 가기를 싫어하거나 야단을 맞았을 때, 부모와 떨어져서 지내지 않으면 안 되는 경우 등이 원인이 되어 발작을 일으킨다.

2. 증 상

젖먹이에게는 비교적 적고 돌이 지나면서 잘 걸리는 병으로 숨을 쉴 때 그렁그렁, 쉬쉬, 쌕쌕 하는 소리와 숨을 들이마실 때보다 내쉴 때가 더 괴로운 호기성 호흡 곤란의 발작이 특징이다.

3. 치 료

치료로서 무엇보다도 중요한 것은 천식을 일으키고 있는 원인 물질을 밝혀 그 물질과의 접촉을 피하는 일이다. 일상생활에서 과보호를 피하고 적극적으로 몸을 단련시킨다. 규칙적인 생활과 매사에 자신감을 갖게 하여 정신적으로도 강하게 훈련시키는 것이 중요하다.

2장 후천성 면역 결핍증

면역체계

면역이란 외부에서 들어와 생체의 면역계를 자극하는 항원에 대하여 방어하는 현상이다. 효율적인 면역 반응은 두 종류의 대표적 세포 집단인 림프구(lymphocytes)와 항원제시세포(antigen presenting cells: APC)를 필요로 한다. 림프구는 골수에서 조혈 과정에 의해 만들어지는 백혈구 세포들의 여러 유형들 중의 하나다. 림프구는 골수를 떠나서 혈관과 림프관 속을 순환하다가 다양한 림프계의 조직에 존재하게 된다. 림프구는 항원이 결합하는 세포 표면 수용체들을 생성하여 드러내기 때문에, 특이성, 다양성, 기억, 자기와 비자기의 구별 등과 같은 면역학적 특성을 규정짓는 데 관여한다. 림프구에는 B림프구(B세포)와 T림프구(T세포)가 있다.

1. B림프구

B림프구(B lumphocytes)는 골수 내에서 성숙한다. B세포들이 골수를 떠날 때, 각 세포는 그 세포막에 한 가지 독특한 항원결합 수용체를 발현한다. 이 항원결합 수용체(B세포 수용체)는 막에 결합된 항체분자(antibody molecule)다. 미경험 B세포(항원을 만난 적이 없는 세포)가 자신의 막에 결합된 항체에 부합되는 항원을 처음 만나게 될 때, 이 항원과 항체의 결합에 의해 B세포는 신속히 분열한다. 그 딸세포들은 기억 B세포(memory B cells)와 형질세포(plasma cells)라고 불리는 효과 B세포(effector B cells)로 분화한다.

기억 B세포는 미경험 세포보다 긴 수명을 가지고 그들 양친세포와 동일한 막결합 항체를 발현한다. 형질세포들은 항체가 분비될 수 없는 형태로 생산되며 막결합 항체는 거의 없거나 전혀 없다. 비록 형질세포들은 단지 며칠간 생존하지만, 그들은 엄청난 양의 항체를 이 기간 동안 분비한다. 분비된 항체들은 체액성 면역의 중요한 효과 분자들이다.

체액성 면역은 B림프구가 활성화된 보조 T림프구의 도움을 받아 항체를 생성하여 체액으로 분비함으로써 이루어지는 면역을 말한다. 항원을 잡아먹은 세포는 항원을 잘게 조각 내어 세포 표면에 존재하는 주요 조직적합성 복합체(MHC 1)를 통해 면역세포에 문제가 생겼음을 알린다.

이를 적절히 인식할 수 있는 B세포는 Th세포의 도움을 받아서 항체를 대량으로 만들어 낼 수 있는 세포로 분화하게 되며, 대량 생산된 항체는 혈액이나 림프액 등의 체액을 타고 돌면서 항원항체 반응을 일으킨다. 혈액 속의 항체는 항원을 중화하거나 탐식세포가 잡아먹을 수 있도록 돕거나 또는 보체와 함께 직접 항원을 파괴하는 작용을 할 수 있다.

2. T림프구

T림프구(T lumphocytes)는 골수에서 발생하고 흉선으로 이동하여 성숙된다. 흉선 내에서 성숙되는 동안 T세포 수용체(T cell receptor)로 불리는 독특한 항원결합 분자를 세포막 상에 발현하게 된다. 잘 알려진 두 가지의 T세포 소집단은 보조 T(Th)와 세포독성 T(Tc) 세포다.

Th세포와 Tc세포는 CD4(세포 림프구의 유형: 몸 안에서 감염 싸움이 일어났을 때 다른 면역체계 세포에 신호를 전달하는 역할)와 CD8(킬러 세포, 세포독성 T세포 표면 위에서 볼 수 있는 공동 수용체)이라는 세포막 당단백질의 유무로 서로 쉽게 구별이 된다. CD4를 지닌 T세포는 일반적으로 Th세포로 작용하고 CD8을 지닌 T세포는 일반적으로 Tc세포로 기능을 한다. T세포는 항원 그 자체를 인식하는 B세포와는 달리 주조직 적합복합체(major histocompatibility complex: MHC) 분자로 불리는 세포막 단백질에 결합한 항원만을 인식할 수 있다. 항원제시(antigen presentation)라고 부르는 이러한 인식 과정에 작용하는 MCH 분자들은 세포막에서 발견되는 다형성(polymorphic) 당단백질들이다.

MHC 분자에는 두 가지의 종류가 있다. 척추동물류의 핵을 지닌 거의 모든 세포들에 발현되는 class I MHC 분자와 항원제시세포에 의해 발현되는 class II MHC 분자다. 미경험 T세포가 MHC 분자에 결합된 항원을 접촉하게 될 때, T세포는 증식하며 기억 T세포와 다양한 효과 T세포로 분화한다.

Th세포가 항원 class II MHC 분자의 복합체를 인식하고 결합한 후, 그 세포는 활성화되어 대사의 전환을 진행하며 다양한 사이토카인(cytokine)을 분비하기 시작한다. 분비된 사이토카인은 B세포, Tc세포, 대식세포(macrophage), 면역 반응에 참여하는 다양한 다른 세포들의 활성화에 중요한 역할을 한다. 결과적으로 활성화된 Th세포들이 분비하는 사이토카인들의 양상 차이에 의해 다양한 유형의 면역 반응이 일어난다. 한 가지 가능한 반응은, 세포독성 활성을 보이는 세포독성 T림프구(cytotoxic T lymphocytes: CTL)를 생성시키기 위해서 Tc세포의 변화를 유도하는 것이다. 세포독성 T림프구는 체내의 세포들을 감시하고 바이러스에 감염되거나, 종양이 되거나, 외래조직 이식편의 세포와 같이 항원을 드러내는 세포를 제거하는 중요한 기능을 한다.

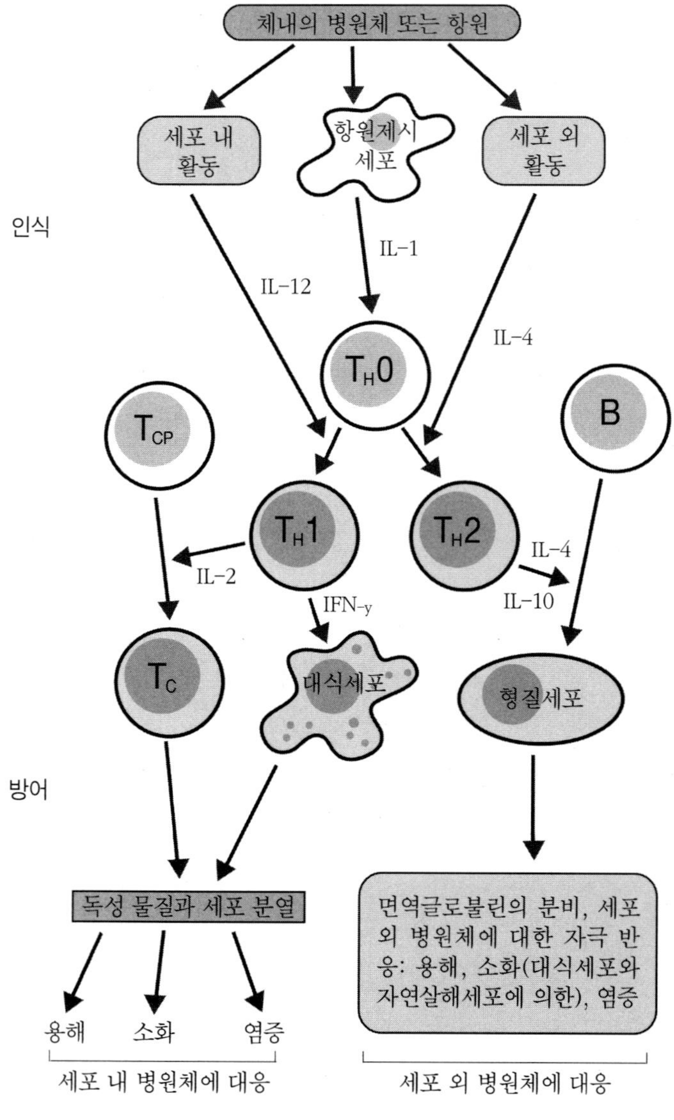

[그림 2-1] 면역 기전: 체액성 면역과 세포성 면역

후천성 면역 결핍증(AIDS)

라이언 화이트(Ryan White, 1971~1990)는 열세 살 때 혈우병을 고치기 위해 수술을 받던 중 수술이 잘못되어서 후천성 면역 결핍증(acquired immune deficiency syndrome: AIDS)에 걸리게 되었다. 그 후 학교 측에서 출석 거부를 요구하자 그는 출석에 대한 자신의 권리를 지키기 위해 싸웠고, 결국 그의 권리를 얻어 냈다. 학교로부터 출석 거부를 당하는 불리한 상황에서도 자신감 있게 TV 출현과 많은 연설을 했으며, 꾸준히 전 세계에 AIDS에 대해 이야기하며 그에 대한 두려움을 잠식시켜 나갔다. 라이언 화이트는 그 후 5년 정도 밖에 살지 못했지만, 이 모든 과정을 통해 그는 AIDS에 대한 인식과 인간 존엄에 관한 중요성을 사람들에게 가르쳐 주었다.

경기도에 사는 30대 주부 김 모씨는 1999년 영문도 모른 채 자신과 남편, 딸 아람이(가명)가 AIDS에 걸렸다는 청천벽력 같은 통보를 병원에서 받았다. 그리고 8년째 AIDS 바이러스보다 더 무서운 주위의 편견과 힘든 싸움을 벌이고 있다. 가족에게 드리운 짙은 먹구름은 아람이에게 먼저 찾아왔다. 아람이는 생후 8개월 때부터 각종 병치레에 시달려 치료를 받아왔다. 그로부터 몇 개월이 지나 병원 측에서 혹시나 하며 AIDS 검사를 한 결과 양성으로 나왔다. 곧이어 김 씨 부부도 양성 판정을 받았다. 감염 경로는 정확치 않지만, 비슷한 나이의 남편이 결혼 전 몇 차례 직업여성과 성교를 한 것 이외에는 짚이는 게 없었다. 김 씨는 망연자실한 채 배를 내려다 봤다. 당시 6개월째였다. 다행히 김 씨가 주치의의 지시에 따라 약을 복용한 덕분에 아람이의 남동생은 AIDS에 감염되지 않은 채 태어났다. 이후 김 씨 가족은 주위의 냉대, 편견, 모욕에 눈물을 흘리는 삶을 살았다. 친척과 이웃들은 그들이 AIDS 환자임을 안 뒤 냉랭하게 변했다. 남편은 일자리를 유지하기 힘들었다. 김 씨는 자신도 쉽게 피로를 느끼는 등 몸이 좋지 않지만 아람이가 건강하게 성장할 수 있기만을 바라며 살고 있다. 아람이는 한때 2, 3개월마다 갑자기 고열과 폐렴 증세를 보여 응급실에 실려 갔지만, 지금은 서서히 면역세포 수가 많아지면서 건강을 되찾고 있다.

1. 기 원

인간 면역 결핍 바이러스(human immunodeficiency virus: HIV) 감염은 아프리카에서 유래된 것으로 추정되며 유사한 종의 바이러스가 아프리카의 영장류에서 발견되고 있다. 사람이 원숭이에게 물렸을 때 인간 면역 결핍 바이러스가 원숭이의 타액을 통해 사람에게 침투한 후, 사람과 사람 사이에 성교나 체액 교환에 의해 전 세계적으로 전파되었다고 보고 있다.

1981년 처음 미국 동성애자 중 주폐포자충 폐렴 환자가 발생하였고 1982년 미국 질병관리센터에서 'AIDS'로 명명하였다. 비록 AIDS가 미국에서 처음 발견되었지만, 이제는 전 세계 모든 국가에서 보고되고 있다.

국내에는 1985년 해외 근로자가 AIDS에 감염된 사실이 처음 확인되었고, 1995년 첫 수직감염 사례가 있다. HIV에 감염되면 무증상부터 경한 증상을 보이는 감염자, 중증의 환자에 이르기까지 다양한 임상 증상을 나타낸다. HIV 감염인은 HIV가 인체 내에 침투하여 T림프구 내에 자리 잡고 있지만, 일정한 면역 지수를 유지하여 신체상 뚜렷한 증상이 없고 아직은 건강한 사람이며, AIDS 환자는 HIV에 감염된 후 오랜 기간이 지나면서 면역 지수가 떨어져 각종 기회감염에 노출되어 발병한 사람이다.

WHO(세계보건기구)나 CDC(미국 질병통제 및 예방 센터)는 HIV 항체 검사에 있어서 양성 반응이면서 2차 감염증을 나타내는 경우와 CD4의 면역 수치가 200개 이하이면서 AIDS의 특징적 증상들을 나타내는 경우에 AIDS 환자로 진단한다.

2. 원 인

AIDS는 인간 면역 결핍 바이러스(HIV)에 의해 유발된다. HIV는 렌티바이러스(lentiviruses) 가계(고양이과 면역 결핍 바이러스, 시미안 면역 결핍 바이러스, 양에서의 비스나 바이러스, 양의 감염성 빈혈 바이러스가 포함되는)에 속하는 인간 레트로바이러스(retrovirus)다. 유전적으로 다르지만 항원성으로 서로 연관을 갖는 HIV-1과 HIV-2라 부르는 두 HIV가 AIDS 환자로부터 분리되었다. HIV-1은 미국, 유럽, 중앙아프리카에서 AIDS에 연관된 보다 더 일반적인 유형인 반면, HIV-2는 서아프리카에서 주로 유사한 질환을 일으킨다.

대부분의 레트로바이러스와 같이, HIV-1 비리온(virion, 바이러스 입자)은 구형이며 전자밀도가 높고, 숙주의 세포막으로부터 유해된 지질 외피로 둘러싸인 원뿔 모양의 핵을 가지고 있다. 바이러스 핵은 주요 피막 단백질인 p24, p70, p90 핵피막 단백질, 유전체 RNA의 두 복사체, 3개의

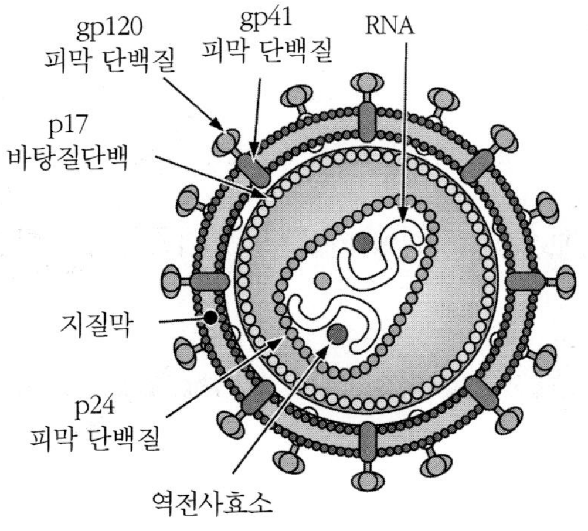

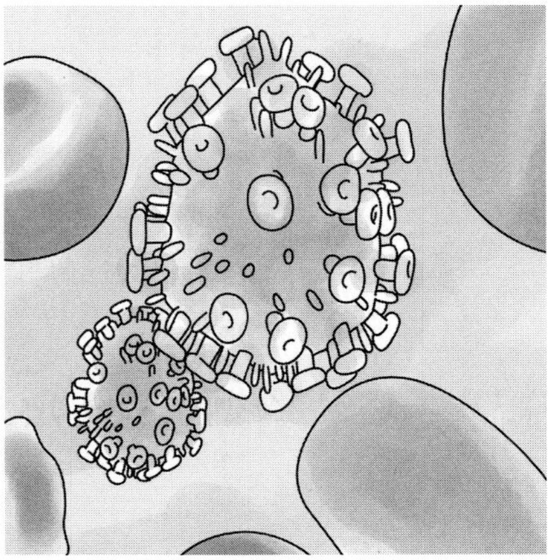

[그림 2-2] HIV의 구조(HIV-1 비리온)

바이러스 입자가 숙주세포에서 유래한 지질 이중층에 gp41과 gp120 바이러스 당 단백이 박혀 있는 모습으로 싸여 있다.

바이러스 효소(단백분해효소, 역전사효소, 통합효소)를 포함하고 있다. HIV는 Th의 외막에 있는 바이러스와 친화력이 높은 표면수용체인 CD4에 의해 쉽게 T세포와 결합하게 된다. HIV가 인체에 침입하면 B세포의 면역글로불린 생성을 촉진시키는 Th를 파괴한다. 또한 면역글로불린의 생성 기능이 극도로 억제됨으로써 감염에 대한 저항성은 현저히 약해진다.

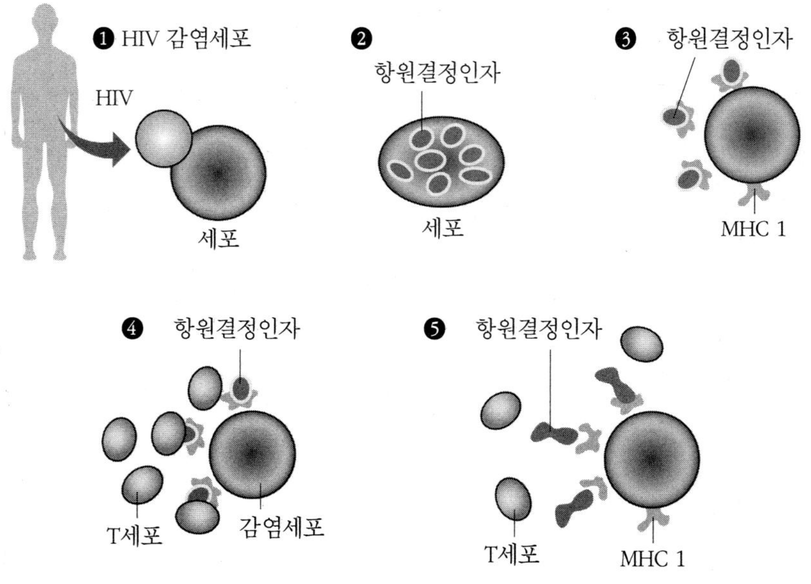

[그림 2-3] HIV 침입 기전

HIV가 세포 내에 침입한다. → 세포가 HIV 단백질을 항체라 불리는 미세한 조각으로 자르면서 반격한다. → MHC 1이라 불리는 특별한 분자가 항체를 붙들고, 세포 표면에 늘어 놓는다. → 면역 시스템의 킬러 T세포 중의 하나는 항체를 알아보고, 항체에 결합되어 신체의 다른 부분들을 보호한다.

3. 전염 요소

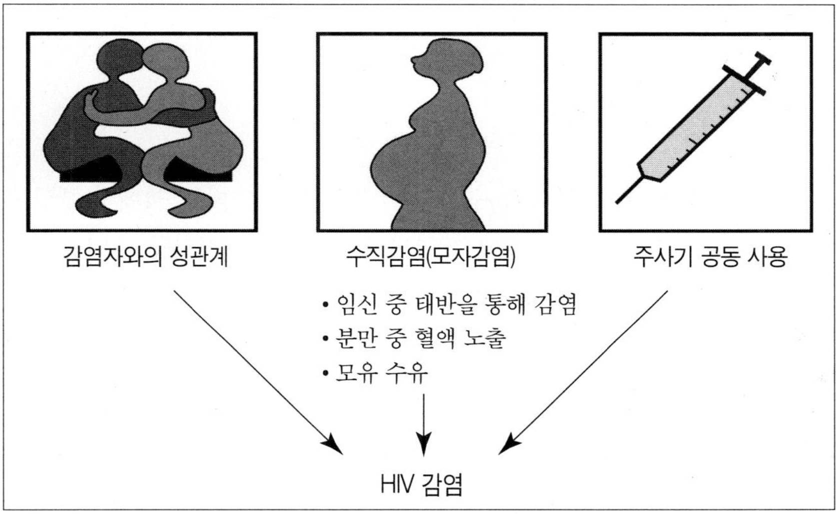

[그림 2-4] HIV 전파 경로: 성교, 수직감염, 주사기 공동 사용

1) 성행위를 통한 감염

성적 전파는 전 세계적으로 가장 우세한 감염 방식으로 HIV 전파의 모든 증례에서 75% 이상을 차지한다. HIV는 성행위 중 감염된 사람에게서 감염되지 않은 사람 몸 안으로 정액 또는 질 분비물, 혈액 등이 들어감으로써 감염된다. 모든 형태의 성적 전파는 매독, 무른 궤양(chancroid), 단순 헤르페스 바이러스 감염 등과 같이 생식기 궤양을 유발하는 다른 성 전파 질환과 동시에 일어나거나 그에 의해 촉진된다. 임균과 클라미디아 또한 일차적으로 정액 내 염증세포의 양을 증가시킴으로써 HIV 전파의 보조 인자로서 작용한다. 감염인과 한 번의 성 접촉으로 HIV에 감염될 확률은 0.1～1%이며, 전 세계적으로 HIV 확산에 가장 큰 비중을 차지하며,

우리나라의 경우에 전체 HIV 감염인의 98% 정도가 성관계를 통해 감염된 것으로 나타난다. 유럽, 미국 등지에서 동성애(homosexuality)에 의한 경우가 상당 부분을 차지하고, 아시아와 아프리카에서는 이성 간의 성 접촉(heterosexuality)에 의한 경우가 대부분이다.

2) 혈액을 통한 감염

HIV에 감염된 혈액을 직접 수혈을 받거나, 감염인의 혈액에서 생산된 혈청을 투여받은 경우에 HIV에 감염되며, 전혈, 농축적혈구, 혈소판, 백혈구, 혈장 등의 혈액제제를 수혈받았을 때 역시 HIV의 전파 가능성이 높다. 감염된 혈액 수혈 시 HIV 감염에 걸릴 확률은 95～100%로 아주 높다. 그러나 근래에는 수혈에 사용되는 혈액에 대하여 철저한 감염 여부 검사(HIV 선별 검사 및 핵산 증폭 검사)를 실시하고 있어 수혈로 인한 감염은 200만 명당 1건 정도로 아주 미미하다.

오염된 주사 바늘의 공동 사용으로 전파되는 경우는 정맥 주사 방법으로 마약을 남용하는 마약 사용자가 자신이 사용한 주사기를 타인과 공동으로 사용할 경우 HIV가 전파되는 경우다. 감염인과 주사 바늘 공동 사용 시 감염될 확률은 0.5～1%로 현재 국내에는 2건의 사례 보고가 있다. 미국은 성인과 청소년 AIDS의 32%가 이 마약 주사를 통해서 전염된다고 보고되었지만, 우리나라는 의사의 처방 없이도 주사기의 구입이 가능하지만, 마약 사용자가 적어 주사기의 공동 사용으로 인한 전파는 외국에 비해 현저히 낮게 보고된다.

3) 수직감염

모자간의 수직 전파는 소아 AIDS의 주된 원인이다. 세 가지 경로, 즉 태반을 통한 자궁 내 전달, 분만 시, HIV가 포함된 젖을 먹는 것을 통해 전파된다. 이 중에서 태반을 통한 경로와 분만 시의 경로가 대부분을 차지한다. 수직감염(vertical transmission) 확률은 25～30%로 개인차는 있으나, 예방 조치 시 평균 감염률은 2～10%다. 수직감염의 위험률은 임신과 관련해서 산모의 HIV 감염 시기, 적은 CD4의 수, 산모의 면역성, 성병 여부, 태아 임신 시기와의 관계 등 다양한 요인에 영향을 받는다. 모체의 바이러스 보유량이 많으면 많을수록 또는 염증세포의 태반 내 축적을 증가시키는 융모양막염(chorioamnionitis)이 있게 되면 감염률은 더욱 높아진다. 임신 중 HIV에 감염된 산모는 감염 초기에는 바이러스의 양이 상대적으로 많기 때문에 태아 감염이 쉽다. 그러나 현재 시행되고 있는 화학적 예방요법을 잘 실행한다면 건강한 아기를 출산할 수 있다.

분만 중 감염은 산모 혈액에의 노출을 통해 일어날 수도 있다. 또한 AIDS는 유산과 사산의 가능성을 증가시킨다. HIV에 감염된 유아의 약 1/2은 첫해 동안에 여러 병에 걸린다. 첫해에 살아남은 감염된 유아들은 살아가는 동안 AIDS 혹은 AIDS에 관련된 병에 걸릴 위험 속에 처해 있다. 생후 18개월까지는 계속해서 산모의 항체와 같은 반응을 나타내기 때문에, 갓 태어난 영아에게서는 HIV 감염을 감별하는 것은 어려운 일이다.

모유를 통한 전염의 위험률은 오랫동안 전염되었던 산모와 새로 전염된 유아들을 고통스럽게 만든다. 태어나기 전부터 감염된 산모의 아기들은 모유를 통한 전염보다 14% 정도 더 위험하다. 신생아는 면역체계가 미숙하기 때문에 HIV 감염아의 AIDS 발병률은 매우 높고 잠복 기간도 6개월에서 1년으로 성인에 비해 짧다. 또한 그 증상도 심하여 단기간 내에 사망한다.

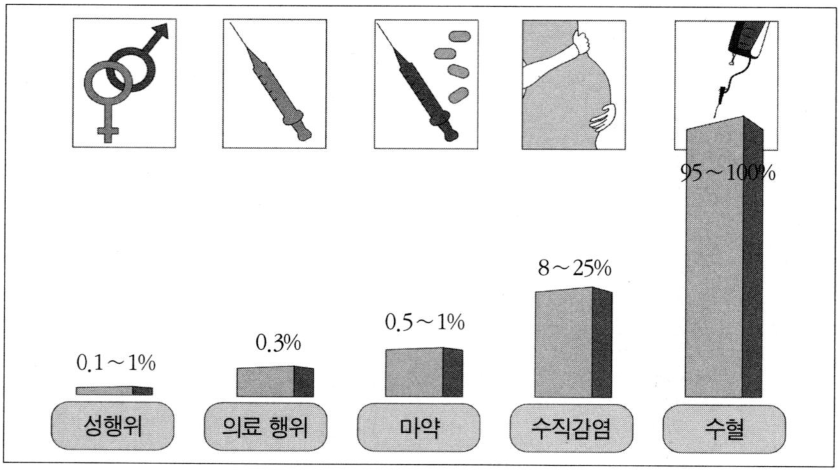

[그림 2-5] 경로별 HIV 감염 가능성

표 2-1 감염 경로별 HIV 위험도(미국 질병통제 및 예방 센터)

감염 경로(진입 자리)		위험 바이러스가 진입 자리 도달	위험 바이러스 진입	위험 접종
결막		약간 높음	약간 높음 매우 낮음	
구강 점막		약간 높음	약간 높음	낮음
코 점막		낮음	낮음	매우 낮음
하부 기도		매우 낮음	매우 낮음	매우 낮음
항문		매우 높음	매우 높음	매우 높음
손상이 없는 피부		매우 낮음	매우 낮음	매우 낮음
손상이 있는 피부		낮음	높음	높음
궤양	질	낮음	높음	높음
	음경	낮음	낮음	높음
	궤양	중간	낮음	높음
혈액	혈액 생산물	높음	높음	낮음
	주사기 공동 사용	높음	높음	높음
	주사기 사고	높음	매우 높음	낮음
	외상성 상처	약간 낮음	높음	높음
	출생 전후기	높음	높음	높음

4. 진 단

HIV 감염 유무를 확인하는 방법으로는 인체 내에 침입한 HIV 바이러스에 대하여 형성된 항체(anti-HIV)를 검사하는 HIV 항체 검사법과 직접적으로 HIV 바이러스의 핵산 또는 단백질을 검사하는 HIV 항원 검사법, 유전자 검사법이 사용된다.

1) HIV 항체 검사법

전 세계에서 사용 중인 방법으로 간편하고 저렴하다. 대부분의 사람들은 노출 행위를 통한 감염 후 약 6~12주 내에 항체가 형성되는데, 항체의 존재 유무를 판단하여 HIV 감염 여부를 알 수 있는 검사다. 하지만 항체 미검출 기간 중인 혈액은 검사 결과가 음성으로 판정되는 한계가 있다. 항체 미검출 기간이란 감염된 후부터 검사를 통해 항체가 발견되기까지의 시점이며, 이 기간 중 검사를 받았다면 실제로 감염이 되었더라도 음성 반응을 보일 수 있다. 그러므로 정확한 감염 여부 판단을 위해 노출 행위가 있은 지 3개월 후(12주)에 검사를 받아야 한다.

2) 항원 검사법

항원 검사는 찾고자 하는 물질(항원)에 대해 결합할 수 있는 물질(항체)을 넣어 결합하여 생기는 변화를 통해 항원을 검출하는 검사로서, 감염 초기 항체 미형성기나 AIDS 환자에서의 항원 검출, 질병의 진전 및 효과 관찰, 신생아에 대한 감염 진단에 주로 사용되며 헌혈 혈액에 대해 주로 항원 검사를 실시하고 있다. AIDS 환자의 50~60%, ARC(AIDS related complex, AIDS 관련 복합군) 환자의 30~40%, 무증상 환자의 10% 정도에

서만 항원 양성을 보인다.

한편 HIV 감염의 조기 진단 목적으로 개발된 항원 검사법은 HIV 감염 초기의 바이러스 혈증이 명백한 시기에는 높은 양성률을 보이나, 항체가 증가하면서 바이러스 혈증이 검사의 민감도 이하로 감소한 이후에는 HIV 감염 여부를 확인할 수 없다. 따라서 기존의 HIV-1/2 항체 검사를 완전히 대체할 수 있는 검사법이라기보다는 보완적으로 이용할 수 있는 검사라고 할 수 있다.

3) 유전자 검사법

유전자 검사법은 항체 검사 외에 보조 검사로서 HIV 유전자 검사(Proviral PCR)와 p24 항원 검사가 있는데, 상기 검사는 HIV 항체 검사로서 HIV 감염 여부를 판정하기 어려운 항체 미형성기의 경우, HIV에 감염된 산모로부터 태어난 아기, AIDS 말기 환자 중 HIV 항체 소실이 있는 자 등의 경우에 한하여 시행된다.

유전자 검사법은 시험 결과의 신뢰성을 최대화하도록 설계되어 있다. 정교한 AIDS 유전자 검사는 28일 이상의 감염 후 AIDS의 존재를 99.9% 정확하게 발견할 수 있다. 이는 혈액을 통한 전이에 대한 AIDS를 감지하고, 필요한 경우에 치료 과정을 결정하는 데 귀중하게 사용될 수 있다. 그래서 유전자 검사는 HIV 감염의 초기 진단, 신생아의 HIV 감염 진단, 항바이러스제 처치 후의 모니터링, HIV-1과 HIV-2 감염 구분에 유용하다.

5. 유병률과 발병률

세계보건기구(WHO)는 2007년 한 해 동안 AIDS를 유발하는 HIV에 새로 감염된 사람이 270만 명에 이르고, AIDS로 사망한 사람은 2백만 명에 달한다고 발표했다. 현재 전 세계에 3,000만 명의 HIV 감염자가 있고, 이 중 200만 명은 15세 미만의 어린이들이다. 아프리카에서는 사망 원인 1위가 AIDS이고, 전 세계적으로는 AIDS가 사망 원인 4위를 차지한다.

미국 질병통제 및 예방 센터(CDC)에 따르면, 70만 명 이상의 미국인이 HIV 양성이며, 매년 4,000명 정도의 수가 늘어나고 있다. HIV에 감염된 젊은 성인들 중에는 아프리카계, 라틴 아메리카계 미국인들이 많은 수를 차지하고 있다. 이 중 양성 실험을 한 미국인들 중에서 25만 명 이상이 AIDS로 전염되었고 그중 50%가 사망했다. HIV는 24~44세의 미국인 사이에서 사망의 주 원인으로 보고되고 있으며(O'Brien & Dean, 1997), 이 수치는 미국이나 유럽보다 많은 개발도상국이 더 높다.

국내 질병관리본부에 따르면, 2008년 기준 내국인 신규 감염인은 797명이며 이는 전년 같은 기간에 비해 7.1% 증가한 수치다. 2008년까지 누적 감염인 수는 6,120명이며, 이 중 1,084명이 사망하여 5,036명의 감염인이 생존하고 있다고 밝혔다.

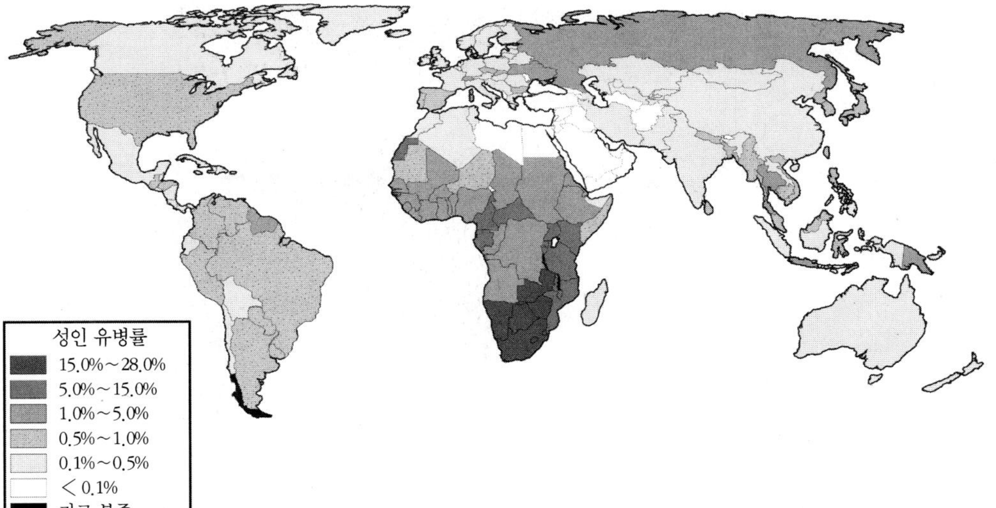

[그림 2-6] 세계 AIDS 현황

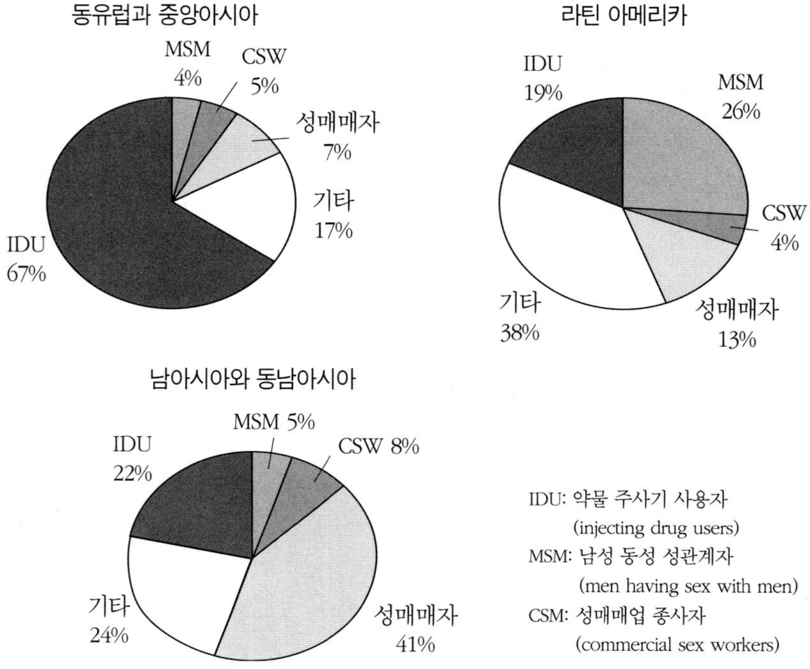

[그림 2-7] 인종별 HIV 감염률

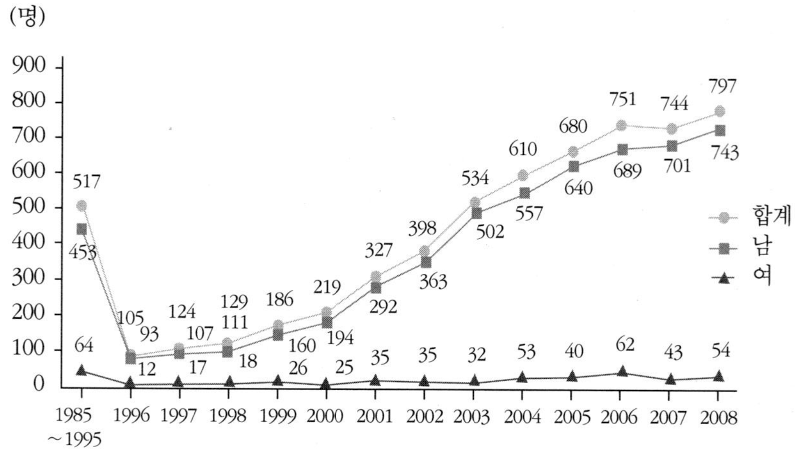

[그림 2-8] 연도별 HIV/AIDS 발생 현황

확진 보고년도 기준. 이 통계는 2008년 12월 통계이며, 향후 조사에 의해 수치가 변경될 수 있다.

감염 경로가 확인된 5,136명 중 성 접촉을 통한 감염이 5,082명(98.9%)이며, 수혈/혈액제제을 통한 감염이 46명(0.9%), 수직감염이 6명(0.1%), 마약 주사기 공동 사용으로 인한 감염이 2명으로 나타났다.

성별로는 총 6,120명 중 남자가 5,604명(91.6%)으로 여자 516명(8.4%)보다 11배 많으며, 연령별로는 40대가 223명(28.0%)으로 가장 많은 수를 차지하였고, 30대가 207명(26.0%), 20대가 154명(19.3%)로 높게 나타났다.

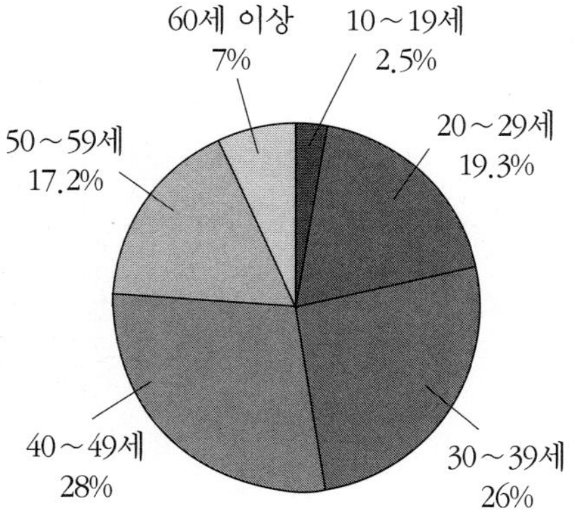

[그림 2-9] 국내 신규 AIDS 감염인 연령별 현황(2008년)

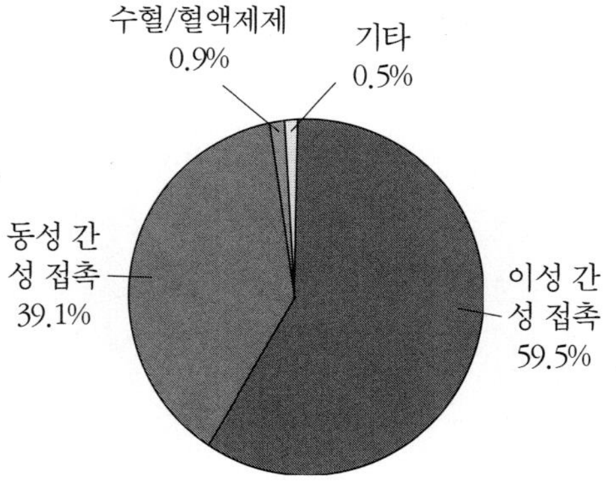

[그림 2-10] 국내 AIDS 감염 요인별 현황(2008년)

6. 감염의 진행과 증상

1) HIV 감염의 진행

HIV 임상 증상의 진행은 급성 HIV 증후군, 무증상기, 초기 증상기, 기회감염과 종양, 신경 증상의 단계를 거친다.

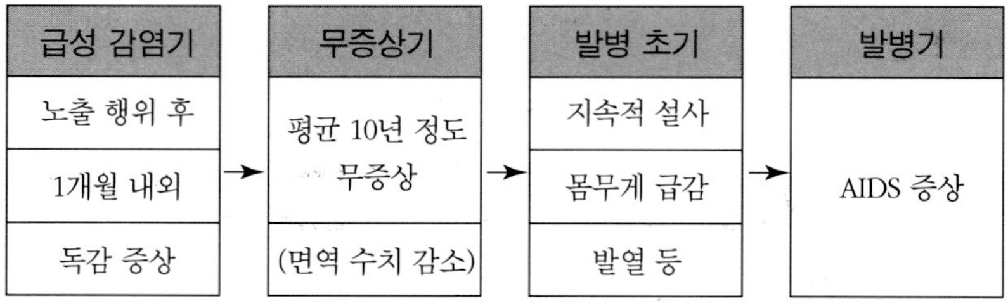

[그림 2-11] HIV 감염 진행 단계

(1) 급성 감염기

HIV 감염 환자의 50～70% 정도는 일차 감염 후 3～4주 이내에 발열, 인후통, 기침, 근육통, 뇌수막염 증상, 발진 등 독감과 유사한 급성 임상 증후군을 앓는데, 감염자 모두에게 나타나지는 않는다. 수혈이나 주사 오염으로 인한 경우의 약 1/3에서 보이며, 1～6주 후에 저절로 호전된다.

(2) 무증상기

급성 임상 증후군을 앓은 뒤 대개 약 8～10년간의 잠복기를 겪는데, 아무런 치료를 하지 않아도 임상 증상이 나타나지 않는다. 혈중 바이러스 수치는 급격히 감소되어 있으나 림프조직 내의 활발한 바이러스 증식과 CD4+세포의 파괴에 의한 면역 저하는 계속되고 있는 기간으로 정상인과 똑같은 생활을 하면서 전염력도 존재하므로 환자로서 가장 문제가 되는 기간이다.

일반적으로 혈중 HIV RNA 농도가 높을수록 무증상기는 짧아지는 경향이 있다. 평균적으로 이 기간에는 CD4+T세포가 1년에 최대 50/㎕씩 감소하며, 혈중 CD4+T세포가 200/㎕ 미만이 될 정도로 면역력이 떨어지면 기회감염과 종양에 매우 취약해지게 된다.

(3) 발병 초기

무증상기가 지난 후 감염에 의한 불편함을 느끼게 되는 시기로, 기준 이하로 CD 4+세포의 수가 줄어들면서 나타나기 시작하는데 가벼운 면역 저하 증세를 보인다. 전구 증상으로는 발열, 오한 및 설사, 체중 감소, 불면증 등이 있고 아구창, 구강백반증, 피부질환, 골반 내 감염 등이 동반될 수 있다.

(4) 발병기

기회감염 및 악성 종양이 발생된다. CD4+세포의 급속한 감소로 인해 감기, 폐렴, 폐결핵 등의 면역 억제에 의한 호흡기 감염 증상과, 피부 발진, 피부염, 대상포진, 무좀 등의 피부 증상, HIV 유발 악성 종양 등이 나타난다. 신경질환으로 치매, 말초신경증 등이 나타나기도 한다.

2) 기회감염

면역 기능의 과도한 결손으로 인해 정상인에게는 잘 나타나지 않는 각종 바이러스, 진균, 기생충 및 원충, 세균에 의해 기회감염이 나타난다. 기회감염은 AIDS 환자의 사망률에서 약 80%를 차지한다. 우리나라에서 발견되는 가장 흔한 기회감염은 결핵과 폐렴이다. 〈표 2-2〉는 HIV 감염 환자들에게서 발생될 수 있으며 AIDS로 정의할 수 있는 기회감염에 대하여 감염 종류별로 정리한 것이다.

표 2-2 HIV 감염 환자에서 관찰되는 AIDS로 정의할 수 있는 기회감염과 신생물

감염 원충 및 윤충 감염	곰팡이 감염	세균 감염	바이러스 감염
크립토스포리듐증 혹은 포자충증(장염) 뉴모시스티스병 (폐렴 혹은 파종 감염) 톡소포자충증 (폐렴, 중추신경계 감염)	칸디다증 (식도, 기도, 폐) 크립토스포리듐증 (중추신경계 감염) 콕시디오이데스 진균증(파종성) 히스토플라스마증 (파종성)	미코박테륨증	거대세포 바이러스 (폐, 장, 망막염, 중추신경계 감염) 단순포진 바이러스 (국소적, 포종성) 수두 대상포진 바이러스 진행성 다발성 백질뇌증 신생물 카포시육종 비호지킨림프종 원발성 뇌 림프종 자궁경부의 침습성 암종

① 결핵: HIV에 감염된 사람들의 경우 활동성 폐결핵이 발병할 위험이 높으며 뼈, 관절, 위장관 등 폐, 뇌 이외의 신체에 결핵이 영향을 미칠 수 있으므로 정기적으로 투베르쿨린 검사 등 결핵 검사를 받는 것이 좋다.

② 경부암종(cervical carcinma): 인간 유두종 바이러스가 원인이며 자궁경부의 편평세포 암종, 경부 형성 이상, 원래의 아몽과 밀접한 관계를 갖는 것으로 추정된다.

③ 뉴모시스티스 카리니 폐렴(pneumocystis carinii pneumonia: PCP): 기생충의 일종에 의해 유발되는 폐의 감염이다. PCP의 증상으로는 발열, 마른 기침, 짧은 호흡 등이 있다. 단백분해효소, 역전사효소는 HIV의 증식에 필수적인 효소로, 이들 효소의 기능이 억제되면 HIV의 증식이 억제된다.

④ 뇌질환(encephalopathy): 면역 결핍성으로 생길 수 있는 뇌의 염증성 질환과 뇌세포 질환에 의해 발생할 수 있는 뇌의 퇴행성 질환이다.

⑤ 비호지킨 림프종(non hodgkin lymphomas): 고도로 침습적이며 중증 면역 억제 환자에서 가장 빈번하게 발생하는 종양으로 많은 결절 외 부위를 가지고 있다.

⑥ 사이토메가로 바이러스 감염증: 대부분 AIDS 환자에게서 볼 수 있으며 폐렴, 망막염, 기타 위장염, 뇌염 등을 일으킨다.

⑦ 조형결핵균 복합감염(mycobacterium avium complex infection): 면역 결핍성에 의해 발생할 수 있는 염증성 질환이 폐, 골수, 간에 복합적으로 영향을 주는 감염이다.

⑧ 주폐자충 폐렴: AIDS의 50% 이상에서 첫 번째 증상으로 나타나며 발열, 호흡 곤란, 마른 기침, 흉통, 피로, 체중 감소 등이 나타나며 호흡부전으로 발전하게 된다. 주폐포자충(뉴모시스티스 카리니 폐렴) 원충의 일종으로 정상적인 면역 상태에서 거의 감염을 일으키지 못한다.

⑨ 카포시 육종(kaposis sarcoma): 가장 흔한 종양으로 동성애 혹은 이성애의 남성에게 일반적이다. 카포시 육종의 산발 증례에서의 병변과는 달리 AIDS 환자에서 발생하는 카포시 육종은 다발성이며 보다 침습적으로 나타난다. 주로 피부에 생기며 동통을 수발하지 않는 적색, 흑갈색의 색소반이나 구진이며 피부 외에도 점막, 위장관, 림프절, 폐에서 발생할 수 있다. 피부 악성 종양의 일종이나 직접 사인의 요인이 되지는 않는다.

⑩ 칸디다증(candidiasis): 칸디다균이라는 곰팡이의 일종이 식도나 소화기 또는 폐 등에 침식하여 염증이나 출혈을 일으킨다. 구강 내의 칸디다균은 심한 통증을 수반하며 하얀 백색 위막의 형태가 많다.

⑪ 톡소플라스마증(toxoplasmosis): 톡소플라스마라는 원충에 의하여 발생하는 병으로서 처음에는 고열, 림프절 종창, 발진, 폐렴, 뇌염 등을 일으키고, 이 병이 진행되면 뇌의 기능장애로 경련이나 혼수 등에 빠진다. 이 원충은 여러 가지 동물에 기생하고 있고 고양이, 개, 생

피혁 제품으로 인간에게 전염될 수 있다. 약제로 치료가 가능하나 완치되기는 매우 어렵다. 톡소플라스마증은 또한 눈, 폐, 신경에 손상을 줄 수도 있다.

⑫ 헬퍼 바이러스에 의한 염증: 성인의 대부분은 이 바이러스에 감염되어 있으나, AIDS 환자에게는 이로 인해 염증이 일어나는 경우가 많다. 식도나 위에 염증이 나타나며, 항문 주위에 궤양을 일으킨다.

⑬ HIV 소모성 증후군(HIV wasting syndrome): 소모성이란 다이어트나 신체 활동의 증가 없이 체중(근육과 지방)이 10% 이상 감소하는 것이다. AIDS로 진행한 HIV 감염자의 80% 정도가 소모성 증후군의 증후를 보인다.

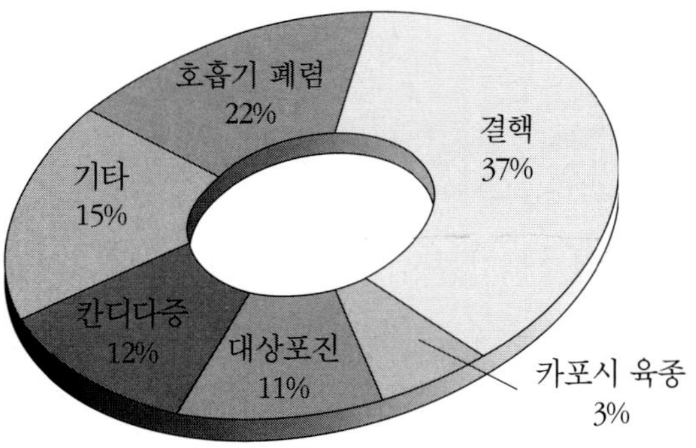

[그림 2-12] 국내 주요 기회감염

7. 예방과 치료

AIDS 치료제와 백신에 대한 연구가 다각도로 진행되고 있으나 아직까지 AIDS를 완치시키는 치료제나 백신은 없다.

1) 예방

AIDS는 HIV라는 바이러스에 의해 유발되고 우연하게 감염되지는 않는다. 따라서 음식, 전화기, 접시, 옷, 욕실, 수영장 등은 함께 사용해도 무방하다. 다만 식구 혹은 함께 사는 사람의 혈액, 정액, 질 분비물, 모유와 같은 체액과의 직접적인 접촉은 피하고, 만일 체액에서 혈액이 보이면, 청소할 때 반드시 고무장갑을 끼는 것을 잊지 말아야 한다. 엎질러진 것을 청소하거나 잘라낼 때 가능하면 비닐 또는 플라스틱 장갑을 착용해야 하며, 그 주변에는 염소표백제 1/4컵과 물 한 그릇(300cc) 정도를 혼합한 용액을 도포하여 완전히 소독해 주어야 한다. 이러한 작업을 마치면 비누와 물로 손을 깨끗하게 씻어 낸다. 또한 배설물을 통해서 다른 병원균들이 전염될 수 있으므로 손으로 직접 만지지 않도록 해야 한다. HIV 감염 여부를 알 수 없는 상대와 성관계를 가질 때에는 콘돔을 사용해야 한다. 산모가 HIV 감염자이면 출산하는 과정에서 태아가 HIV에 감염될 확률이 높다. 임신 2기부터 항 HIV 약제를 임산부에게 투여하면 태아가 감염될 확률이 1% 이하로 줄어든다.

2) 치료

HIV 감염자가 치료를 받지 않은 경우 면역 결핍 증상이 나타날 확률이 첫 2년 내 4~10%, 6년 내 20~25%, 10년 내에는 50%에 이른다. 단백분해효소 억제제(protease inhibitor)를 포함한 약물 혼합물, AZT, 3TC는 치료에 효과가 있는 것으로 알려져 있다.

현재 국내에서 사용되고 있는 약제 중 가장 먼저 치료제로 공인된 지도부딘은 역전사효소 억제제로 사망률과 각종 기회감염을 감소시키고 CD4+세포 수와 체중을 증가시키는 등의 효과가 있다.

또한 뇌로 잘 투과되어 HIV에 의한 치매의 치료에 유용하고, 주사기 감염 및 주사로 인한 의료인의 감염에 예방적 화학요법으로도 사용된다. 부작용으로는 투약 초기에 피로, 구역, 두통 등이 있으나 대부분 자연히 소멸된다. 골수 기능 억제가 가장 심각하여 장기간 복용 시 빈혈과 백혈구 감소가 문제되지만, 적혈구 생성소(erythropoietin)와 G-CSF 등과 같이 골수 기능을 촉진시키는 약과 함께 투여하면 극복된다.

두 번째로 공인된 디다노신(DDI)은 지도부딘의 내성이 의심되거나 부작용이 있는 환자에게 지도부딘(ZDV)의 대용으로 다른 약제와 병용하여 사용된다. 그 외 아지도티미딘(AZT)과 라미부딘, 잘시타민(DDC), 인디나비어(HIV 단백분해효소 억제제)도 사용되고 있고 세 가지 이상의 치료제를 함께 복용하는 칵테일요법이 사용되고 있다.

한 가지 약제로만 치료를 할 경우, 단기간에 해당 약제에 대한 내성을 지닌 HIV가 생겨나면서 치료 효과가 없어지게 되지만, 세 가지 약물을 동시 복용 시 HIV가 증식하는 데 필요한 역전사효소나 단백분해효소를 억제함으로써 증식하지 못하도록 하는 역할을 하며 약 2주일 후 바이러스 수가 급격히 감소하며 8주 후 검사에서는 발견되지 않을 정도로 바이러스 수가 감소한다.

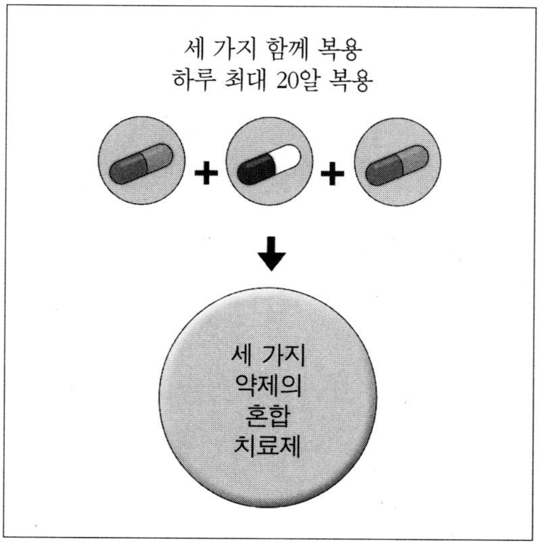

8. 교육과 전망

AIDS가 매우 비난을 받았던 상황 이래로 줄곧 계속해서 편견, 편협, 차별대우를 받고 있는 HIV 양성이나 AIDS 환자들에게는 독립된 개체로의 인정이 필요하다. 그들 개개인의 사생활을 침범하지 말아야 한다. 만약 가족이 교장, 교사, 사업주, 전문가에게 알리는 것을 선택한다면 그 가족의 비밀을 지켜 줘야 한다. 또한 예방 차원에서 환자의 상태를 알지 못하는 다른 학생이나 직장 동료들이 보호되도록 세심한 관찰이 필요할 것이다.

특수교육교사는 학생들의 학습 능력 유지와 학습 활동, 다른 학생들과의 여러 학교 활동에서 안정성을 주의하여 지도할 필요가 있다. 또한 AIDS에 대한 정확한 이해 교육도 함께 실시되어야 한다. 치료에서는 물리치료사가 근막이완술, 두개천골자극요법, 초음파, 경피적 전기신경자극, 레이저, 반대자극요법으로 AIDS 환자의 통증에 도움을 준다(O'Dell & Dillon, 1992; Stanton, 1993).

스탠턴(Stanton)은 피로를 느끼지 않고 흥미 위주의 지구력과 근력 증가 운동을 고안했으며, 이는 물리치료사들이 HIV 환자를 위한 운동 프로그램을 계획하고 이행하는 데 많은 도움이 된다. 물리치료사와 작업치료사는 HIV/AIDS 환자에게 옷 입기, 씻기, 먹기 등 행동 시 따르는 피로 또는 합병증 관리에 도움을 줄 수 있고, 또한 HIV의 예방법을 가족이나 친구들에게 가르치는 데 도움을 줄 수 있다. AIDS를 가진 아동들의 가족은 육체적, 감정적으로 지쳐 있으므로 휴식을 위한 일시적인 프로그램을 제공할 수도 있다.

HIV 감염은 유산소 능력과 근육 근력의 감소를 가져올 수 있다. 적절한 운동 프로그램은 감염된 사람들에게 운동 능력을 향상시킬 수는 있지만, 운동이 직접적으로 면역계에 자극을 주고, AIDS로의 발현을 늦춘다는 증거는 없다. 그러나 규칙적인 운동은 신체적 이득과 HIV 양성인 사람들에게 삶의 질 향상을 제공할 수 있다. 운동은 유산소 운동, 근력 운동, 유연성을 위한 신장 운동으로 구성된다. 운동 초기에는 가볍고, 중간 정도의 운동으로 시작하고, 일주일에 3～4번 격일로 20～30분 정도 트레드밀, 걷기, 자전거 타기 등의 유산소 운동을 한다.

이러한 유산소 운동은 혈압, 혈당, 혈중 지질을 개선시켜 주고 스트레스를 경감시켜 준다. 하지만 과도한 운동은 체지방, 체중을 감소시키고, 면역 반응을 억제하여 AIDS 환자의 면역 기능을 떨어뜨릴 수 있고 피로감, 우울증, 흥분성, 근육통, 운동 능력 감소를 가져올 수 있다. 그러므로 본인의 건강 상태와 CD4 세포 수를 고려하여 CD4 세포 측정치가 500개 이하이면 운동을 조심스럽게 천천히 하여야 하고 5～10분 정도로 지속하다가 조금씩 운동 시간을 늘리는 것이 좋다.

근력 운동은 기계를 이용한 웨이트 훈련, 중량들기 등의 아령 운동, 고무 밴드나 모래주머니를 등을 사용하는 소기구 이용 운동 등이 있다. 만약 감염된 사람이 열이나 이차 감염이 있다면 활동을 줄이거나, 운동의 시간을 줄인다.

1) 보조공학

AIDS와 관련된 합병증, 피로, 시력 상실, 그 밖의 제한은 종종 과학 기술 장치와 서비스의 보조로 대처할 수 있다. 긴 거리는 보행 대신 스쿠터나 전동휠체어의 사용이 적합하다. 학교에서의 학습 활동 역시 저하된 기력을 보완하여 학습 시간 동안 충분히 활동할 수 있도록 필요한 보조 의자와 책상, 여러 체간과 상지, 하지의 보조 도구를 사용한다.

2) 직업

새로운 약은 HIV 양성으로 태어나 아직까지 살아 있는 젊은 세대와 15세 혹은 그 이상의 비교적 건강한 세대까지 도움을 줄 수 있다(Rabin, 1997). 이런 젊은 사람들은 전망 있는 대학, 좋은 직업을 가질 수 있고, HIV/AIDS 환자 누구라도 치료 후 교육에 참가할 수 있다. 이것은 스포츠와 같은 정식 교육 외의 활동도 포함된다. 사실상 미국에 있는 모든 단과대학과 종합대학에 ADA(장애인복지법)는 HIV/AIDS를 가진 환자들에게 차별대우를 금할 것을 요구한다.

HIV 환자의 자료를 보면(Sebeta & LaPlante, 1996) 질병을 가진 반 이상이 노동력을 상실하고(일을 하는 것도 아닌, 직업을 찾는 것도 아닌) 국가적인 비율에서 실업률이 11% 또는 2배 이상 됨을 알 수 있고, 직업을 갖지 못하는 10명 중 1명은 그들의 HIV 질환이 직접적인 원인이 된다고 보고하고 있다.

CDC와 미국 장애인복지법(ADA)에 소속되어 있는 고용주들은 AIDS이기 때문에 고용에 있어 차별대우를 해서는 안 된다. ILO(국제노동기구)는 AIDS가 노동 현장의 일상적 접촉으로는 감염되지 않기 때문에 HIV 감염을 이유로 차별해서는 안 되며, 감염인의 건강과 능력에 맞는 노동 환경을 만들 것 등의 실천 강령을 제시하였다.

3) 독립생활

AIDS 말기 환자는 병원이나 가족의 보호를 제외하고는, 대부분 가족과 가사를 수행하는 것조차도 할 수 없고 독립적인 생활에서 위험성으로부터 다른 사람들을 보호할 수 없을 수도 있다. 그러나 AIDS 환자들은 병원이나 요양소와 같은 제도 안에서보다 그들의 집에서 자유롭게 거주하는 것을 원한다. 모든 사람들이 AIDS를 올바로 이해하고 환자를 대하며, 환자 스스로가 질환의 특징을 알고 항상 전문가와 상의하며 치료를 한다면 정상적인 일상생활을 독립적으로 할 수 있다.

환자는 병의 치료와 자신의 생활을 위해 적극적으로 자신이 할 수 있는 모든 방법을 찾아보아야 한다. 의사와 사회사업가들이 도움을 줄 수 있지만 궁극적으로 AIDS는 환자와 바이러스와의 싸움이다. 그래서 확실한 치료는 환자의 AIDS에 대한 지식과 마음가짐이다. 치료 방법에 대하여 전문의와 꾸준히 상담을 나누고 치료를 결정하는 과정에 같이 참여하며, 궁극적으로 자신의 건강은 자신이 책임을 진다는 마음 자세를 가지는 것이다. 증상의 악화를 막기 위하여 약물치료와 시간이 가며 약화될 수 있는 근력과 기력을 유지할 수 있도록 운동치료가 병행이 되어야 한다. 증상이 악화되어 독립적인 생활이 어려울 때는 AIDS 환자를 위한 쉼터가 있어 간병인의 간호를 받으며 일상생활을 유지할 수 있도록 도움을 받을 수 있다.

3장 심장질환

심장의 기능과 구조

심장질환

심장의 기능과 구조

1. 심장의 기능

심장(心臟, heart)은 혈액을 순환시키는 원동력이 되는 순환계의 중추기관으로, 주기적인 수축과 이완을 되풀이함으로써 혈액을 온몸에 공급하는 펌프 역할을 한다.

2. 심장의 구조

심장은 2개의 폐 사이에 위치하며 중심에서 약간 왼쪽으로 흉골 뒤쪽에 있는데, 흉부와 복강 사이에 있는 근육성 막인 횡격막 위에 놓여 있다. 심장은 심장막에 싸여 있으며, 섬유 심장막의 강한 바깥쪽 부분은 아래로는 횡격막에, 앞쪽은 흉골, 옆쪽은 종격 흉막(mediastinal pleura)에 단단히 붙어 있으며 심장으로부터 나가고 들어오는 폐동맥, 폐정맥, 상대정맥을 싸고 있다.

심장의 구조는 중격에 의해 좌우로 나누어지며 각각은 2개의 방으로 나누어져 있다. 위쪽 방인 심방은 심방중격에 의해 나누어져 있으며 아래쪽인 심실은 심실중격으로 나누어져 있다. 심방은 몸의 여러 곳으로부터 혈액을 받아들이며 심실은 폐와 온몸으로 혈액을 공급한다. 우심방은 폐를 제외한 모든 조직에서 혈액이 들어오는 얇은 벽의 방이며, 체내로부터 오는 혈액을 나르는 상대정맥과 하대정맥, 심장 자체로부터 오는 관상정맥 등 3개의 정맥이 우심방과 이어진다. 우심방에서 나온 혈액은 우심실로 가며 폐동맥을 통해 폐로 혈액을 운반한다(폐순환). 좌심방은 우심방보다 약간 작으며 두껍다. 좌심방은 폐정맥으로부터 산소가 풍부한 혈액을 공급받으며, 이 혈액은 좌심실로 들어가게 된다. 좌심실은 우심실보다 3배 정도가 두꺼우며 대동맥을 통해 온몸으로 혈액을 공급한다.

심장에는 혈액의 역순환을 막기 위해 혈액을 오직 한 방향으로만 흐르게 하는 판막이 있다. 판막은 4개로 위치에 따라 승모판막(좌심방과 좌심실 사이), 대동맥판막(좌심실과 대동맥 사이), 삼첨판막(우심방과 우심실 사이), 폐동맥판막(우심실과 폐동맥 사이)이 있다. 승모판은 좌심실의 높은 압력에도 견딜 수 있게 두껍고 강하다. 혈액은 심방이 수축함에 따라 삼첨판과 승모판을 통해 이동하며 심실이 수축할 때는 반대 방향으로 힘을 받아 각 첨판이 위를 향하면서 막히게 된다. 이에 따라 심실과 심방은 완전히 격리되며 이후 각 첨판은 힘줄끈과 유두근육에 의해 다시 이완된다.

심장은 심장속막이 빈틈없이 접해 있고 또한 심장 근육층이 매우 두껍기 때문에 내부에서 산소와 양분을 충분히 공급받을 수 없다. 따라서 관

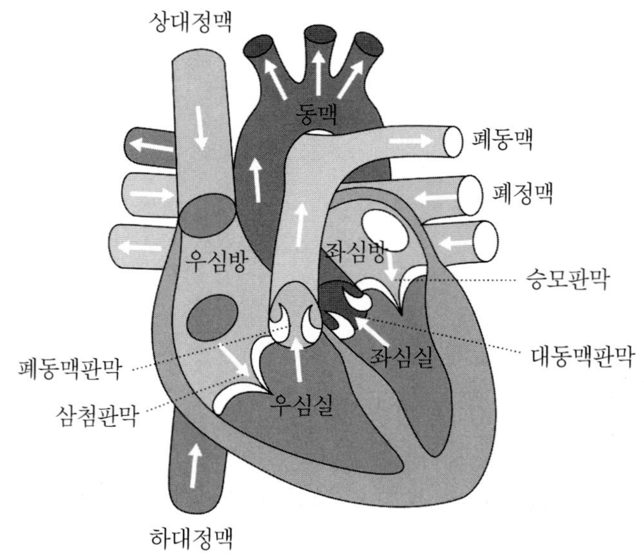

[그림 3-1] 심장의 구조

상동맥계라는 자신의 혈관계를 따로 가지고 있다. 심장에 혈액을 공급해 주는 관상동맥은 대부분 좌우 2개의 관상동맥으로 되어 있다. 좌관상동맥은 우관상동맥보다 더 중요한데, 그 이유는 좌심실에 혈액을 공급하고 또한 좌관상동맥의 크기가 우관상동맥보다 크기 때문이다. 우관상동맥의 지름은 2.5㎜ 정도나 그 이상이며 혈액을 우심실, 동방결절, 방실결절 등의 여러 조직에 공급한다.

3. 심장박동

수축과 이완에 의해 심장박동이 나타나는데, 휴식 상태에서 심장은 보통 1분에 60～70회, 1일 10만 번 정도 수축한다. 심장이 한 번 수축할 때 대략 80ml 정도의 혈액을 대동맥으로 내보내므로 1분당 약 5L의 피가 심장을 거쳐 우리 몸을 돌고 40～50초 만에 다시 되돌아오게 된다.

심장박동은 외적으로 자율신경의 호르몬 조절을 통해 이루어진다. 즉, 자율신경계의 교감신경은 심장박동을 증가시키고 부교감신경은 심장박동을 감소시키며 길항적으로 조절한다. 그러나 심장은 이러한 신경이나 호르몬과 연결되지 않아도 스스로 박동을 계속한다. 이것의 원리는 우심방에 있는 동방결절이라는 근육에서 약 0.8초 간격으로 전기를 발생시키면, 이러한 전류가 심방을 따라 방실결절에 전달되어 심방이 완전히 수축하고, 그다음 양쪽 2개의 심실을 수축시켜 심장박동의 사이클을 완성하는 것이다. 이러한 신경 충격은 심실의 격벽에 있는 히스근색이라는 근육을 따라 심실로 전해지고 푸르킨예 섬유로 흥분이 전달되어 심장은 계속해서 피를 펌프질할 수 있게 된다.

심장질환

윌리엄 해세는 1983년 65세의 나이에 심장발작으로 목숨을 잃었다. 그 일 이전에 그의 아버지는 동맥경화증으로 동맥이 막혀 피를 묽게 하기 위해 20년 동안 약을 복용했었다. 생각해 보면 그의 건강상의 문제는 그가 병의 가족력에 대한 이해가 부족했고 규칙적인 식사, 흡연 및 음주에 대한 관리가 미흡했기 때문이 아닐까 짐작해 본다.

1. 정 의

심장병은 비전염성 만성 질환으로 고혈압, 암과 더불어 대표적인 성인병 중의 하나다. 심장병에는 여러 가지 종류가 있는데 대개의 원인이 류머티즘열에서 오는 심장판막증이 있고, 협심증, 심근경색 등의 피가 부족해서 생기는 협심증(또는 허혈성 심장병), 고혈압에 의해 심장에 부담을 주어 생기는 고혈압성 심장병, 태어나면서부터 가지고 있는 선천성 심장병 등이 있으며, 동맥이 막혀 발생하는 관상동맥질환과 그 외에 폐성심, 심낭염, 심내막염, 심부전, 부정맥 등이 있다.

최근 동물성 지방 섭취가 많아진 현대인의 식생활, 편리한 생활에서 오는 운동 부족과 스트레스로 인해 우리나라에서도 심장질환이 급격한 증가 추세를 보이고 있다. 그중에서도 가장 특기해야 할 사항은 근래 들어 눈에 띄게 많아지고 있는 관상동맥 심장병, 즉 협심증과 심근경색이다. 우리나라의 의료 수준과 국민의 의식 수준의 차이가 있기 때문에 정확한 통계치는 아니지만, 1970년대와 비교할 때 현재 관상동맥 심장병 환자는 10배 정도, 1980년대 초와 비교할 때는 7배가량 급증하였다.

2. 장애 유형 및 원인

1) 선천성 심장병

선천성 심장병(congenital heart disease)은 태생기에 여러 가지 요인에 의해 심혈관질환이 생겨서 출생 시에 이미 병을 갖고 태어나는 상태를 말한다. 대부분 주요 심혈관 구조가 발달하는 임신 3~8주 사이에 배아형성 장애가 발생하여 나타난 것이다. 선천성 심장 기형 중 많은 경우 특별한 의학적 시술 없이도 성장해 감에 따라 자연히 교정된다. 최근에는 이보다 더 심한 질환의 경우에도 외과적 수술의 기술적 진보로 혈류 역학 이상을 고칠 수는 있지만, 수복된 심장이 완벽하게 정상은 아니다. 선천 손상에 의한 심근 비대와 심장 개형(cardiac remodelling)은 비가역적이므로 초기에는 적응하는 것 같지만, 수술 후에 때로는 수년 후에 후기 발병 부정맥, 허혈, 또는 심근 기능 이상과 같은 변화가 일어날 수 있다.

(1) 원인

특수한 경우를 제외하고는 뚜렷한 원인을 찾을 수 없고, 대개 유전적 요인과 환경적 요인이 복합적인 영향을 받아 생기는 것으로 생각된다.

선천성 심질환은 다운 증후군 등의 염색체 이상을 가진 아이에서 발생할 확률이 아주 높으며, 당뇨병, 전신성 홍반성 낭창, 페닐케톤뇨증(phenylketonuria) 등 모체의 질환도 관계가 있다. 임신 중에 풍진 등의 감염성 질환을 앓거나, 지나친 음주 또는 흡연을 한 경우, 항경련제(diphenylhydantoin, trimethadione)나 항응고제(coumadine), 각성제(amphetamine), 우울증 치료제(lithium chloride), 피임약(progesterone/estrogen), 스테로이드 등의 약물을 복용하였을 때 태아의 심장에 이상을 초래할 가능성이 많다. 마르판(Marfan) 증후군, 결절성 경화증 등의 심질

표 3-1 선천성 심장병의 원인

산전 내력
• 염색체 이상: 다운 증후군, 18 삼체성, 13 삼체성, 터너 증후군 등 • 미숙아 생존율의 증가 • 모체의 상태: 당뇨병, 전신성 홍반성 낭창, 기타 교원성 질환, 페닐케톤뇨증, 풍진 감염, 지나친 음주, 흡연, 약물 복용(항경련제, 스테로이드, 리티움 등)
가족력
• 선천성 심질환을 잘 동반하는 유전성 질환: 마르판 증후군, 결절성 경화증 • 가족 중 선천성 심질환

환이 잘 동반되는 유전성 질환이 원인으로 작용할 수도 있고 가족력과도 관련이 있다.

(2) 종류

선천성 심장질환은 환자의 외견상 크게 비청색증형(청색 색조를 띠지 않는 상태) 심장질환과 청색증형(청색 색조를 띠는 상태) 심장질환의 두 가지로 나뉜다. 청색증형이란 주로 입술, 손톱, 발톱, 뺨 등에 청색의 색조를 띠는 것으로 몸 안에 있는 혈액에 산소가 부족하여 생긴다.

표 3-2 선천성 심장질환의 분류

비청색증형		청색증형
단란형	폐쇄형	Fallot 4징증
심방중격결손증	폐동맥 협착증	대혈관 전위증
심실중격결손증	대동맥 협착증	삼첨판 폐쇄증
동맥관 개존증	대동맥 축착증	양대 혈관 우심실 기시증
방실중격결손증		단심실증

중격결손 …… 심장 내에 구멍이 뚫려 있는 것으로 알려진 질환이다. 중격에 구멍이 뚫려 있는 것으로 좌우 심실 사이의 중격에 결손(심실중격결손)이 있거나, 좌우 심방 사이의 중격에 결손(심방중격결손)이 있다. 두 가지 모두에서 산소가 많이 함유된 혈액이 좌측에서 우측으로 흘러 전신 대신 폐로 보내진다. 선천성 심장질환을 가진 환아 중 약 3명당 1명은 심실중격결손인데 대개 결손의 크기는 작고 자연적으로 닫히게 된다. 선천성 심장질환을 가진 환아 중 약 4명당 1명은 심방중격결손으로 대개 증상은 거의 없으나 수술적 치료를 요한다. 두 가지 모두 다운 증후군을 가진 환아에게 흔하다.

방실중격결손 …… 방실중격결손은 기형의 정도에 따라서 부분 방실중격결손과 완전 방실중격결손의 두 가지로 나눌 수 있다. 심장 안쪽에서 십자 형태로 4개 구역(좌, 우 심방과 좌, 우 심실)으로 구분하는 구조물이 방실중격(심내막상)이다. 정상 심장에서 이들은 2개의 방실판막(승모판과 삼첨판)과 심방중격의 일부, 심실중격의 일부로 이루어져 있다. 이들 구조가 비정상적으로 이루어져 2개의 판막을 만들지 못하고 1개의 판막밖에 없거나 판막에 틈이 생기거나 심방 또는 심실에 구멍이 있는 경우가 방실중격결손증이다. 우리나라의 경우는 선천성 심기형 중에 약 1.4%를 차지한다. 방실중격결손은 약 30%에서 다운 증후군과 동반된다.

동맥관 개존증(patent ductus arteiosus: PDA) …… 동맥관은 태아기에 혈액이 폐를 지나가지 않도록 폐동맥과 대동맥을 이어 주는 작은 혈관이다. 동맥관이 출생 직후 닫히지 않아 혈액의 흐름에 장애가 생긴다. 남아보다 여아에서 2배 정도 잘 생기며, 미숙아의 경우 생길 확률이 더 높다. 형제간에 발생하는 경우도 있어서 유전적 요인이 작용하는 경우도 있을 것으로 추측되며, 산모가 임신 첫 3개월에 풍진에 감염되면 잘 생기는 것으로 알려져 있다.

대동맥 협착증 …… 대동맥의 일부가 좁아져서 혈액이 신체 하부로 흐르는 것이 제한된다. 심근은 이를 보상하기 위하여 과도하게 일해 상지의 혈압은 증가한다. 수술적 치료가 필요하며 대동맥 협착증을 가진 환아는 4개의 심장판막 중 하나 이상에 기형을 동반하기도 한다.

폐동맥 협착증 …… 우심실에서 폐동맥으로 나가는 출구 부분의 협착을 말하며 판막부, 판막 하부 및 판막 상부의 세 가지 형태의 협착을 볼 수 있다. 이 중 판막부 협착이 전체의 80～90%를 차지한다. 폐동맥 협착증은 전체 선천성 심장질환의 3～8%를 차지하며 여아에서 더 자주 나타나는 것으로 알려져 있다.

판막 이상 …… 4개의 심장판막 중 어떤 것이라도 기형이 발생할 수 있다. 가장 흔한 것은 폐동맥 협착이다. 정상적으로 폐동맥 판막이 열리면 혈액이 우심실에서 폐동맥으로 흘러 들어가게 되는데 이 질환은 폐동맥 판이 좁아져서 혈행에 제한을 가져온다.

Fallot 4징증(Tetralogy of Fallot) …… 모든 선천 심장 기형의 5%를 차지하며 청색증 선천 심장병을 일으키는 가장 큰 원인이다. Fallot 4징증은 심실중격결손, 우심실의 협착(우심실 유출로 폐쇄), 대동맥 기승(심실중격결손을 덮는 대동맥), 우심실 비대의 네 가지 이상을 가져오는 선천성 심장질환이다. 이러한 특징은 누두부 중격(infundibular septum)이 전상방으로 전위되어 발생한 것이며, 폐동맥(pulmonary trunk)과 대동맥 뿌리가 비정상적으로 분리되어 있다. 치료를 하지 않더라도 Fallot 4징증 환자의 일부는 성인까지 생존하며 임상에서의 중증도는 폐동맥 협착의 정도에 따라 크게 달라진다.

삼첨판 폐쇄증 …… 삼첨판 폐쇄증은 우심방에서 우심실로의 방실판막을 통한 연결이 없는 질환을 말하며 우심실은 형성 부전을 보인다. 출생 후부터 나타나는 청색증이 가장 흔한 증상이며, 심한 청색증과 호흡 곤란, 실신이 나타나기도 하는 저산소성 발작도 폐동맥 협착 정도에 따라 나타나고, 폐혈류가 증가된 일부 환자에서는 심부전증이 나타날 수도 있다.

완전 대혈관 전위증 …… 완전 대혈관 전위증은 심방과 심실의 연결은 일치되어 있고 심실과 대혈관 사이의 연결 관계가 일치하지 않는 심기형이다. 전체 선천성 심기형 중 7～8%를 차지하고 있으며 남아에서 여아보다 2배 정도 더 많은 것으로 보고되고 있다.

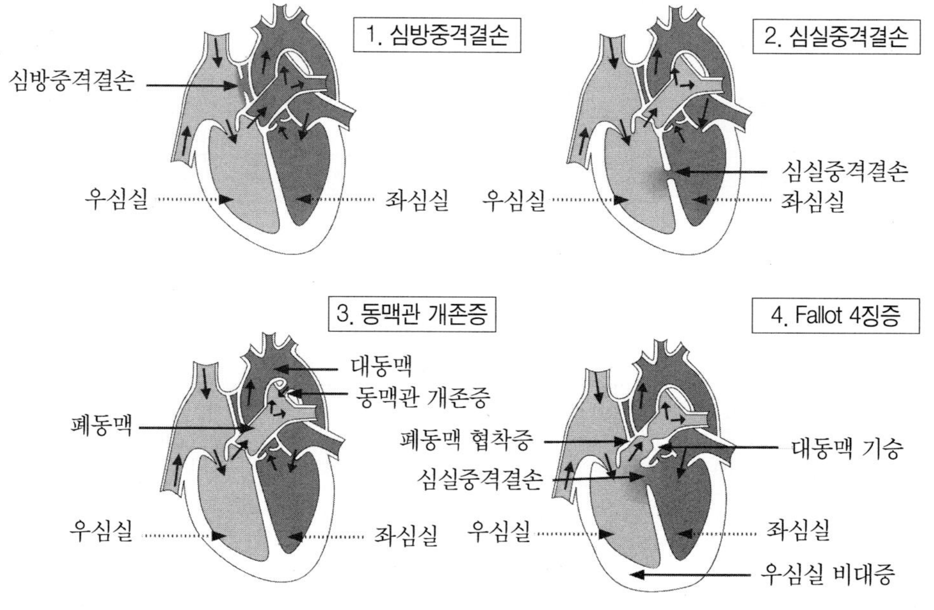

[그림 3-2] 선천성 심장질환

표 3-3 염색체 이상과 심장질환

염색체 이상	심장질환의 빈도	자주 동반되는 심장질환
Trisomy 21(Down 증후군)	40～50	AVSD, VSD, ASD, PDA
Trisomy 18(Edwards 증후군)	＞90	VSD, ASD, PDA, CoA
Trisomy 13(Patau 증후군)	80	VSD, ASD, PDA, CoA
Turner 증후군	40	AS, CoA
Triploidy 증후군	50	VSD, ASD, PDA
5p 결손증(Cri-du-chat 증후군)	25	VSD, PDA, ASD
9p 결손증	30～50	VSD, PDA, PS
4p 결손증		VSD, PDA, AS
10q, 13q, 18q 결손증		VSD
Fragile X 증후군		승모판 탈출증, 대동맥류

VSD: 심실중격결손, ASD: 심방중격결손, PDA: 동맥관 개존
AVSD: 방실중격결손, PS: 폐동맥 협착, CoA: 대동맥 축착, AS: 대동맥 협착

표 3-4 단일 유전자 이상과 심장질환

증후군	자주 동반되는 심장질환	유전자 위치
Alagille 증후군	말초 폐동맥 협착, Fallot 4징증	20p12
Char 증후군	동맥관 개존	6p12～21
Ehlers-Danlos 증후군	승모판 탈출, 대동맥류	
Ellis-Van Creveld 증후군	심방중격결손, 심실중격결손	4p16
가족성 심방중격결손	심방중격결손, 심장 차단	5q35
Heterotaxy 증후군	오른심장증 복잡심기형	p13～21, Xq24, 6q22
Holt-Oram 증후군	심방중격결손, 심실중격결손, Fallot 4징증, 대동맥 협착	12q21～22
Marfan 증후군	대동맥판 역류, 대동맥류	15q21
Noonan 증후군	폐동맥 협착, 심방중격결손, 비후성 심근병증	12q24
가족성 총 폐정맥 환류 이상	전폐정맥 환류 이상	4p14～q12
Williams 증후군	판상부 대동맥 협착, 폐동맥 가지 협착	7q11

표 3-5 선천성 증후군과 심장질환

증후군	심장질환
Apert 증후군	심실중격결손, 폐동맥 협착
Carpenter 증후군	동맥관 개존, 심실중격결손, 폐동맥 협착
Conradi 증후군	심실중격결손, 동맥관 개존
Crouzon 증후군	동맥관 개존, 대동맥 축착
피부 이완증	말초 폐동맥 협착, 대동맥류
De Lange 증후군	심실중격결손
Meckel-Gruber 증후군	심실중격결손, 심방중격결손, 동맥관 개존, 대동맥 축착, 폐동맥 협착
Rubinstein-Taybi 증후군	심실중격결손, 동맥관 개존
Scimitar 증후군	부분 폐정맥 환류 이상
Smith-Lemli-Opitz 증후군	심실중격결손, 심방중격결손, 방실중격결손, 동맥관 개존
저혈소판증, 요골 결손 증후군	심실중격결손, 심방중격결손, Fallot 4징증
Treacher Collins 증후군	심실중격결손, 심방중격결손, 동맥관 개존

표 3-6 임신 중 약물 복용이나 질환과 연관된 심장질환

증후군	자주 나타나는 심장질환
태아 hydantoin 증후군	심실중격결손, 심방중격결손, 대동맥 축착, 동맥관 개존
태아 valproate 증후군	대동맥 축착, 대동맥 협착, 좌심실 형성 부전 증후군, 폐동맥 폐쇄, 심실중격결손
Retinoic acid 배아병증	뿔줄기 기형
태아 알코올 증후군	심방중격결손, 심실중격결손
선천풍진증후군	동맥관 개존, 말초 폐동맥 협착
임신부의 페닐케톤뇨증	심실중격결손, 심방중격결손, 동맥관 개존, 대동맥 축착
임신부의 당뇨병	비후성 심근병증, 심실중격결손, 뿔줄기 기형

2) 허혈성 심장병

허혈성 심장병(ischemic heart disease: IHD)은 심근 허혈-심근 산소 요구량과 혈액 공급 사이의 불균형으로 인해 발생한 관련된 증후군을 묶어서 일컫는 말이다. 허혈에 의한 압력 증가(예: 심장박동 수 증가 혹은 고혈압), 또는 산소 운반 능력 감소(예: 비혈, 일산화탄소 중독) 결과로 일어나지만, 대부분의 증례에서 허혈성 심장병은 폐쇄성 죽상경화증 질환으로 인해 관상동맥 혈류가 감소하여 발생한다. 그래서 허혈 심장병을 심장동맥병(CDA)이라고 부른다.

(1) 협심증

협심증(angina pectoris)은 심장에 혈액을 공급하는 관상동맥이 좁아져 상대적으로 심장 근육에 공급되어야 할 혈액의 양이 부족해지면서 가슴의 통증이 나타나는 질환이다. 이러한 협심증 환자 중 일부는 심장마비(심근경색 및 이에 따른 심 정지)로 발전될 위험성이 있기 때문에 주의해야 한다. 협심증은 크게 세 종류로 나눌 수 있다.

협심증의 가장 큰 원인은 심근에 혈액을 공급하는 동맥이 좁아지는 관상동맥질환 때문이다. 좁아지는 원인은 보통 동맥의 안쪽 벽에 지방 침착물이 생기는 동맥경화증이다. 동맥을 통해 흐르는 혈액은 안정 시에는 충분하지만 운동 시 부족하게 된다. 만약 산소가 풍부한 혈액의 공급이 불충분하다면 심근에 산소가 모자라게 되고 독성 물질이 축적되어 쥐어짜는 듯한 흉통을 유발한다.

고콜레스테롤혈증, 고혈압, 당뇨병를 가진 사람들은 동맥경화증과 협심증이 생길 위험이 높다. 가족력이 있거나 흡연하는 경우에도 발생 위험이 높아진다.

안정성 협심증(stable angina) …… 동맥경화증에 의해 관상동맥이 좁아져서 발생하며, 활동하거나 스트레스를 받아 심장의 혈액 요구량이 늘어날 때 발생한다. 혈액 내에 콜레스테롤혈증이나 고혈압, 당뇨병을 가진 사람들에서 동맥경화증과 협심증이 생길 위험성이 높으며 가족력이나, 흡연, 음주가 있는 경우 협심증의 위험성이 증가한다.

불안정성 협심증(unstable angina) …… 안정 상태에 있던 환자가 흉통의 빈도나 정도가 심해지거나 평소보다 적은 활동량에도 흉통이 나타난다. 판의 파괴와 함께 발생한 부분적인 혈전증, 혈전의 원위부 색전화 혹은 혈관 경련과 관련이 있다. 불안정성 협심증은 비가역적인 허혈의 가능성을 예고하므로 경색전 협심증(preinfarction angina)이라고도 부른다. 속히 적절한 치료를 받지 않으면 심장마비에 의한 급사나 치명적인 급성 심근경색증이 발생할 확률이 한 달 내에 10%에 이를 정도로 위험한 질환이다.

이형 협심증(variant angina) …… 일반적인 협심증과는 달리 활동과 무관하게 발생하는 흉통을 특징으로 하는 질환이다. 증상의 양상이나 지속시간 등은 유사하나 일반적으로 흉통이 관상동맥이 수축되기 쉬운 밤부

표 3-7 허혈성 심장질환 위험 인자

주요 인자	영향을 덜 주거나 정항화하기 어려운 인자
조절 가능하지 않은 것	
나이 성별 가족력 유전성 이상	비만 비 활동성 신체 스트레스 폐경기 후 에스트로겐 부족 고탄수화물 섭취 지질단백(지단백) (경화)불포화지방(트랜스 지방) 섭취 클라미디아 폐렴 감염
조절 가능한 것	
고지혈증, 고혈압 흡연 당뇨병 C-reactive protein	

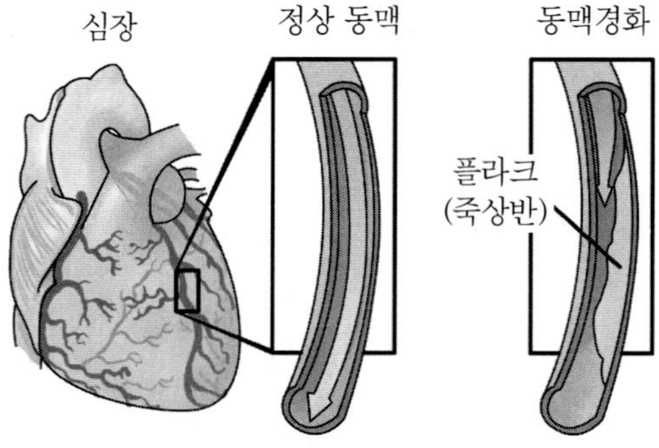

[그림 3-3] 정상 동맥과 동맥경화

터 새벽 시간, 음주 후에 발생하게 된다. 이는 동맥경화에 의해서라기보다는 관상동맥의 갑작스러운 경련에 의한 수축이 원인이다.

(2) 심근경색증

심근경색증(myocardial infarction)은 '심장 발작(heart attack)'이라는 단어로 잘 알려져 있으며 허혈로 인한 심장 근육의 괴사를 일컫는다. 심근경색증은 주로 심장 근육에 혈액을 공급하는 관상동맥이 막혀서 발생하는데, 대체로 관상동맥경화증이 원인이 된다.

좁아지는 기전은 보통 동맥경화증으로, 콜레스테롤과 같은 지방질의 덩어리가 동맥의 안쪽 벽에 쌓인다. 이런 물질을 죽종이라고 부른다. 죽종은 점차 섬유층에 의해 덮이고 섬유층은 터지거나 울퉁불퉁해진다. 혈소판이라고 불리는 혈액세포가 거칠어지고 손상된 섬유층 부위에 붙어 혈전을 형성한다. 한 번 형성된 혈전은 동맥에 흐르는 혈류를 완전히 막아 심장 발작을 유발할 수 있다.

관상동맥질환의 가족력이 있는 경우, 특히 관상동맥질환을 가진 가족 수가 1명 이상이거나 55세 이전에 심장 발작이 있는 경우 심장 발작의 위험이 높아진다. 또한 고혈압이 있거나 당뇨로 인한 심혈관 문제가 있다면 위험률은 증가한다.

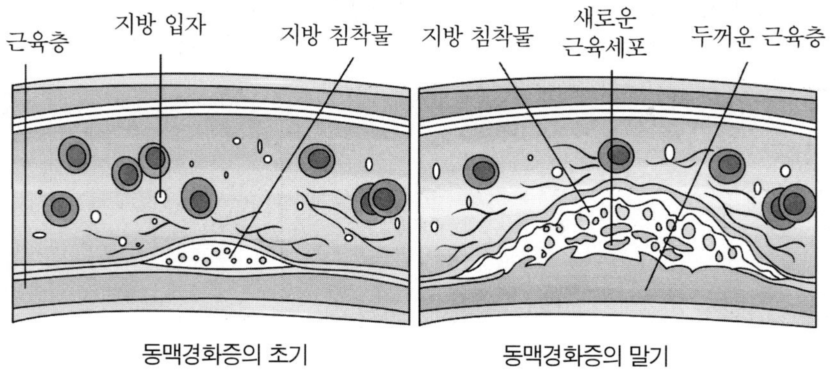

[그림 3-4] 동맥경화증의 발생

3) 판막 심장병

(1) 판막 심장병(valular heart disease)

심장 내에는 4개의 판막이 있어서 혈액이 한쪽 방향으로만 흐르도록 하며, 심장 근육이 수축할 때는 역류를 방지하기 위해 판막이 굳게 닫힌다.

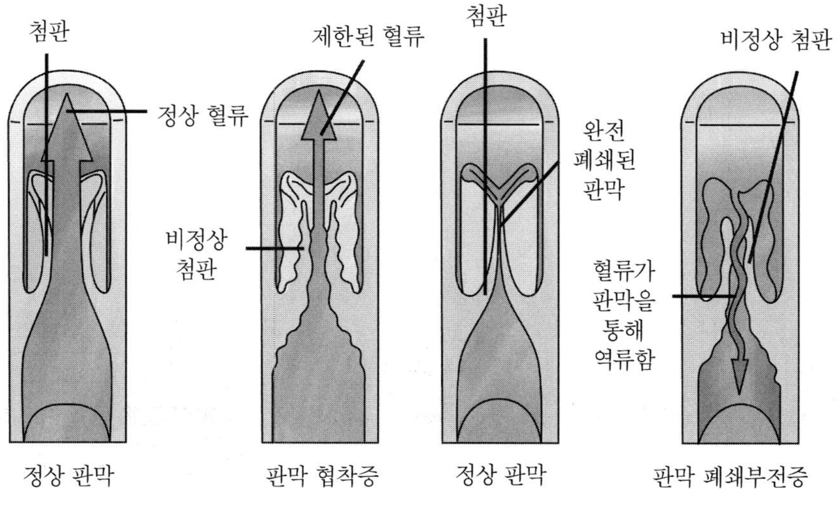

[그림 3-5] 판막 협착증과 판막 폐쇄부전증

판막이 손상을 받으면 판막을 통한 혈류 이동이 제한을 받게 되거나, 혹은 판막이 닫혀야 할 때에 굳게 닫히지 않음으로써 혈액이 역류된다. 일반적으로 판막질환의 원인으로는 류머티즘열, 퇴행성, 석회화, 점액종성 변화, 심장 유두근의 기능 이상이나 파열, 감염성 심내막염 등이 있다. 그러나 이 중 심장판막질환의 가장 큰 원인은 류머티즘열과 퇴행성 변화로 대두될 수 있다. 선진국에서는 류머티즘열이 거의 사라짐으로써 판막질환이 과거에 비해 많이 감소하였다.

(2) 감염성 심내막염

감염성 심내막염은 빠른 진단과 치료를 요구하는 심각한 감염이다. 이 질환의 특징은 심장판막이나 심장내막의 벽면의 미생물 감염과 이로 인한 괴사 찌꺼기, 혈전과 미생물로 구성된 거대하고 부서지기 쉬운 증식(vegetation)이다. 감염성 심내막염은 급성과 아급성(subacute)형으로 분류하며 이는 임상에서의 속도와 중증도에 따라 분류된다. 원인으로는 세포외 세균에 의해 대부분 발생되며 진균, 리켓치아(Q열), 클라미디아에 의해서도 심내막염이 생길 수 있다.

표 3-8 후천성 심장판막질환의 주요 원인

<table>
<tr><td rowspan="9">승모판막질환</td><td>승모판막 협착</td><td colspan="2">염증 후 흉터(류머티즘 심장병)</td></tr>
<tr><td rowspan="8">승모판막 역류</td><td rowspan="3">첨판과 맞교차의 이상</td><td>염증 후 흉터</td></tr>
<tr><td>감염 심내막염</td></tr>
<tr><td>승모판 탈출증</td></tr>
<tr><td rowspan="3">긴장근 기관 이상</td><td>유두근 파열</td></tr>
<tr><td>유두근 기능장애(섬유증)</td></tr>
<tr><td>힘줄 끈 파열</td></tr>
<tr><td rowspan="2">좌심실 공간과 고리 이상</td><td>좌심실 확장
(심근염, 확장 심장근육병증)</td></tr>
<tr><td>승모판 고리의 석회화</td></tr>
</table>

대동맥 판막 질환	대동맥판막 협착	염증 후 흉터(류머티즘 심장병)	
		노인석회화 대동맥판막 협착	
		선천적으로 변형된 판막의 석회화	
	대동맥판막 역류	내인성 판막질환	염증 후 흉터
			감염 심내막염
		대동맥질환	퇴행성 대동맥 확장
			매독 대동맥염
			강직 척추염
			류머티즘 관절염
			마르판 증후군

4) 심장근육병증

(1) 확장성 심근(병)증

확장 심장근육병증은 특징적으로 진행성 심장 확장과 수축기 기능장애를 특징으로 하며, 보통 비대가 동반된다. 때로는 울혈(congestive) 심장

표 3-9 심장근육병증과 간접 심근 기능 이상: 기능적 양상과 원인

기능 양상	좌심실 박출 계수	심장 기능 상실의 기전	원인	간접 심근 기능 이상 (심장근육병증이 아님)
확장	<40%	수축력 장애 (수축기 기능 이상)	원인 불명, 알코올, 분만 전후, 유전, 심근염, 만성 빈혈	허혈 심장병 판막 심장병 고혈압 심장병 선천성 심장병
비대	50~80%	탄성장애 (확장기 기능 이상)	유전, 프리드라이히 운동실조, 축적병, 당뇨를 가진 엄마의 영아	고혈압 심장병 대동맥 협착
제한	45~90%	탄성장애 (확장기 기능장애)	원인 불명, 아밀로이드증 혈색소, 침착증, 사르코이드증, 방사선 유도 섬유증	심장막 협착

근육병증이라고 하기도 한다. 심근증은 심장 근육의 병리적 이상과 기능 장애를 일으키는 양상에 따라 임상적으로 세 가지로 나누어 생각하고 치료하고 있다. 원인으로는 바이러스나 알코올과 그 대산산물, 특히 아세트알데히드(acetaldehyde)와 유전적, 면역학적 기전의 영향을 받는다. 심방, 심실의 확장과 심실 수축력 저하, 심근, 특히 심실중격이 비정상적으로 두꺼워지고 심실벽이 경직된 경우 발생한다.

(2) 심근염

심근염(myocarditis)은 대개 감염으로 인한 심장 근육의 염증이며 증상이 뚜렷하지 않아 진단이 지연될 수 있다. 그러나 심근 염증이 심해지면 흉통을 일으킬 수 있고, 나아가 심장 비대와 만성 심부전을 유발할 수 있다. 이 질환의 가장 흔한 원인은 콕사키 바이러스 등의 바이러스성 감염이다. 다른 원인으로는 항생제의 사용으로 선진국에서는 줄어든 류머티즘열이 있다. 전신성 홍반성 낭창과 같은 자가면역질환이 심근염을 일으키기도 한다.

5) 심장막염

심장은 두 겹의 심막으로 둘러싸여 있으며 심막은 벽측과 내측의 두 겹으로 구성되고, 이 중 벽측이나 심막낭 내에 염증성 변화가 일어나는 것을 심막염(pericardial disease)이라고 한다. 이때 염증에 따른 삼출액이 생기며 원인에 따라 장액성, 섬유소성일 수도 있고, 혈성 혹은 화농성일 수도 있다. 각각의 원인에 따라 치료해야 하며 삼출액이 많아 심장이 눌리는 증상이 나타날 때에는 응급시술이 필요하다. 여러 바이러스, 세균, 다른 전신질환 등이 원인이 될 수 있는데, 원인 바이러스로는 콕사키 바이러스 B형, 인플루엔자 바이러스, 에코 바이러스, 아데노 바이러스 등이 있으며, 세균으로는 포도상구균, 헤모필루스 인플루엔자 B형, 수막구균 등이 흔하며, 결핵균의 경우 소아에게서는 드물게 나타난다. 그 외 류머티즘 관절염을 비롯한 교원병, 요독증, 전신성 홍반성 낭창 때에도 볼 수 있고, 호지킨 병, 백혈병 등의 신생물질환이나 심막 절개술 후 1~2주 후에도 볼 수 있다.

6) 부정맥

휴식 시 성인의 정상 심박 수는 분당 60~80회다. 부정맥은 심장박동 수의 이상 혹은 율동의 이상을 의미하며, 심방과 심실 어디에나 발생할 수 있다. 부정맥(arrhythmia)은 심장박동 수가 빠른 빈맥(맥박 수가 분당 100회 이상인 상태)과 느린 서맥(맥박 수가 분당 60회 미만인 상태), 두 가지가 있다. 빈맥은 심방 혹은 심실에서 기원하며, 규칙적인 빈맥과 불규칙적인 빈맥으로 나뉜다.

빈맥이 심실에서 기원할 경우 심실세동으로 빠질 수도 있으며, 심실세동은 심정지를 유발할 수 있는 심각한 상태다. 서맥에는 동기능 부전 증후군과 완전 방실 차단이 있다. 대부분의 부정맥은 심장과 혈관계의 질환에 의해 발생한다. 부정맥은 심장의 기계적인 수축 효율을 떨어뜨려, 뇌혈류를 감소시키고 그 유형에 따라 심각성이 다르다. 원인으로는 가장 흔한 원인은 관상동맥질환이다.

관상동맥질환으로 인해 심장의 율동을 조절하는 전기체계에 혈류가 감소하기 때문이다. 이 외에도 심장판막질환과 심장 근육의 염증이 있다. 선천성 부정맥 가운데는 심방과 심실을 잇는 전기 경로의 기형으로 인한 것이 있으며, 이 경우라도 어느 정도 성장한 뒤에 증상이 나타난다.

이 밖에도 고혈압, 심근증, 대사성 질환, 산염기 및 전해질 이상, 갑상선질환, 자율신경 이상, 각종 약물 부작용, 커피, 흡연, 운동 부족, 정신적 흥분 등으로도 부정맥이 유발될 수 있다

7) 심부전증

심부전증(heart failure)은 심장이 여러 원인으로 기능 부전 상태에 빠지는 것으로 심장 근육이 취약해져 수축력이 저하되어 폐와 전신에 필요한 양의 혈액을 충분히 보낼 수 없어서 신체의 여러 장기도 기능장애를 가지게 되는 상태다.

심부전을 일으키는 원인은 연령대에 따라 다양하다. 소아에서는 대부분이 만 1세 이전에 발생하게 되는데, 가장 흔한 원인은 심실의 용적 과부하나 과부하를 일으키는 선천성 심기형이다. 그 밖에 심근염이나 약물(anthracycline 등)에 의한 심근 손상, 심장 수술과 관련된 심근 손상, 심장 맥박이 병적으로 느린 서맥이나 병적으로 빠른 빈맥 등도 심부전을 일으킬 수 있다.

표 3-10 연령에 따른 울혈 심부전의 원인

태아
심한 빈혈(용혈, 태아-모체 수혈 등), 상실성 빠른맥, 심실성 빠른맥, 완전 심차단
신생아
미숙아, 수액 과부하, 동맥관 개존, 심실중격결손, 폐성심(기관지폐 형성 이상), 고혈압 만삭아, 질식성 심근병증, 동정맥 기형, 좌측 심장의 폐쇄병변, 좌우 심장의 혈액이 대량 혼합되는 심결손, 바이러스 심근염
영유아
좌우 단락을 가진 심장질환(심실중격결손, 동맥관 개존, 방실중격결손), 혈관종(동정맥 기형), 좌측 관상동맥의 기시 이상, 대사 심근병증, 급성 고혈압, 상실성 빠른맥, 가와사키병, 바이러스 심근염
소아-청소년기
류머티즘열, 급성 고혈압(사구체 신염), 바이러스 심근염, 갑상샘 중독증, 암 치료(방사선, doxorubicin), 심내막염, 심근병증(확장형, 비후형)

3. 주요 증상

1) 선천성 심장질환의 증상

일반적으로 선천성 심장질환은 대개 뚜렷한 증상 없이 심 잡음만 들리는 경우가 많다. 증상이 있다 하더라도 비특이적인 것으로, 영유아에서는 감기를 자주 앓거나, 체중이 잘 늘지 않고, 숨이 가쁘고, 맥박이 빠르거나 땀을 많이 흘리는 것으로 나타난다. 소아인 경우에는 운동 시 호흡 곤란이 주된 증상이다.

청색증이 있을 때에는 전신에 산소 공급이 모자라 대사성 산증의 증상이 나타날 수 있다. 또한 부족한 산소를 공급하기 위하여 몸 안에서 적혈구가 많이 생성되기 때문에 적혈구 과다증이 생긴다. 이로 인해 뇌혈전과 뇌농양이 생길 수 있어서 그에 따른 뇌 손상이 있을 수 있다. 특히 청색증이 있는 환아에서는 갑자기 보채고 숨이 가빠지고 청색증이 더욱 심해지면서 저산소증에 의한 실신 발작이 나타날 수 있는데, 이를 무산소 발작이라 하며 응급치료가 필수적이므로 심장 전문의가 있는 병원으로 이송해야 한다.

2) 협심증(또는 허혈성 심장병)의 증상

앞가슴이 아프거나 뻐근하게 조여드는 듯한 느낌, 불쾌감, 혹은 짓누르는 듯한 압박 등이 전형적인 증상이다. 심장의 통증은 피부와 달리 아픈 가슴을 한 손가락으로 집어서 가리킬 수 없고, 손바닥으로 앞가슴을 덮을 만큼 넓은 부위의 둔한 통증이 특징이다. 통증은 가슴뿐만 아니라 팔이나 목, 턱, 어깨로 뻗치는 통증으로 나타날 수 있으며 어떤 경우는 윗배, 견갑골 사이, 목구멍 등에만 통증이 있어 위, 담낭, 치과 질환 등으로 오인되기도 한다. 협심증에서 어느 정도 심한 활동 시 증상이 생길지 예측이 가능하다. 예를 들면, 규칙적으로 언덕을 걷거나 계단을 오른다면, 협심증의 통증은 동일한 정도의 활동 단계에서 발생한다. 협심증은 야외에서 활동할 때 춥거나 바람이 많이 불면 더 자주 발생한다.

3) 심근경색증의 증상

심장 발작은 갑자기 일어난다. 무겁고, 쥐어짜는 듯한 통증이 아주 심하게 가슴 중앙에서 발생하여 위로는 목 쪽으로 아래로는 팔, 특히 왼쪽 팔로 퍼져 나간다. 창백하고 땀이 나며 호흡 곤란, 구역질, 때로는 구토가 날 수도 있다. 대부분의 환자들은 안절부절 못하면서 호흡 곤란, 불안, 초조 증세를 호소한다.

4) 심장판막증의 증상

심장판막질환의 가장 흔한 증상은 운동 시 호흡 곤란이며, 병이 더 진행하면 가만히 앉아 있어도 숨이 차고, 앉아 있을 때보다 누우면 더욱 숨이 찬 증상이 나타날 수 있다. 또한 맥박이 빨라지고 두근거리거나 의식장애 또는 실신을 동반하기도 한다.

다른 증상으로는 주로 다리 부위에서 시작되는 부종이 있다. 이는 판막의 문제로 인해 혈액이 충분히 순환되지 못하여 연부조직, 즉 피하조직 등에 수분이 축적되어 발생하는 것이다. 기타 증상으로 부정맥, 즉 불규칙한 맥박이 발생하기도 하는데 이때 맥박이 불규칙해지거나 갑자기 빨라지는 등의 증상을 느낄 수도 있다.

5) 확장성 심근(병)증의 증상

특징적인 증상인 심부전의 증상은 대개 서서히 진행하게 되는데, 초기에는 운동 시 호흡 곤란이 주로 나타나다가 심해지면 안정 시에도 호흡 곤란을 보인다. 발목 부위나 무릎 아래 부위 등이 붓게 되고, 심해지면 복수가 생기면서 간이 비대해진다. 병이 진행되면 결국 심장의 수축력 장애로 심인성 쇼크나 심실 부정맥으로 사망하게 된다.

어떤 연령에서도 증상이 생길 수 있지만 대부분 10~20대에 빈번하게 보인다. 호흡 곤란이 90% 이상에서 생기며, 실신, 피로감, 심계항진, 협심증 등의 증상이 나타난다. 심실 빈맥이 주 원인으로 생각되는 급사를 일으킬 수 있으며, 환자에 따라 별 증상이 없이 장기 생존을 하는 경우에서부터 빠른 진행을 보이면서 수년 내에 사망하는 경우까지 다양한 양상을 보인다. 일반적으로 증상이 어린 나이에 나타날수록 예후는 좋지 않다.

6) 부정맥의 증상

부정맥은 종류가 다양하며 이에 따라 증상도 다양하다. 어떤 사람은 심장 기능에 아무 영향이 없고 증상이 없어서 치료할 필요도 없는 경우가 있는 반면, 어떤 사람은 심장마비를 일으킬 정도로 심하여 의식 소실이나 즉시 적절한 응급조치를 하지 않으면 사망에 이르게 될 정도로 위험한 경우도 있다.

대부분의 환자들은 가슴이 두근거리는 증상(심계항진)을 느끼는 경우가 많고, "심장이 멎는다. 맥박이 고르지 않다. 가슴이 울렁거린다."라고 호소하며, 이런 증상 외에도 가슴이 답답함, 가슴의 통증(흉통), 호흡 곤란, 대소변이 마려운 느낌, 발한, 오심, 구토, 어지러움, 전신 무력감, 졸도 등이 동반될 수 있다.

이럴 때 맥을 만져 보면 분당 40회 이하의 서맥이거나, 100회 이상의 빠른맥을 보일 수 있고, 심방세동 같은 경우에는 아주 불규칙하게 만져질 수도 있다. 빈맥이 일어나면 심실에 충분한 피를 채울 수 없으므로 짜낼 피가 모자라 심장의 펌프로서의 기능이 떨어지게 되고 심부전에 빠져 숨이 차게 된다. 같은 종류의 빈맥이라도 연령에 따라 증상이 다르게 나타나는데 영유아는 증상이 매우 비특이적이기 때문에 늦게 진단되는 경우가 많고, 사춘기 전후에는 가슴의 두근거림(심계항진), 흉통, 실신 등의 증상이 발생한다. 그 외에도 부정맥으로 인해 뇌졸중, 급성 심부전, 만성 심부전 등이 생길 수 있다.

7) 심부전증의 증상

심부전증이 있을 때 나타나는 증상은 연령에 따라 차이를 보이는데, 영아에서는 빈호흡, 수유 곤란, 수유할 때 악화되는 호흡 곤란, 체중 증가 불량, 과다한 식은땀, 약한 울음소리 등의 증상이 나타나고, 소아·청소년기에서는 성인과 증상이 비슷하여 피로감, 식욕 부진, 가래가 섞인 기침, 부종 등을 보이며, 운동이나 다른 신체적 활동을 제대로 하지 못하게 된다.

표 3-11 주요 심장질환의 원인 및 증세

종류		원인과 상태	자각 증세
허혈성 심질환	협심증	관상동맥이 좁아져 심장의 혈액량이 감소, 통증 유발, 동맥경화 유발	앞가슴 통증
	심근경색	관상동맥의 강화로 혈액 공급이 제대로 안 되어 심근세포가 굳는 병	계속되는 격심한 가슴 통증
심막 심근병	심낭염	병원성 미생물 감염, 심장의 가장 바깥쪽에 있는 심낭막에 염증 발생	흉통, 호흡 곤란, 발열 등
	심내막염	세포 감염에 의한 류머티즘열	발열, 전신 권태, 식욕 부진, 호흡 곤란 등

심막 심근병	심장 탐포나데 (tamponade)	외상, 심외막과 심낭막 사이의 심낭강의 공간에 혈액이 괴어 심장 기능이 저하	호흡 곤란, 혈압 강하, 빈맥, 쇼크 등
	만성압축성 심낭염	결핵균 감염 시	탈력감, 전신 쇠약, 호흡 곤란, 흉통 등
	특발성 심근증	원인 불명	두근거림, 숨참, 호흡 곤란, 흉통 등
	심근염	바이러스 감염 시	두근거림, 숨참 등
판막 질환	승모판 협착증	류머티즘열, 승모판의 결함으로 혈류가 원활하지 못함	호흡 곤란, 기침, 가래 등
	승모판 폐쇄부전증	선천성 기형, 류머티즘열	숨참, 호흡 곤란, 두근거림(무증상) 등
	대동맥판 협착증	동맥경화, 대동맥에 혈류 공급이 제대로 안 됨	50대 이후 피로감, 숨참, 격렬한 흉통(무증상) 등
	대동맥판 폐쇄부전증	선천성 기형, 류머티즘열, 동맥경화	숨참, 두근거림, 호흡 곤란, 흉통(무증상) 등
부정맥	부정맥	동맥경화, 갑상선 기능 항진, 과로, 흡연, 맥박이 고르지 못해 혈류장애 발생	불규칙한 맥박, 숨참, 두근거림, 잠시 심장이 멎는 것 같은 느낌
	애덤스스토크 증후군	부정맥	기절, 의식장애, 전신 경련 등
	방실 차단증	부정맥	기절, 의식장애, 전신 경련, 탈력감
	동기능 부전 증후군	동맥경화, 심근증, 자율신경 이상 시	의식장애, 두근거림, 숨참 등
	심실성 빈맥증	급성 심근경색, 강심제 중독 시	두근거림, 흉통, 의식장애, 빈맥
	심실세동	급성 심근경색	5초 이내 의식 불명 등

4. 유병률과 발병률

심장질환은 미국의 대표적인 사망 원인이며, 연간 사망자 수만 약 100만 명에 이른다. 1,300만 명의 미국인은 관상동맥질환을 앓고 있고, 1970년대 말 이래로 심부전증을 앓고 있는 사람의 수는 3배가 되었다. 미국

35개 지역에서 발견된 심장혈관질환과 발작 증세들은 31개 지역의 대표적인 사망 원인으로 나타났다(미주심장재단, 1998). 그러나 선천성 심장질환(CHD)은 상대적으로 거의 나타나지 않았다. 현재 우리나라에서는 선천성 심장질환을 가진 아이는 전체 출생아 1,000명당 8명 정도(대략 1% 정도)로 추정하고 있다.

우리나라의 주요 사망 원인 중 3위가 심장질환이고, 연간 사망자 수는 2만여 명에 이르며, 2001년부터 2007년까지의 만성 질환 사망률 추이를 살펴보면 다음 그림과 같이 심장질환 사망자 수가 증가하는 것을 볼 수 있다.

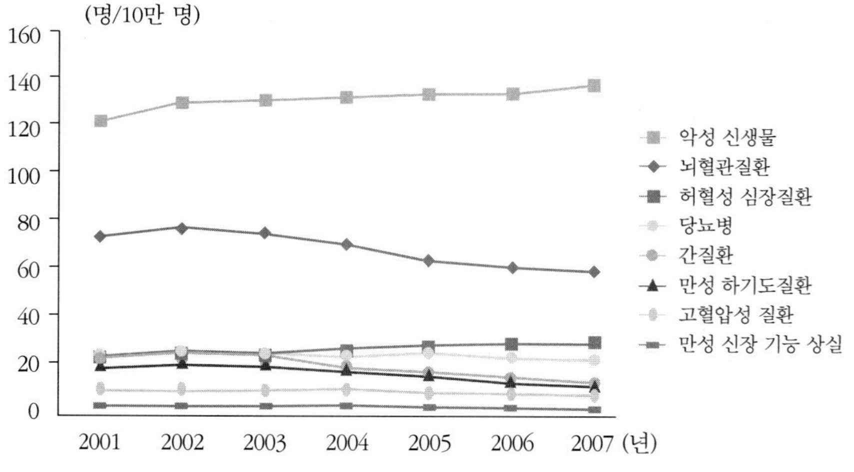

[그림 3-6] 연도별 만성 질환 사망자 추이

성별, 연령별 심장장애 출현율을 살펴보면, 여자보다는 남자에게서, 또 연령이 높아질수록 심장장애가 더 많이 발생하는 것을 확인할 수 있다. 또한 심장장애 발생 시기는 출생 전 또는 출생 시, 돌 이전보다 돌 이후의 발생률이 93.1%로 현저하게 높았다. 심장장애의 발생 원인은 후천적 원인이 91.1%를 차지하고, 후천적 장애 원인 중에서는 심혈관질환이 압도

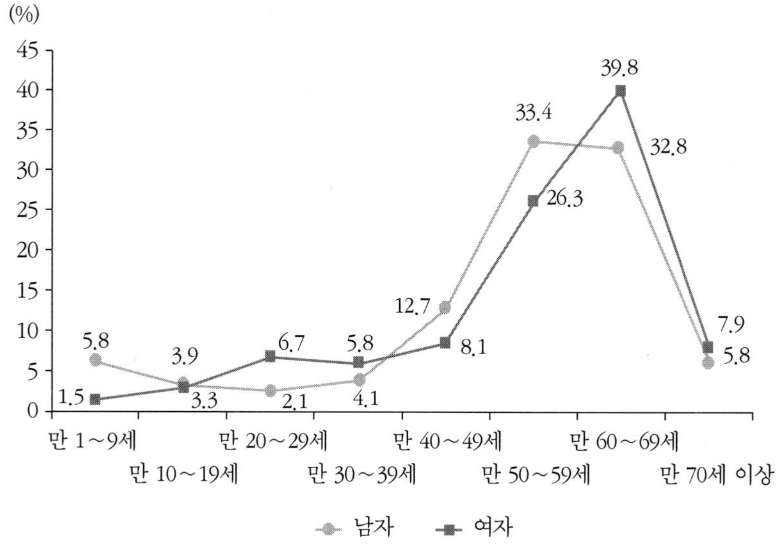

[그림 3-7] 심장장애의 후천적 장애 발생 시기

출처: 보건복지가족부, 한국보건사회연구원(2009).

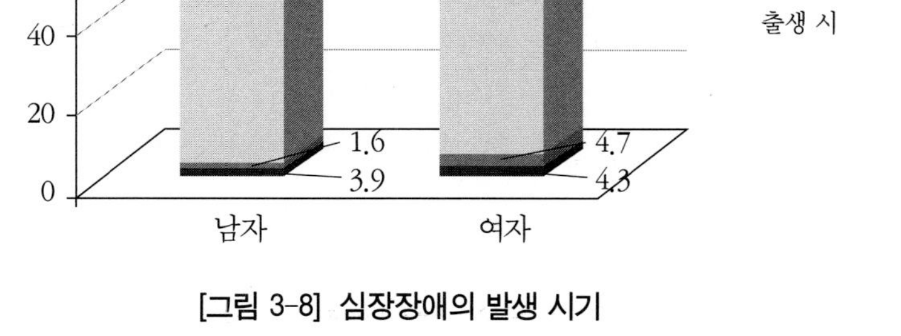

[그림 3-8] 심장장애의 발생 시기

출처: 보건복지가족부, 한국보건사회연구원(2009).

표 3-12 심장장애의 후천적 장애 원인

구분			남자	여자	전체
후천적 원인	질환	심혈관질환	97.8%	97.1%	97.5%
		대사, 면역 및 내분비계 질환	0.5%	2.9%	1.5%
	사고	기타 사고 및 외상	1.2%	0.0%	0.7%
		전상	0.6%	0.0%	0.3%

출처: 보건복지가족부, 한국보건사회연구원(2009).

적인 비중을 차지했다.

개정 장애인복지법 시행령에서는 심장의 기능 부전으로 인한 호흡 곤란 등의 장애로 일상생활에 상당한 제약을 받는 사람을 심장장애인으로 명기하고 있다. 〈표 3-13〉은 심장장애의 등급 기준을 나타낸다.

표 3-13 심장장애 등급 기준

장애 등급	장애 정도
심장장애 1급	심장 기능의 장애가 지속되며, 안정 시에도 심부전 증상 또는 협심증 증상 등이 일어나서 임상 소견과 검사 결과 등에 의한 점수가 30점 이상인 사람(심장질환을 진단받은 지 1년 이상 경과한 사람에 한한다.)
심장장애 2급	심장 기능의 장애가 지속되며, 신체 주위의 일은 어느 정도 할 수 있지만 그 이상의 활동으로는 심부전 증상 또는 협심증 증상 등이 일어나서 점수가 25~29점에 해당하는 사람
심장장애 3급	심장 기능의 장애가 지속되며, 가정 내에서의 가벼운 활동은 상관없지만, 그 이상의 활동에는 심부전 증상 또는 협심증 증상 등이 일어나서 점수가 20~24점에 해당하는 사람
심장장애 5급	심장이식을 받은 사람

심장장애 등급은 질환의 정도와 질환으로 인한 능력 장애의 정도를 다음과 같은 임상 소견과 검사 결과 등에 의해 진단한다. 운동부하 검사 또는 심장질환 증상 중등도, 심초음파 또는 핵의학 검사상 좌심실 구혈율, 검사 소견, 심장 수술 및 중재 시술 병력, 입원 병력, 입원 횟수, 치료 병력을 기준으로 점수를 합산하여 판정한다. 의료적 여건이나 치료로 장애 상태가 변화할 가능성이 있기 때문에 매 2년마다 재 등급 판정을 받는다.

[그림 3-9]에서와 같이 국내 심장장애의 장애등급 분포율을 성별로 비교했을 때 초기 1단계에서는 여성이 남성보다 높은 분포율을 나타내고 장애의 정도가 높을수록 남성이 더 높은 분포율을 보이고 있다.

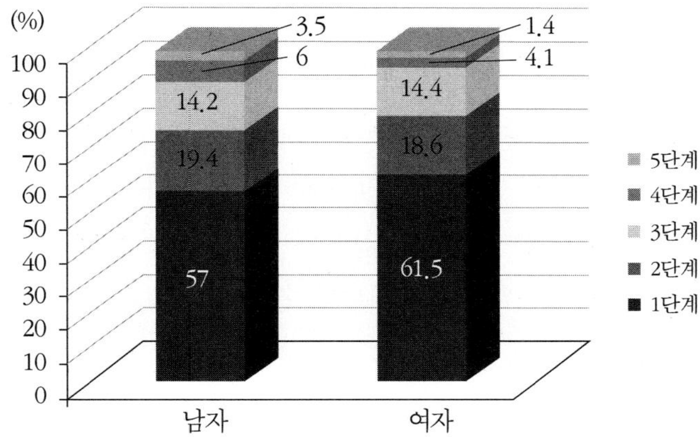

[그림 3-9] 국내 심장장애의 장애 정도별 분포율

5. 위험 인자 예방과 치료

1) 식습관 조절

잘 짜인 식단이 중요하다. 영유아에게는 정상적인 성장을 위해 지방질이 필요하지만, 청소년기에 접어들면 과다한 지방질, 특히 동물성 포화지방은 피해야 한다. 지나친 식염과 당분은 피하는 것이 중요한데, 대부분의 인스턴트식품들은 많은 식염, 당분 및 동물성 지방을 함유하고 있다. 가공되지 않은 곡류로 만든 음식, 야채, 과일, 생선, 기름기 없는 육류와 불포화지방을 섭취해야 한다.

① 과일과 야채: 과일과 야채를 섭취하면 심혈관질환이나 뇌혈관질환의 위험이 줄어든다는 증거가 많아지고 있다. 여러 연구를 종합하면 과일과 야채를 많이 섭취하는 사람들은 허혈성 심장질환의 위험이 평균 15% 정도 감소되며 뇌졸중 위험성도 10% 정도 감소된다고 한다. 이처럼 과일과 야채를 많이 섭취하는 군에서 심혈관질환과 뇌졸중 발생이 낮은 것은 이들 식품에 엽산과 칼륨이 많이 들어 있기 때문이다.

② 섬유질: 섬유질을 많이 섭취하면 심혈관질환과 뇌혈관질환을 예방할 수 있다. 대체로 40~50% 정도 위험이 감소하는 것으로 알려져 있다. 섬유질이 많이 든 식사를 하면 부분적으로 혈중 인슐린 농도를 낮추므로 관상동맥질환을 예방할 수 있으며 당뇨병 예방 효과도 기대할 수 있다.

③ 지방: 포화지방(동물성 지방)과 콜레스테롤을 많이 섭취하면 관상동맥질환이 증가한다. 포화지방산 중에서 트랜스지방산이 가장 나쁜 지방으로 알려져 있다. 트랜스지방산은 주로 마가린이나 대량 생산된 구운 음식에서 섭취하게 된다.

2) 약물치료

① 좁아진 혈관을 확장시켜 혈액 공급이 잘되게 하거나 과도한 운동을 줄여 심장의 부담을 줄여 주는 작용을 하는 약물: 니트로글리세린, 베타차단제, 칼슘길항제, 안지오텐신 전환효소 저해제 등

② 혈액이 동맥에서 혈전을 형성하는 것을 억제하는 약물(항혈전제)

- 항응고제: 헤파린(heparin)과 와파린(wafarin, 쿠마딘)
- 항혈소판제: 아스피린(로날), 디피리다몰(dipyridamole), 티클로피딘(ticlopidine)

3) 운동

성인이나 청소년의 비만은 심장으로 하여금 더 많은 일을 하게 한다. 비만도가 심할수록 고혈압이 초래되기 쉬워서 결국 심장의 작업량을 증가시키고 동맥에 손상을 준다. 너무 야윈 것도 좋지 않으므로 연령과 신장에 맞는 표준 체중을 유지하도록 해야 한다. 예전에는 심장병 환자의 치료에서 안정(bed rest)을 강조하였지만 최근에는 환자의 삶의 질을 높이기 위하여 급성기가 지난 다음에는 가능한 운동을 많이 하는 것이 좋다고 한다.

4) 생활습관 개선

① 흡연: 담배 속에 포함된 니코틴은 과도하게 심장을 자극하여 심장박동 수를 증가시키고 혈압을 높인다. 또한 담배 연기 속의 성분들은 심장 근육에 필요한 산소를 빼앗아 산소 결핍을 일으키며 혈액을 끈끈하게 하고 혈관벽에 손상을 일으켜 혈전이 생기게 한다.

② 카페인, 음주, 스트레스, 고혈압: 심장에 무리한 운동을 일으키게 하여 어려움을 줄 수 있는 카페인 섭취를 줄이고 과도한 음주 역시 간과 근육을 손상시키고 부정맥과 심근증을 유발할 수 있으므로 음주는 줄이는 것이 좋다. 스트레스는 흡연, 음주와 마찬가지로 심장질환의 발병 위험을 증가시킨다. 특히 우울증, 적대감, 공격적인 행동 등에 수반되는 자율신경계는 심박 수의 변화에 영향을 줄 수 있는 중요한 요인이 된다. 심박 수의 변화는 심근경색, 부정맥, 급사, 심부전, 동맥경화 등의 중요한 위험 인자로 알려져 있다. 하루에 30분~1시간 정도 걷는 것이 좋다. 최소한 하루에 100~200cal를 운동으로 소모시키는 것이 좋고, 그 이상 운동을 한다 하더라도 체중 감량에는 도움이 되나 심혈관질환을 더 개선시키는 효과는 없다. 고혈압의 관리

를 위해서는 짠 음식을 피하고 튀긴 음식, 기름기가 많은 육류 대신 콩과 생선 섭취를 늘리는 것이 좋다. 튀긴 음식 등의 섭취를 줄이면 혈중 콜레스테롤 수치가 낮아져 협심증이나 심근경색증의 원인이 되는 관상동맥질환을 예방할 수 있다.

6. 심장병 환아의 교육

심장병을 가진 아동은 교육 환경 속에서 스트레스를 줄이거나 최대한의 보호를 필요로 한다. 그러나 치료 절차의 발달로 심장병을 가진 많은 아동들이 일반 학급에서 공부할 수 있게 되었다. 교사나 학부모, 의사는 아동의 요구에 대처하기 위해서 협력해야 한다.

1) 신체적 측면

대부분의 심장병 아동들은 일반 학교에 다닐 수 있으며, 모든 정상적인 활동을 할 수 있다. 그러나 병으로 인해 정상적인 신체적 발달을 하지 못하며, 잦은 호흡기질환 등으로 취약한 건강 상태에 놓이게 되어 체육 시간에 참여하거나 방과 후 활동, 현장 학습 등의 다양한 학교 생활에서 많은 어려움을 겪게 된다. 그러므로 최대한 학교 생활에 참여할 수 있도록 활동을 수정해 줄 필요가 있다.

청색증 심장 결함이 있는 아동은 유산소 능력이 감소되어 운동하는 것이 몹시 힘들지만, 유연성 위주로 하는 혹은 심장에 대한 부하가 덜한 신체 활동(예: 수정된 요가)은 가능하다. 그러나 추위에 잘 적응하지 못하므로 추운 날씨에는 운동장에서 하는 교육을 피하는 조치가 필요하다. 심장 교정 수술을 받고 결과가 좋은 경우에는 유산소 능력의 제약이 없어지거나 거의 없으므로 신체 활동에 참여할 수 있다.

심한 심장 결함이 있던 아동에서 수술 후에도 여전히 심각한 혈류역학적인 이상이 남은 경우 좀 더 정밀한 운동 처방을 해 줄 수 있는 수정된 운동 프로그램이 필요하며 부정맥 같은 징후를 모니터링 해야 한다. 호흡곤란이 심한 아동은 힘들어할 경우 휴식을 취하도록 해야 하는데, 이런 아동들은 일반적으로 스스로의 신체적 한계를 알고 있다. 대동맥 협착, 폐동맥 협착, 폐동맥 고혈압, 또는 비후형 심근병증 등이 있는 소아는 상급학교에 진학해서도 스포츠나 태권도, 유도 및 경쟁을 요하는 운동(예: 달리기나), 가령 역도 같은 운동은 피하는 것이 바람직하나 적당량의 수영과 같은 운동은 권장된다.

학령기에 볼 수 있는 많은 심장병 중에서 갑자기 사망하기 쉬운 심장병은 〈표 3-14〉와 같다. 이러한 심장장애 아동은 체력장이나 심한 운동을 해서는 안 되며, 꼭 심장병 전문의와 상의하여 학교 생활 및 일상생활의 관리 지침을 세우고 이에 따라야 한다.

표 3-14 사망 위험성이 높은 심장병

갑자기 사망할 위험성이 있는 심장병
위험성이 높은 심장병, 대동맥판 협착, 심근증, 관동맥류, 선천성 관동맥 이상, 관동맥염, 동맥 경화 등에 의한 심근경색, 심근염, 대동맥류, 원발성 폐고혈압증
갑자기 사망하는 것과 관련이 있는 심장병
관동맥 발육부전, 완전 방실 블록, 심한 류머티즘성 심장판막증, 특히 대동맥 판막질환, 심한 선천성 심질환, 심실성 빈맥증

2) 정서적 측면

심장장애 아동에게 모든 활동을 금지시키는 것보다 개인에 따라 허용되는 것이 무엇인지 알고 격려하는 것이 좋다. 심장장애 학생은 잦은 결석 때문에 상급학교 진학이나 상급학년으로의 진급에 곤란을 겪을 수 있고 학습 지체 누적 현상을 가져올 수 있다. 또한 또래와의 관계 유지가 어렵고, 수업 참여 기회를 박탈당하거나 소외감이 유발되기 쉽다. 친구 관계는 수동적이고 동정적인 경향을 보이며 학습 수행에 어려움을 가질 수 있다. 따라서 교사는 학생의 중증 정도에 따라 일반 학교나 병원학교에서의 개별화된 교육계획, 사이버 가정학습 서비스, 순회 교육, 화상강의 시스템 등으로 학습 지원을 하고, 전화 · 이메일 등 통신매체를 이용하거나 건강장애에 대한 인식 개선 교육으로 심리정서적인 지원을 할 수 있다.

7. 일상생활

1) 보조공학과 서비스

심장병 환자는 꼭 필요한 일들에 있어서 신체 활동을 최소화하는 장비로부터 혜택을 받을 수 있다. 걷는 것보다 훨씬 적은 힘으로 움직일 수 있는 휠체어가 분명한 사례다. 또한 조정하고 들어 올리고 무거운 물체를 운반하는 기계들이 예가 된다.

2) 직업

대부분은 어떠한 직업에도 종사 가능하나 심장의 기능이 저하되어 있는 경우 중노동은 피해야 한다. 최대한 학력을 높이도록 격려하고 면허 또는 자격증을 따도록 함으로써 취업 시 심장 문제로 인한 약점을 보완하는 데 도움을 받을 수 있다. 일상적인 생활 활동에 현저히 제한을 받는 심장장애인은 정기적인 진단이나 약물을 복용 등으로 무리한 작업에는 부적합하여 선진국에서는 이들의 직업 재활을 위한 재택 근무, 시간제 근무 등의 직무 재배치가 시도되고 있다.

3) 독립생활

심장 질병은 개인의 독립적인 생존 능력을 제한하지 않지만, 몇 가지 예외적으로 심장마비나 수술로부터 회복되고 있는 사람이 의사의 승인, 감독 없이 운동량을 조절해서는 안 된다. 울혈성 심부전증을 가지고 있는 사람은 집안일을 포함하여 신체 활동에 대해 의사와 상의해야 한다.

4장 당뇨병

당뇨병

임신과 당뇨

소아당뇨병

당뇨병

1. 정 의

당뇨병(diabetes mellitus)은 인슐린의 분비량이 부족하거나 정상적인 기능이 이루어지지 않는 대사질환의 일종으로, 혈중 포도당의 농도가 높아지는 고혈당을 특징으로 하며, 고혈당으로 인하여 여러 증상 및 징후를 일으키고 소변에 포도당을 배출하게 된다. 관련 질병으로 당뇨망막병증, 당뇨병성 말초신경병증, 당뇨병성 신장질환, 임신성 당뇨병 등이 있다.

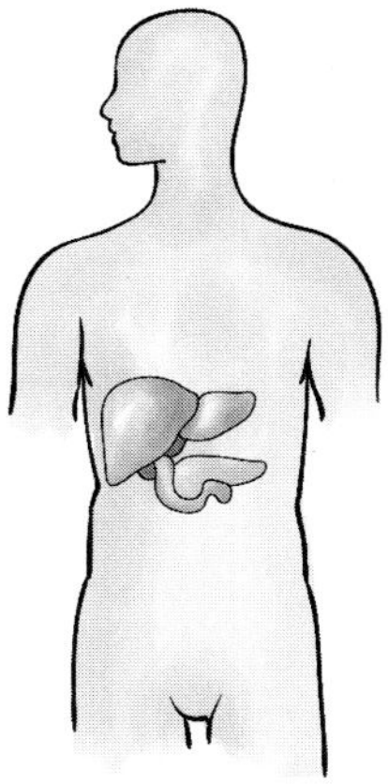

[그림 4-1] 당뇨병의 발병 위치: 췌장

당뇨병의 분류

Ⅰ. 제1형 당뇨병
제1A형: 면역 매개성
제1B형: 특발성
Ⅱ. 제2형 당뇨병
Ⅲ. 기타 형 당뇨병
A. 돌연변이로 인해 베타 세포 기능의 유전적 결함: MODY 1, MODY 2, MODY 3 등
B. 인슐린 작용의 유전적 결함
C. 췌장 외분비 기관질환: 췌장염, 췌장절제, 종양 등

D. 내분비병증: 말단비대증, 쿠싱증후군, 글루카곤종, 갈색세포종, 갑상선 기능항진증, 알도스테론 분비종 등
E. 약제: vocor, pentamidine, nicotinic acid, glucocorticoids, thyroid hormone, diazoxide, -adrenergic agonists, thiazides, dilantin, -interferon, clozapine, -biockers 등
F. 감염: congenital rubella, cytomegalovirus, coxsackie 등
G. 드문 형태의 면역 매개성 당뇨병: 'stiff-man' syndrome, anti-insulin receptor antibodies
H. 당뇨병과 동반될 수 있는 유전질환: 다운 증후군, 클라인펠터 증후군, 터너 증후군 등

Ⅳ. 임신성 당뇨병

2. 원 인

당뇨병은 제1형과 제2형으로 구분되는데, 제1형 당뇨병은 '소아당뇨'라고도 불리며, 인슐린을 전혀 생산하지 못하는 것이 원인이 되어 발생하는 질환이다. 인슐린이 상대적으로 부족한 제2형 당뇨병은 인슐린 저항성(insulin resistance; 혈당을 낮추는 인슐린 기능이 떨어져 세포가 포도당을 효과적으로 연소하지 못하는 것)을 특징으로 한다.

제2형 당뇨병은 식생활의 서구화에 따른 고열량, 고지방, 고단백의 식단, 운동 부족, 스트레스 등 환경적인 요인이 크게 작용하는 것으로 보이지만, 이 외에 특정 유전자의 결함에 의해서도 당뇨병이 생길 수 있으며, 췌장 수술, 감염, 약제에 의해서도 생길 수 있다.

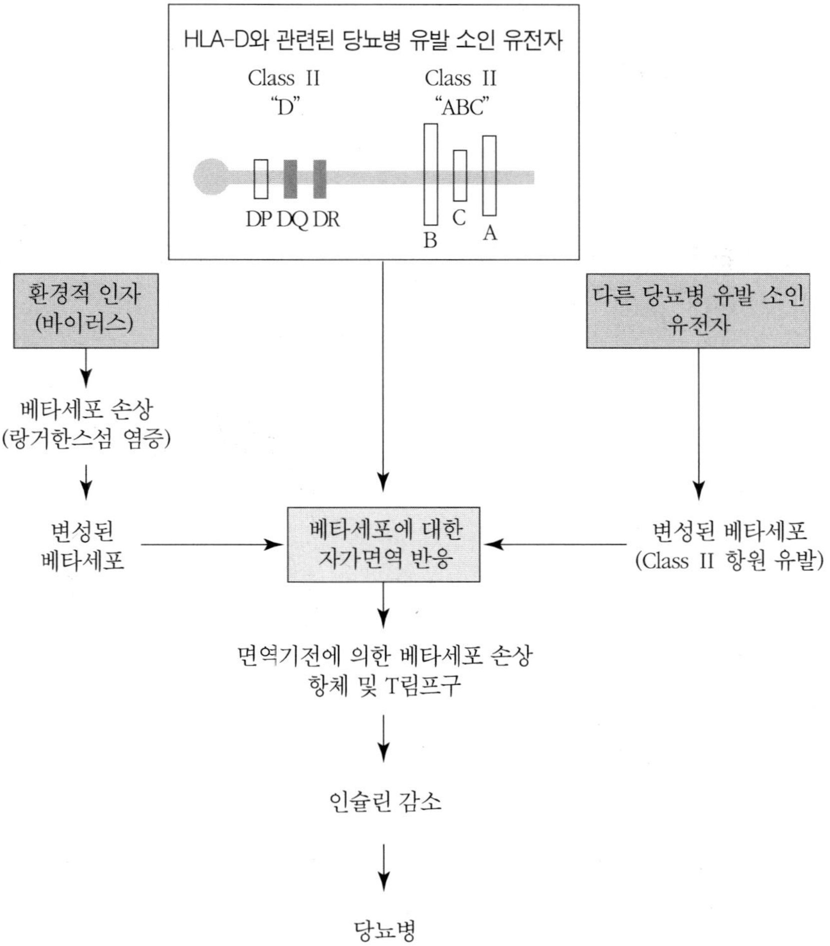

[그림 4-2] 제1형 당뇨병의 발병기전

HILA-D(HLA-DR/DQ) 유전자와 관련된 당뇨병 유발 소인 유전자는 베타세포에 대한 자가면역 반응을 유발 및 촉진시킨다. 환경적 요인(바이러스)이나 다른 당뇨병 유발 소인 유전자들은 베타세포를 변질시켜 항원으로 작용하도록 유도한다. 따라서 항체와 T세포를 통한 베타세포에 대한 자가면역 반응이 세포에 손상을 주고, 손상된 베타세포가 재생되지 않으면 인슐린 분비가 감소되어 당뇨병이 생긴다.

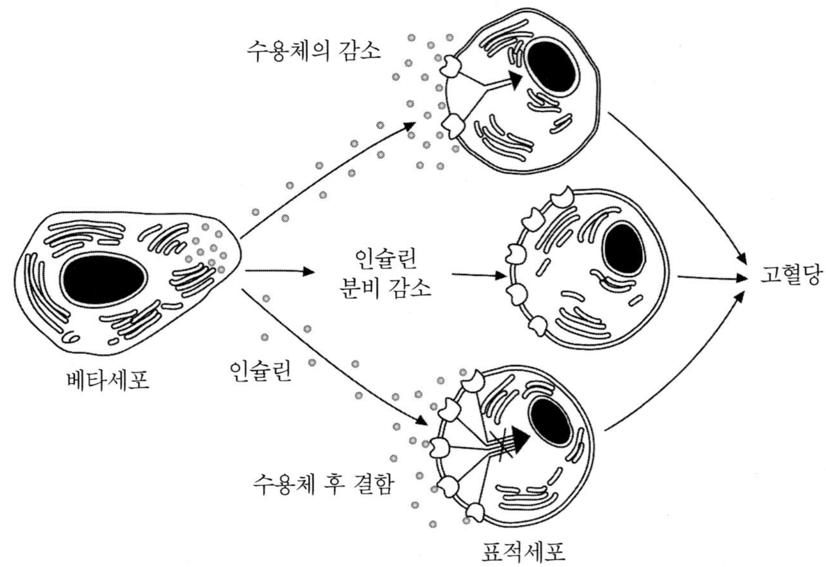

[그림 4-3] 제2형 당뇨병의 발병기전

인슐린 분비장애와 인슐린 저항성이 특징적인 발병기전인데 인슐린 저항성은 인슐린 수용체의 변성 혹은 감소와 세포질 내 결합에 의해 생긴다.

3. 증 상

인체의 콩팥에서는 소변으로 걸러지는 포도당을 어느 정도의 혈당치까지는 거의 완벽하게 재흡수를 할 수 있게 되어 있다. 하지만 어느 수준 이상으로 혈당이 올라가게 되면 소변으로 걸러진 포도당의 일부는 재흡수할 수 없게 된다. 이렇게 빠져 나온 포도당은 수분을 같이 끌고 나가기 때문에 소변을 많이 보게 되고, 수분의 손실이 있으므로 심한 갈증을 느끼게 되며, 양분을 몸 바깥으로 많이 잃어버리기 때문에 피로감을 느끼고 체중이 감소하게 된다.

이로 인해 당뇨병의 고전적인 증상인 다음(물을 많이 마심), 다뇨(소변을 많이 봄), 다갈(심한 갈증), 극심한 피로, 체중 감소가 나타나게 된다. 이외에도 조직 반응의 변화로 상처 회복이 지연되고 감염이 쉽게 발생하며 당뇨병으로 인해 눈, 콩팥, 신경, 심혈관계 및 발에 합병증이 나타날 수 있다.

4. 진 단

혈액 검사로 진단한다. 증상이 없는 경우 8시간 이상 금식 후에 측정한 혈당이 126mg/dL 이상이거나, 경구 당부하 검사 2시간 후 혈당이 200mg/dL 이상인 경우를 당뇨병이라 한다. 물을 많이 마시거나 소변이 많아지고 체중이 감소하는 경우 식사와 무관하게 측정한 혈당이 200mg/dL 이상일 때도 당뇨병으로 진단한다.

공복 혈당 검사는 적어도 8시간 동안 금식한 후 행해져야 한다. 경구 당부하 검사는 75g의 포도당 용액을 마신 후 2시간 후에 채혈하여 포도당을 측정하며, 금식 상태에서 포도당 용액을 복용하게 된다.

5. 당뇨병 위험 요인

다음의 조건에 해당되면 당뇨병의 위험성이 커진다.

45세 이상(특히 65세 이상인 경우), 비만인 경우(표준 체중의 120% 이상 또는 체질량 지수가 27 이상인 사람), 직계 가족 중에 당뇨병 환자가 있는 경우(특히 제2형 당뇨병), 4킬로그램 이상의 아기를 낳은 적이 있는 여성, 고혈압 환자, 고콜레스테롤혈증 환자, 이전에 내당능장애로 판정된 환자의 경우에 해당한다.

6. 경과 및 합병증

갑자기 몸 안에서 인슐린이 부족하게 되면 급성 합병증이 생길 수 있다. 급성 합병증은 당뇨병성 케톤산증(diabetic ketoacidosis)과 고혈당성 고삼투압 증후군(hyperglycemic hyperosmolar syndrome)으로 즉각적인 치료가 필요하며, 적절히 치료하지 않을 경우 치명적이다. 심한 경우 의식을 잃을 수 있고 사망에 이를 수도 있다.

만성 합병증으로는 미세혈관질환 합병증으로 망막병증, 신장병증, 신경병증 등이 있고, 대혈관질환 합병증으로는 관상동맥질환, 말초동맥질환, 뇌혈관질환 등이 있다.

7. 예방, 치료 및 관리

1) 예방

엄격한 식이요법과 규칙적 운동, 생활습관 교정을 통해서 체중을 5~7% 줄이게 되면 일부는 제2형 당뇨병의 발병을 늦추거나 예방할 수 있다. 100% 예방하는 것은 아니지만 가장 믿을 만하고 부작용이 없는 방법이므로 적극 권장된다.

자신이 느끼는 증상만으로 혈당을 조절하는 것은 위험하며, 반드시 자가 혈당 측정기를 통해서 상태를 정확히 파악해야 한다. 체중이 많이 나간다면 체중을 줄이는 것이 필요하고, 적절한 운동 역시 반드시 필요하다.

2) 치료

제1형 당뇨병의 경우에는 인슐린 치료가 필요하다. 제2형 당뇨병의 경우에는 생활습관 교정을 기본으로 하며 추가로 약물 투여가 필요할 수 있다. 먹는 약의 경우 하루 1~3회 복용하며 약의 작용 시간에 따라 먹는 시간이라든지 부작용 등이 조금씩 다르다.

먹는 혈당강하제는 크게 인슐린 분비 촉진제와 인슐린 감수성 개선제로 나뉜다. 인슐린 분비 촉진제는 설폰요소제(sulfonylurea)와 메글리티나이드(meglitinide)계가 있다. 설폰요소제는 흔히 처방되는 약으로, 저혈당 상태를 유발할 수 있다는 것을 제외하고는 큰 부작용이 없는 편이며, 아마릴(성분: 글리메프라이드[glimepiride]), 디아미크롱(성분명: 글리클라자이드[gliclazide]), 다오닐(성분명: 글리벤클라마이드[glibenclamide]) 등이 이에 속한다. 메글리티나이드계는 약효가 매우 빠른 제제로 식전에 복용하며, 노보넘(성분명: 레파글리나이드[repaglinide]), 파스틱(성분명: 나테글리나이드[nateglinide]), 글루패스트(성분명: 미티글리나이드[mitiglinide]) 등이 있다.

인슐린 감수성 개선제는 단독으로 복용 시 저혈당이 거의 없는 것이 특징이며, 바이구아나이드(biguanide) 계열 약물인 메트포르민(metformin)과, 치아졸리딘다이온(thiazolidinedione) 계열의 아반디아(성분명: 로지글리타존[rosiglitazone]), 액토스(성분명: 피오글리타존[pioglitazone]) 등이 있다. 그 외에 소장에서 탄수화물 흡수를 지연시키는 글루코바이(성분명: 아카보즈[acarbose]), 베이슨(성분명: 보글리보스[voglibose]) 등이 있다.

최근 신약으로는 혈당을 낮추는 역할을 하는 호르몬인 GLP-1(glucagon-like peptide-1, 글루카곤 유사 펩티드-1)의 작용을 이용하여 개발된 GLP-1 작용제(agonist)가 있으며, 익스에나티드(exenatide)와 리라글루티드(liraglutide)가 여기에 해당된다. 또한 GLP-1을 신속하게 불활성화시키는 효소인 DPP-4(dipeptidyl peptidase-4, 디펩티딜 펩티데이즈-4)의 작용을 억제하는 DPP-4 억제제(inhibitor)도 최근 개발된 신약이며, 자누비아(성분

명: 시타글립틴[sitagliptin]), 가브스(성분명: 빌다글립틴[vildagliptin]), 삭사글립틴(saxagliptin) 등이 있다.

인슐린은 현재 주사약으로 나와 있으며 피하주사로 투여하는 것을 원칙으로 하고 있고, 작용 시간에 따라 투여 방법이 다르다. 먹는 약에 비해서 혈당 강하 효과가 더 빠르게 나타나고, 먹는 약을 쓸 수 없는 환경에서도 안전하게 쓸 수 있으며 용량의 제한도 없지만, 주사침에 대한 거부감, 투여 방법의 어려움 등이 단점으로 꼽힌다. 인슐린의 종류에는 초속효성, 속효성, 중간형, 지속형 등이 있는데, 자세한 설명은 다음과 같다.

초속효성(rapid-acting) 인슐린은 투여 후 15분 이내에 대부분 효과를 나타내기 시작하여 약효는 보통 3~4시간 지속된다. 따라서 식사 직후나 직전에 투여하며, 식후 혈당을 조절하는 데 용이하다. 인슐린 리스프로(lispro), 인슐린 아스파르트(aspart), 인슐린 글루리신(glulisine) 등이 이에 속한다. 속효성 인슐린은 초속효성 인슐린이 나오기 전까지 식후 혈당을 조절하기 위해 사용하던 인슐린으로 레귤러 인슐린(regular insulin)이 이에 속한다. 보통 투여 후 30분에서 1시간 후에 효과를 나타내며, 약효는 보통 2~4시간 지속된다. 중간형 인슐린(NPH insulin)은 투여 후 1~3시간 후에 효과를 나타내며, 약효는 보통 12~16시간 지속되고 투여 6~8시간에 최고 효과를 나타낸다. 인슐린이 특징적으로 뿌옇다. 지속형(long-acting) 인슐린에는 인슐린 글라진(glargine)과 인슐린 디터머(detemir) 등이 있으며, 중간형 인슐린보다 작용 시간이 길다.

표 4-1 제2형 당뇨병 약물의 효과

약물	평균 식전 혈당 강하(%)	평균 식후 혈당 강하(%)	평균 HbAlc 강하(%)
설폰요소제	25~40	20	20
아카보스	10~20	40~45	0.5~1.5
메트포르민	20~10	25	1.5~2.0
로시글리타존	20	25	1.0~1.5

3) 식이요법

개개인에 따라 다르지만, 체중을 줄이기 위해 칼로리 제한이 필요하고, 지방을 적게 먹는 것이 좋다. 저지방 우유 등이 대안이 될 수 있다.

표 4-2 여러 가지 식품의 당 지수

식품	당 지수	식품	당 지수
구운 갈색 감자	135	콘플레이크	119
흰 빵(정백분)	100	밀빵(소맥분)	99
현미	96	건포도	93
흰쌀	83	바나나	79
밀기울	73	단 감자	70
스파게티(정백분)	66	스파게티(소맥분)	61
구운 콩(통조림)	60	아이스크림, 밀, 사과, 요구르트	49~53
붉은 콩	43	콩(통조림)	20

특정 음식의 당 지수(glycemic index)는 특정 시간(대개 2시간) 동안 혈당 증가 곡선의 곡선 아래 면적(area under the curve)을 같은 양의 표준 탄수화물 음식(대개 흰 빵)과 비교한 것이다. 당 지수가 높으면 혈당은 빨리 그리고 높게 올라간다고 할 수 있다.

제1형 당뇨병은 대부분 소아 및 청소년기에 나타나므로, 혈당 조절뿐만 아니라 정상적인 성장 발달을 할 수 있도록 충분한 열량 및 영양소를 섭취하도록 한다. 제2형 당뇨병이 많이 나타나는 성인의 경우에는 지속적인 혈당 조절과 합병증 예방을 위해 적절한 열량 및 영양소를 섭취하도록 한다.

사용하는 인슐린의 종류 및 용량을 정확히 알고 이에 따라 식사와 간식을 규칙적으로 섭취하도록 한다.

① 식사와 간식을 규칙적으로 섭취한다.

② 모든 식품을 골고루 섭취한다.
③ 인슐린 주사의 작용 시간, 운동 등에 따라 식사와 간식을 필요한 시기에 적절히 일정하게 나누어 섭취한다.
④ 세 끼 식사와 2~3번의 간식으로 나누어 섭취한다.
⑤ 식사와 간식의 간격은 3~4시간을 넘지 않도록 한다.
⑥ 인슐린이 최고로 작용하는 시간에 음식이 이용될 수 있도록 식사나 간식을 섭취한다.
⑦ 추가 간식을 먹을 경우 간식의 열량과 성분을 미리 알아본 다음 식사나 인슐린 용량을 조정하거나 운동량을 늘리도록 한다.
⑧ 규칙적으로 운동을 한다.
⑨ 별도의 운동을 할 경우에는 저혈당을 예방하기 위해 보충 간식을 섭취한다.

식생활 실천 사항

1. 당질이 함유된 식품(밥, 떡, 감자, 크래커, 과일, 우유 등)은 항상 일정하게 섭취한다.
2. 설탕이 많이 들어간 음식은 피하고 조리 시에 양념으로 조금만 사용한다. 당질이 농축된 식품들은 혈당을 빨리 올리고 혈당 조절을 어렵게 하므로 가능한 한 피한다(예: 설탕, 꿀, 매실 엑기스, 물엿, 잼, 초콜릿, 청량음료, 아이스크림, 과즙 음료 등).
3. 섬유소가 많은 음식을 먹는다. 섬유소는 당의 흡수를 지연시켜 혈당 조절에 도움을 주며 공복감을 덜어 주기 때문에 많이 섭취한다.
4. 콜레스테롤과 포화지방산이 많은 음식은 가급적 적게 먹는다. 육류의 기름기, 껍질 및 내장, 버터 등은 콜레스테롤과 포화지방산이 많이 들어 있으므로 되도록 적게 먹고 대신 생선이나 콩 및 두부, 식물성 기름 등을 이용한다.
5. 가능한 한 싱겁게 먹는다.

6. 편식하지 않고 여러 가지 식품을 골고루 먹는다.
7. 외식 시에는 곡류, 어육류, 채소류 등이 다양하게 배합된 음식을 선택한다.
8. 식사는 가족과 함께 즐거운 기분으로 하며, 식사를 거르거나 과식하지 않는다.
9. 음식을 천천히 꼭꼭 씹어 먹도록 하며, 식사나 간식은 정해진 시간, 정해진 장소에서 먹는다.
10. 저울을 사용하여 음식량에 대하여 눈대중량를 익히도록 한다.
11. 저혈당에 대비하여 간식을 항상 준비해 둔다.

단풍당뇨증과 영양

단풍당뇨증(maple syrup urine disease: MSUD)은 아미노산 대사 이상 질환이다. 아미노산중 로이신, 이소로이신, 발린 등의 분지형 아미노산의 효소 결핍으로 초래된다. 단풍당뇨증을 치료를 받지 않으면 저혈당, 대사성 산혈증, 신경계 손상, 혼수, 사망에까지 이를 수 있다.

성장 상태와 영양 섭취의 적절성을 평가하고, 분지형 아미노산의 혈중 수준(특히 로이신)을 주의 깊게 관찰한다. 혈청 로이신 수준을 2~5mg/dL로 유지할 수 있도록 분지형 아미노산 섭취량을 계속 조절해야 한다. 혈청 로이신이 10mg/dL 이상으로 상승하면 α-케톤산혈증과 신경 증상이 발생한다.

보통 치료를 시작할 때는 가장 적은 양부터 시작하고, 혈장의 분지형 아미노산 및 소변의 케토-분지형 아미노산 농도를 자주 관찰하여 필요량을 조절한다. 특히 이들 아미노산은 필수 아미노산이므로 결핍증이 일어나지 않도록 주의한다.

아동의 경우 연령, 체격, 활동 정도에 알맞은 열량과 성장을 위해 필요한 단백질을 공급할 수 있도록 식사 계획을 한다. 아미노산을 지나치게 제한하거나 분지형 아미노산 간의 불균형이 생길 경우 빈혈, 피부박리, 설사, 성장부전이 초래될 수 있다.

현재 사용되고 있는 단풍당뇨증용 조제품에는 적정량의 당질, 지방, 무기질과 비타민이 함유되어 있으며 결정 L-아미노산(분지형 아미노산 제외)이 포함되어 있다. 유아에게 필요한 양의 분지형 아미노산을 공급하기 위하여 MSUD 조제품에 우유나 일반 조제우유를 소량씩 첨가시켜야 하는데 이때 주의 깊게 정확히 계량해야 한다. 일반 식사가 가능하다면 저단백 식품을 소량 사용하여 분지형 아미노산을 공급할 수도 있다.

혈당지수와 영양

혈당지수란 포도당 또는 흰 빵 기준(100)으로 어떤 식품이 혈당을 얼마나 빨리, 많이 올리느냐를 나타내는 수치다. 예를 들어, 혈당지수가 85인 찐 감자는 혈당지수가 40인 사과보다 혈당을 더 빨리 더 많이 올린다. 혈당부하란 혈당지수에 평소 해당 식품을 얼마나 많이 먹느냐를 반영한 값이다. 혈당지수(68이면 0.68로 환산)에 해당 식품을 1회에 얼마나 먹는지 그 양(g)을 곱해 산출한다.

혈당부하(GL) = 식품의 1회 분량에 함유된 당질 함량(g)×혈당지수(GI)/ 100

일반적으로 혈당지수 55 이하는 저혈당지수 식품, 70 이상은 고혈당지수 식품으로 분류한다. 혈당지수, 혹은 혈당부하를 당뇨나 비만 조절에 이용하려는 시도가 많으나 혈당지수가 갖는 여러 가지 제한점으로 인해 실생활에 바로 적용하기에는 어려움이 있다. 곧 동일한 음식에 대해 개인별 차이가 크며, 동일한 식품이라도 조리 방법, 형태, 숙성도, 전분의 노화 정도 등에 따라 혈당지수가 다르다.

임신과 당뇨

임신을 기준으로 해서 언제 발병했느냐에 따라서 임신전 당뇨(현성 당뇨)와 임신성 당뇨로 분류한다. 임신성 당뇨병은 임신 시 처음으로 진단되었거나 임신 전에 당뇨가 있었으나 증상이 심하지 않아 임신 전에 진단되지 못한 당뇨도 포함된다. 당뇨가 합병된 임신의 빈도는 약 2.6% 정도인데 최근에 사회경제적 수준의 증가와 당뇨 진단 기준의 변화로 인해서 그 빈도가 약간 증가하는 추세에 있으며, 이 중 90%는 임신성 당뇨다.

임신 전에 발병된 당뇨는 적절히 치료를 하지 않은 경우 임부에게 여러 가지 합병증—거대아 및 이로 인한 산도 손상과 제왕절개 분만의 가능성, 임신중독증, 감염, 산후 출혈 등—을 유발할 수 있으며, 또한 태아와 신생아에게도 여러 가지 합병증—선천성 기형, 거대아로 인한 분만 손상, 폐성숙 부전 및 대사장애에 의한 신생아 이환 및 사망, 원인 불명의 사산—을 야기할 수 있다. 임신성 당뇨에서는 현성 당뇨와 같은 합병증의 빈도는 낮으나, 인슐린 치료가 필요한 임신성 당뇨에서는 합병증의 발생 가능성이 높다.

임신성 당뇨의 선별 검사는 임신 24~28주경에 시행하고 비정상 소견이 보이면 확진 검사를 시행한다. 임신 초기에 당뇨에 대한 선별 검사는 일반적으로 필요치 않으나, 임상적으로 당뇨가 의심되는 경우(임신성 당뇨의 과거력, 심한 비만, 당뇨의 가족력)에는 임신 초기에도 당뇨에 대한 검사를 해야 한다.

임신성 당뇨 중에도 단지 식이요법과 적절한 운동요법으로 치료가 가능한 군도 있으나, 현성 당뇨와 같이 임신 중에 인슐린 치료가 필요한 경우도 있다. 이때에는 산전 진찰에 세심한 주의를 요하며, 가능한 임신 34주 이후에는 입원하여 분만 시까지 엄격한 혈당 조절과 태아 상태 검사를 시행하는 것이 바람직하다. 분만 시기는 인슐린이 필요치 않는 임신성 당뇨는 정상 임신과 같이 자연분만 진통을 기다릴 수 있으나, 현성 당뇨나 인슐린이 필요한 임신성 당뇨는 만삭이 되면 자연 진통이 없어도 임신 38주경에 분만에 대한 고려를 해야 한다.

분만 후 피임은 모유 수유만 하는 경우는 분만 후 3개월, 그 외는 분만 후 3주경부터 시작하는 것이 원하지 않는 임신을 예방할 수 있다. 임신성 당뇨 환자의 경우 일반적으로 당뇨가 없는 여성과 같이 피임 방법을 선택할 수 있으나, 현성 당뇨가 있는 여성은 피임 방법의 선택에 주의를 해야 한다. 당뇨가 심혈관계에 나쁜 영향을 끼치며, 경구 피임제 또한 심혈관계에 나쁜 영향을 끼칠 수 있기 때문에 반드시 주치의와 상의하여 에스트로겐 함량이 적은 경구용 피임제를 사용해야 한다.

임신성 당뇨는 50%에서 현성 당뇨로 발병할 수 있기 때문에 출산 후 6~8주경 혹은 모유 수유를 중단한 후 정밀 당뇨 검사를 받는 것이 바람직하며, 이 검사에서 정상이더라도 1년에 한 번 정도는 당뇨 검사를 받는 것이 당뇨의 조기 진단에 도움이 된다. 또한 임신성 당뇨 환자에서 태어난 자녀들도 비만이나 당뇨에 걸릴 가능성이 있으므로 세심한 주의가 필요하다.

결론적으로 임신성 당뇨는 산모, 태아의 합병증 발생률이 높은 경향을 보이므로 임신 전부터 철저한 당뇨의 조절과 교육이 필요하다. 최근 임신성 당뇨의 발생률이 증가하는 경향이 있고 식이요법, 운동요법 및 필요시 인슐린 치료를 시행하여 산모, 태아의 합병증을 감소시킬 수 있으므로 임신성 당뇨의 진단에 세심한 주의를 기울여야 한다. 또한 임신 초기라도 임상적으로 당뇨가 의심되는 고위험군에서는 임신성 당뇨의 선별 검사 시기 이전이라도 당뇨에 대한 검사를 시행하는 것이 임신성 당뇨에 의한 합병증을 줄일 수 있는 방법이다.

소아당뇨병

1. 정 의

당뇨병은 주로 성인들에게 많은 병이기는 하지만 소아들에게도 꽤 많이 발생하는 병이다. 그런데 소아당뇨병은 성인의 당뇨병과는 다른 점이 많다. 병의 원인도 다르고 병이 처음 시작하는 양식, 증상, 병의 경과도 다르다.

소아당뇨병은 주로 11세에서 13세 사이의 빨리 자라는 아이들에게 잘 생긴다. 미국에서는 소아 650명에 1명으로 당뇨병에 걸린 아이들이 있다고 하며 우리나라에는 10만 명에 2~3명 있을 것으로 보고 있지만 정확한 통계는 없고 미국보다도 훨씬 드문 것으로 국내의 당뇨병 전문가들은 생각하고 있다.

그러나 한 번 당뇨병에 걸리면 대개 일생 당뇨병을 가지고 살게 되며, 근래에는 치료가 잘되어 환자가 오래 살게 되므로 환자의 수는 계속 늘어나고 있다고 할 수 있다.

2. 유 형

소아당뇨병은 일반적으로 인슐린 의존형과 인슐린 비의존형으로 구분된다. 인슐린 의존형은 체내에서 혈당을 조절하는 인슐린이 분비되지 않아 인슐린 주사에 의존해야 하는 경우이고, 인슐린 비의존형은 비만 등으로 인슐린 작용이 감소하는 것으로 체중을 줄이거나 식이요법 등으로 조절이 가능하다.

19세 미만 소아당뇨병의 90%는 인슐린 의존형으로 바이러스 감염 후 자가항체가 생기거나 아황산가스 질소 등 공해 물질에 의해 췌장이 파괴되어 발생한다. 주로 10~13세 또는 6~8세에 많이 생기며, 한 번 발병하면 췌장이 재생되지 않아 평생 인슐린 주사를 맞아야 한다. 우리나라는 인구 10만 명당 1.2명으로 서구보다 발병률이 낮은 편이나 5년 전에 비해 2배가량 급증하고 있다.

(1) 제1형 당뇨병(인슐린 의존형)

인슐린 주사를 맞지 않으면 살 수 없는 심한 당뇨병이며, 대부분의 소아당뇨병이 여기에 해당된다.

(2) 제2형 당뇨병(인슐린 비의존형)

인슐린을 맞지 않아도 생명을 유지하는 데는 별 지장이 없는 당뇨병으로서, 성인의 당뇨병이 대부분 여기에 해당하는데 소아들에게도 가끔 나타난다.

(3) 신생아 당뇨병

태어난 지 6개월 이전의 아기에게 생기는 당뇨병으로서 인슐린으로 적절히 치료하면 2주 내지 1년 반 후에는 정상으로 회복된다.

표 4-3 소아 및 사춘기 연령에서 당뇨병에 관한 분류

분류	조항
1. 당뇨병	
① 인슐린 의존형 당뇨병(IDDM, type Ⅰ)	전형적 증상과 당뇨 및 케톤뇨가 있으면서 혈당이 200mg/dL 이상인 경우
② 인슐린 비의존형 당뇨병(NIDDM, type Ⅱ)	공복 시 혈당이 140mg/dL 이상이며, 2시간 당부하 검사 혈당이 두 번 이상 200mg/dL 이상인 경우

③ 기타형 당뇨병(other type)	유전적 증후군(낭포성 섬유증을 포함)이나 다른 질환 혹은 약물로 초래된 당뇨병
2. 당내성 장애 (impaired glucose tolerance)	공복 시 혈당이 140mg/dL 이상이며, 경구 당부하 검사 시 2시간에 140mg/dL 이상인 경우
3. 통계적 위험군(statistical risk class)	
① 과거 당내성 이상이 있는 경우	현재는 정상이나 과거에 경구 당부하 검사상 당내성 장애가 있었거나, 혹은 임신성 당뇨병이 있은 경우
② 당내성 장애가 있을 가능성이 있는 경우	유전성 경향(당뇨병의 일란성 쌍생아)이나 도세포 항체가 있을 경우

표 4-4 인슐린 의존형 당뇨병과 비의존형 당뇨병의 구분

구분	인슐린 의존형	인슐린 비의존형
HLA B8/D3 또는 B15/D4	일반인에 비해 2.5배 많다.	비슷하다.
췌장 인슐린 분비량	소량	＞50%
도세포 항체 검출률	85%	＜5%
인슐린 저항성	거의 없다.	많다.
일란성 쌍생아의 일치율	25～50%	100%

3. 원인 및 경과

제1형 당뇨병은 일반적으로 당뇨병이 잘 걸리는 유전적 소질을 가진 아이들에게 바이러스가 감염되어 췌장이 손상됨으로써 생긴다고 알려져 있다. 유전적인 영향은 성인의 당뇨병(제2형 당뇨병)에 비해 훨씬 적은 것으로 알려져 있다. 제2형 당뇨병은 비만과 관계가 있으며 유전되는 경향이 강하다.

제1형 당뇨병에는 네 가지 뚜렷한 병의 시기가 있다.

① 급성 발생 시기: 심한 갈증, 많은 양의 소변, 허기, 극도의 피로감, 체중 감소를 보이고 좀 더 심한 경우에는 케톤산 혈증으로 혼수 상태에 빠지기도 한다. 특별한 원인 없이 혈당치나 당뇨량의 차이가 심하고 병세가 불안정하여 '불안정성 당뇨병'이라고도 하며, 그 상태가 불안정한 만큼 치료도 까다롭다.

② 당뇨병이 경해지거나 없어지는 시기: 약 1/3의 환자에게서 나타나는데, 보통 당뇨병 치료 3개월 후에 시작하여 수주 또는 1~2년 동안 지속되는 경우가 많다. 그러나 후에 거의 틀림없이 나빠지므로 완치라고 생각해서는 안 된다.

③ 당뇨병이 다시 심해지는 시기: 1~2년 정도의 치료 안정기가 지나고 발생 초기와 같이 다시 불안정한 증상을 보이며 더욱더 치료가 어려워지는 시기다.

④ 완전히 설립된 당뇨병 시기: 최종적인 상황이며 췌장이나 혈액 속에 자기가 만든 인슐린은 거의 없다.

4. 증상 및 진단

당뇨병의 전형적인 증상으로 갈증이 심해 물을 많이 마시고 소변을 많이 본다. 밤에 오줌을 못 가리는 것이 첫 증상일 수도 있다. 대개의 소아들은 비만을 동반하지 않고 쉽게 피로해진다. 때로는 갑작스러운 복통과 함께 의식을 잃기도 한다. 혈당이 200mg/dL 이상이면 당뇨병으로 진단된다. 아주 잘 커 가던 아이들이 신경질적이 되거나 갑자기 학교 성적이 떨어지기도 한다. 또 다리가 아프거나 배가 아프다고 할 때도 있다.

이는 케톤산 혈증 때문이다. 신체 내에 인슐린의 절대적인 부족으로 지방 조직 내에 있는 지방산의 분해가 증가되어 혈액으로 나오게 되고, 이러한 지방산은 간에서 역시 인슐린의 부족으로 케톤이라는 물질로의 변환이 증가되어 다시 혈액으로 나오게 된다. 혈액 내에서 증가된 당과 케톤의 농도로 인하여 많은 양의 당과 케톤이 소변으로 흘러나오게 되고 이에 따른 많은 양의 물이 같이 배설되어 현저하게 소변의 양이 증가하고 신체 내 탈수 현상이 심해진다. 따라서 심한 갈증을 호소하고, 탈수 현상으로 혈압이 떨어져서 의식의 혼탁이 오며, 장으로 가는 혈류량의 감소로 심한 복통, 구토 등의 증상이 나타난다. 아울러 케톤이라는 물질은 강한 산성을 가지므로 혈액이 산성으로 변하여 중추신경계 및 순환계의 기능적 장애를 가져와 생명이 위험한 상황을 초래할 수도 있다.

제1형 당뇨병의 경우 이러한 증상의 발생은 아주 급작스러워서 대개 며칠 내지 몇 주일 전부터 나타났다고 기억할 수 있을 정도다. 반면 제2형 당뇨병은 그 증상이 언제부터 나타났는지 모르게 서서히 발생한다. 이때 소변 검사를 해 보면 당이 나오며, 혈당을 측정해 확실하게 진단할 수 있다.

대개 혈당이 심하게 높아져 있으므로 포도당을 먹이고 혈당을 측정하는 경구 당부하 검사는 거의 필요하지 않다. 그러나 만약 불확실한 경우에는 경구 당부하 검사를 해야 한다.

5. 합병증

당뇨병 환자는 당뇨병 자체 또는 인슐린 치료로 인한 여러 가지 합병증을 경험하게 된다.

1) 저혈당

인슐린 주사 때문에 혈당이 지나치게 떨어져서 나타나는 증상이다. 공복감, 구역질, 온몸이 떨리는 느낌, 기운이 빠짐, 땀이 남, 정신이 몽롱해짐 등의 증세가 있으며 아이들의 경우 배가 아프다고 하는 경우가 있고 평소와 다른 이상한 행동을 한다거나 간질 같은 발작을 하는 경우도 있다. 저혈당이 심해지면 혼수 상태가 된다. 저혈당의 치료는 150～200cc의 단것(쥬스, 콜라 등)을 먹인다.

2) 당뇨병성 산혈증

인슐린을 맞지 않았을 때 혈당의 상승이 심한 경우 나타난다. 탈수가 심하고 혈액이 산성으로 되어 숨을 깊게 쉬고 의식이 나빠져 심하면 혼수에 빠진다.

3) 만성 합병증

당뇨병이 오래되면 성인의 당뇨병과 마찬가지로 눈이나 신장의 작은 혈관이 나빠지는데 20세 이전이나 당뇨병이 생긴 지 12～15년이 지날 때까지는 대체로 나타나지 않는다.

6. 치료와 관리

당뇨병은 인슐린 주사, 식이요법, 운동요법 등으로 치료한다. 인슐린은 식사 전후에 혈당이 정상 범위에 머물도록 하루 2～4회 주사한다. 주사 전 혈당 검사를 실시, 인슐린 양을 조절해야 한다. 당뇨병 환자들에게는 칼로리가 많은 음식보다는 채소류나 단백질이 많은 영양가 있는 음식이 좋고, 운동은 칼로리 소모를 높여 입맛을 돋우고 자신감을 갖게 한다. 현재 치료에 이용되는 췌장 이식은 많은 효과를 보고 있으나 수술 후 면역 억제제를 계속 투여해야 하는 어려움이 있다.

당뇨병에 걸린 소아들은 식이요법과 더불어 인슐린 주사를 맞아야 한다. 인슐린 비의존형 당뇨병이 대부분인 성인들은 식이요법으로 잘 지낼 수 있는 경우가 많지만 인슐린 의존형 당뇨병이 있는 아이들은 식이요법과 아울러 인슐린을 주사하지 않으면 안 된다.

1) 식이요법

당뇨병을 가진 소아도 건강한 아이들과 같이 자라고 뛰노는데 드는 충분한 영양을 섭취해야 한다. 식이요법이 먹는 것을 덜 주는 것이 절대 아니며, 과식을 피하는 정도로 하고 혈당이 잘 조절되도록 여러 번에 나누어 주는 것이 좋다.

2) 인슐린

제1형 당뇨병 환자는 일생 동안 인슐린을 맞아야 한다. 인슐린의 양 및 주사 방법은 의사의 지도를 받아야 하지만 항상 의사가 옆에 있을 수는 없으므로 부모가 인슐린 사용법을 잘 숙지하고 소아가 성장함에 따라 환자 자신이 배워서 할 수 있게 해야 한다.

3) 운동

소아는 본래 활동적이므로 운동을 시키는 것은 어려운 문제가 아니다. 어떤 운동이든 자유롭게 하도록 허용하는데, 운동을 하면 저혈당이 생기는 수가 있으므로 간식을 주어 방지하도록 한다.

당뇨병 환자에게 이상적인 목표란 혈당을 정상적으로 유지하고 소변에 당이 안 나오도록 하는 것이다. 당뇨병 환자는 24시간 소변의 당 검사, 혈당 검사를 적당한 간격으로 실시하여 당뇨병 조절이 잘 되고 있는지를 확인한다. 혈당을 거의 정상적으로 유지하고 소변에 당이 안 나오도록 하는 것이 이상적인 목표지만 실제로는 무척 어려운 일이다.

제4기의 완전히 깊어진 당뇨병에서 혈당 조절의 목표는 공복 시와 매 식전의 혈당을 정상에 가깝도록 유지하고 섭취한 당분의 10% 이하만이 소변으로 빠지도록 하는 것이다. 이 목표만 이루어지면 아이들은 충분히 에너지를 이용할 뿐만 아니라 정상적으로 성장하면서 생활해 나간다.

표 4-5 당뇨병 환자의 혈당 조절 목표(미국 당뇨병학회) 단위: mg/dL

구분	저위험	목표	부가적 조치 필요
〈모세혈관 전혈〉			
평균 식전 혈당	<100	80~120	<80 또는 >140
평균 취침 전 혈당	<100	100~140	<100 또는 >160
〈혈장〉			
평균 식전 혈당	<110	90~130	<90 또는 >140
평균 취침 전 혈당	<120	110~150	<110 또는 >180
HbALC(%)	<6	<7	>8

7. 성장과 발달

인슐린 치료를 통해 당뇨병 소아들도 정상적으로 성장·발달할 수 있다. 40년 전까지만 해도 당뇨병을 가진 소아들은 제대로 자라지 못하여 보통 아이들보다 키가 8~30cm나 작은 경우가 많았다. 그러나 이제 인슐린 치료로 당뇨병을 가진 소아들도 정상적으로 키가 자라고 뛰어난 성적을 올릴 수 있게 되었다.

8. 소아당뇨병 캠프와 미래

구미 각국에서는 당뇨병 소아를 모아 당뇨병에 관한 지도와 치료를 수행하는 캠프를 계획 및 진행하고 있다. 이는 당뇨병을 앓는 소아들만 모집하여 여름이나 겨울 캠핑을 통해 당뇨병에 관한 지도와 치료를 시도하는 것으로, 아이들에게 안도감을 주며 동지애적인 분위기를 만들어 주고 당뇨의 조절을 잘할 수 있다는 자신감을 심어 준다. 우리나라에서도 시도되고 있으나 아직은 초창기에 지나지 않다.

최근 자가 혈당 측정기를 통해 혈당 조절을 더욱 잘할 수 있게 되었다. 인슐린을 자동으로 주입할 수 있는 성능 좋은 인슐린 펌프가 개발되고 있으며, 췌장 이식에 관한 연구도 진행되고 있다. 현재도 대부분의 당뇨병 환자가 충분히 성공적인 일생을 보낼 수 있다는 사실을 의심하는 사람은 없지만 최근에 이루어지고 있는 의학적 발전은 당뇨병 소아들에게 보다 큰 희망을 주고 있다고 하겠다.

5장 간질환

간의 구조와 기능

간질환

간의 구조와 기능

1. 간의 구조

간은 복강 내의 오른편 상복부에 자리 잡고 있으며 오른편 갈비뼈에 의해 보호받고 있어 일반적으로 만져지지 않는다. 성인의 간은 무게가 1.4kg에서 1.6kg이 되며 매우 큰 장기 중의 하나로서 표면이 글리슨(Glisson) 피막으로 덮여 있어 매끈하다.

간은 4개의 엽, 즉 좌엽, 우엽, 꼬리엽, 네모엽으로 나뉘며 외과적 측면에서 혈관과 담도의 분포에 기초하여 8개의 분절로 나뉘는 것이 일반적이다. 간동맥을 통해 간장 내의 여러 세포에 영양분과 산소가 공급되고 간정맥을 통해 간에서 생산된 여러 필요 물질들이 운반되어 나온다. 또한 문맥이라는 혈관을 통해 혈액이 공급되는데 우리가 섭취했던 음식물들이 위와 장에서 분해 흡수되어 간에 공급됨으로써 체내에 필요한 물질을 합성하게 된다.

간은 육각형의 소엽(lobule)의 조직으로 구성되는데 그 크기는 1~2mm다. 육각형의 꼭지점에는 문맥(portal tract)이 있으며 중앙에는 세정맥(terminal hepatic venule)이 있다. 문맥에서의 혈액이 간세포 사이를 흘러 중앙의 세정맥으로 들어간다. 이문맥과 세정맥 사이를 시누소이드(sinusoid)라고 하며 이 내면에는 쿠퍼(kupper)세포가 있는데 문맥을 통해 들어오는 바이러스, 독소 물질, 병균, 색소 등을 자기 세포 내로 끌어들여 소화시키는 기능을 가지고 있다.

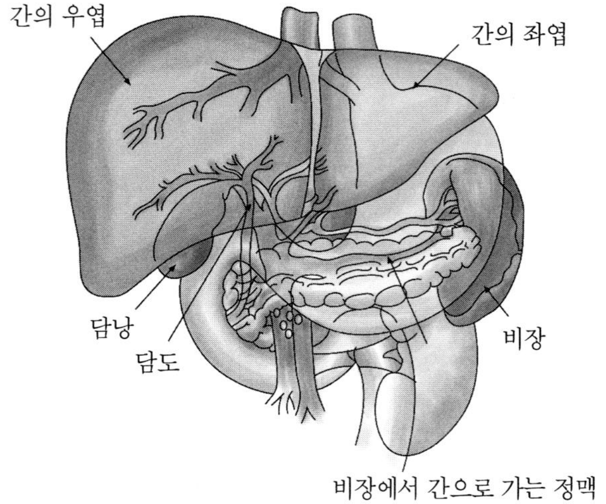

[그림 5-1] 간 주변 장기의 위치

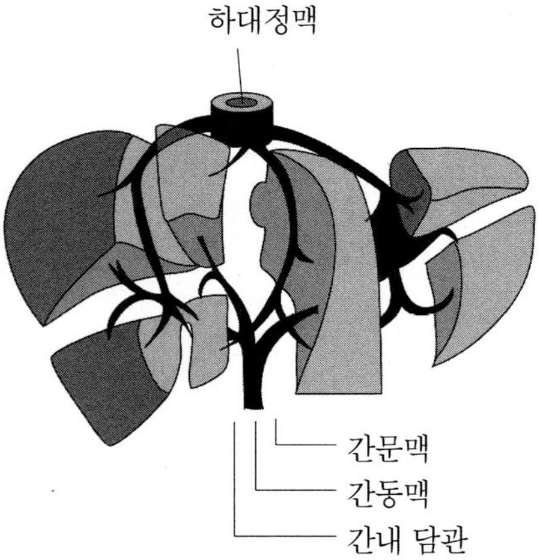

[그림 5-2] 간의 8분절

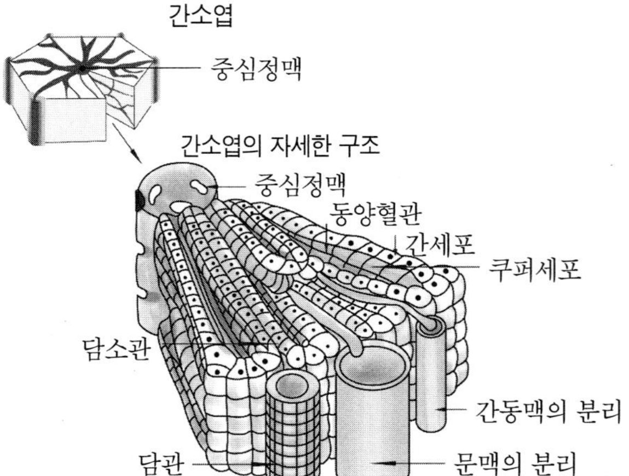

[그림 5-3] 간의 소엽과 구조

2. 간의 기능

건강한 간은 단백질 대사, 호르몬 대사, 해독 작용, 면역 기능 등 여러 가지 중요한 기능을 수행하기 때문에 간 기능이 상실되면 심각한 문제들이 발생하게 된다. 다음은 몇 가지 중요한 간 기능에 대한 설명이다.

① 당질(탄수화물) 대사: 혈당이 모자랄 때 간에 저장되어 있는 글리코겐이나 근육 등으로부터 혈당을 보충시키고, 혈당이 높을 때는 다시 간에 저장하여 탄수화물 대사에 관련하고 체내의 혈당을 일정하게 유지시킨다.

② 지질 대사: 지방의 대사 물질인 지방산을 지방 단백질이나 인지질 등으로 만든다.

③ 단백질 대사: 단백질이 대사되면 암모니아가 생성되는데 간은 독성이 있는 암모니아를 유레아(urea)라는 해롭지 않은 물질로 바꾸어 준다.

④ 호르몬 대사: 인슐린, 갑상선 호르몬, 부신피질 호르몬, 성 호르몬의 균형을 유지한다.

⑤ 해독 작용: 간은 약물이나 독성 물질을 대사시켜 해독하는 일을 한다.

⑥ 면역 기능: 외부에서 들어오는 이물질, 세균 등을 제거한다.

간질환

1. 바이러스성 간염

간에 친화성을 가진 바이러스의 감염으로 발생하는 간염을 '바이러스성 간염'이라고 하며 간세포의 괴사와 염증 반응을 공통적으로 보인다. 현재 A형, B형, C형, D형, E형, G형 등 6종의 간염 바이러스가 밝혀져 있으며 바이러스 간염에 감염되면 다음의 다섯 가지 질환이 발생한다.

① 무증상 감염: 병원체가 없어 증상이나 질환이 없고 단지 혈청학적 증거만 있는 경우다.

② 바이러스 보유자: 보유자가 병원체를 보유하고 있어서 그 바이러스를 전염시킬 수 있으나 임상 증상이 없는 개체를 의미한다. 임상 증상

표 5-1 간염 바이러스의 비교

구분	A형 바이러스	B형 바이러스	C형 바이러스	D형 바이러스	E형 바이러스	G형 바이러스
등정 연도	1973	1965	1989	1977	1980	1995
구조	RNA	DNA	RNA	RNA	RNA	RNA
전파	대변-경구	비경구적, 사람의 근접촉	비경구적, 사람의 근접촉	비경구적, 사람의 근접촉	수인성	비경구적
잠복기	2~6주	4~26주	2~26주	4~7주	2~8주	불명
만성 간염	없음	급성의 5~10%	급성의 50% 이상	동시감염: 5% 중복감염: 80%	없음	없음

과 질환이 없는 건강 보유자와 임상 증상은 없으나 만성 질환이 있는 만성 보유자로 나눌 수 있다.

③ 급성 간염: 바이러스에 의해 간에 염증이 발생한 경우다.

④ 만성 간염: 6개월 이상 간의 괴사, 염증이 지속되는 경우다.

⑤ 전격 간염: 간세포 파괴가 매우 빠르고 심하게 진행되는 상태로 사망률이 높다.

1) 증상

바이러스성 간염의 증상은 급성 간염의 경우 종류에 관계없이 비슷하며 만성 간염의 경우는 활동성과 비활동성에 따라 증상이 구분된다. 중한 활동성인 경우에는 급성 간염에 가까운 증상을 볼 수 있으나 급성 간염보다는 증상이 가벼우며, 비활동성의 경우에는 증상이 뚜렷하지 않다. 급성의 경우에 잠복기, 전구기, 황달기, 회복기의 네 시기를 거친다.

<table>
<tr><td rowspan="6">(B형인 경우)
4주 이상</td><td colspan="2">열이 난다.</td><td></td><td colspan="2"></td></tr>
<tr><td colspan="3">피곤하다.</td><td colspan="2"></td></tr>
<tr><td colspan="3">구토증이 있다.</td><td colspan="2"></td></tr>
<tr><td></td><td colspan="2">흰색 대변, 맥주병색 소변</td><td colspan="2"></td></tr>
<tr><td colspan="2"></td><td colspan="2">황달이 있다.</td><td></td></tr>
<tr><td colspan="2"></td><td>피부가 가렵다.</td><td colspan="2"></td></tr>
<tr><td>잠복기</td><td colspan="2">전구기</td><td>황달기</td><td colspan="2">회복기</td></tr>
</table>

바이러스에 감염 간염 발병 1 2 3 4 5 (주일)

[그림 5-4] 급성 간염의 네 시기

급성 간염의 증상은 처음에 감기 몸살처럼 피곤하고 머리가 아프기도 하며 열이 나고 식욕이 없으며 구토증과 복통, 설사 또는 변비 등이 나타난다. 이런 증상은 환자에 따라 돌연히 나타나기도 하지만 서서히 나타나거나 증상이 없는 경우도 있다. 일반 감기와 다른 점은 콧물이나 기침이 나오지 않는다는 점이다. 이후 갈색 소변과 흰색 대변의 증상과 황달 등이 나타나며 황달이 없어진 후 환자나 바이러스 종류에 따라 얼마간의 기간이 지나면 간기능 검사값이 정상으로 되면서 급성 간염은 완치가 된다.

만성 간염의 증상은 활동성인 경우 자주 피로감을 느끼고 오른쪽 상복부가 무겁고 뻐근하며 오른쪽 등에 통증 또는 압박감을 느끼고 식사를 하면 자주 포만감을 느낀다. 반면 비활동성인 경우 스스로 아주 건강하다고 생각할 정도로 자각 증상이 가볍다.

간염은 환자에 따라, 바이러스의 종류에 따라 증상이 전혀 없는 것부터 심한 경우까지 다양하기 때문에 초기 증상이 나타날 때에는 반드시 방심하지 말고 간염의 가능성을 고려하여 병원에 가서 검사와 적절한 치료를 받아야 한다.

빌리루빈

황색의 담즙 색소로, 혈액에서 간을 지나 담도(膽道)로 나와 담즙과 함께 장으로 흘러내린다. 간염 환자의 경우에는 아픈 간세포가 빌리루빈(bilirubin)을 담도로 보내지 못하므로 그것이 혈중에 고이게 되어 피부가 노랗게 물들어서 황달이 생기는 것이다. 간염이 아니라 다만 담도가 막혀 담즙이 흘러내리지 못해도 황달이 생긴다.

면역글로불린

사람의 혈액 속에는 두 가지 단백질이 있는데 하나는 알부민(albumin)이고 다른 하나는 글로불린(globulin)이다. 사람이 한 번 한 종류의 바이러스에 전염되어 발병한 후에 완치되면 그 바이러스에 대한 항체가 생겨 우리 몸 안에 오랜 기간 남아 있어 같은 바이러스가 재차 침입해 들어오면 제거한다. 그리하여 그 바이러스에 두 번 다시 감염되지 않는다. 여러가지 글로불린 중 이러한 항체에 해당하는 글로불린을 면역글로불린(IgM)이라고 한다.

표 5-2 간염 바이러스 관련 약자

약자	예
H(hepatitis): 간염 A: a형 / B: b형 / C: c형 V(virus): 바이러스 / anti-: 항체 s(surface): 표피 / c(core): 심부 / e: 또 하나의 심부 Ag(antigen): 항원 / Ab(antibody): 항체 Ig(Immuno-globulin): 면역글로불린	HAV(간염 A형 바이러스) HBsAg(B형 간염 표피 항원) HBsAb 또는 Anti-HBs(B형 간염의 표피 항원 HBsAg에 대한 항체) IgM(면역글로불린M)/IgG(면역글로불린G)

2) A형 간염

A형 간염은 A형 간염 바이러스(Hepatitis A Virus: HAV)에 의한 급성 간질환이다. A형 간염은 급성 간염만 있고 만성이 없는 일과성 질환으로 대개는 저절로 항체를 만들어서 치유되는 질환이며 잠복기는 2~6주 정도다. RNA 바이러스로서 임상 증상이 나타날 때 특이항체인 IgM anti-HAV가 혈액에 출현한다. 이 항체는 평생 지속하므로 영구 면역이 생겨 재감염이 일어나지 않는다.

(1) 증상과 임상 경과

A형 간염은 특별한 치료를 하지 않아도 스스로 좋아지는 것이 대부분이며 증상이 있다고 해도 오심, 구토, 설사 등이 가장 일반적인 증상이고 곧 좋아지기 때문에 다른 질병과 잘 구분되지 않고 지나간다. 그러나 약

15%의 환자들은 증상이 여러 달 지속되고 극히 일부에서는(약 0.01%) 전격성 간염으로 진행하고 이때는 치사율이 50%에 이른다.

A형 간염은 나이가 많을수록 증상이 심하게 나타난다. 6세 미만은 70% 이상 증상이 나타나지 않고 증상이 있다고 해도 다른 질병과 혼동되기 쉬우며 자각 증상이 없기 때문에 다른 사람에게 전염시키기도 쉽다. 황달, 짙은 소변, 피로감, 옅은 색의 대변과 같이 피로감 등 급성 간염의 일반적인 증상을 보인다.

임상 경과 시기별 내용은 다음과 같다.

① 잠복기: 증상이 나타나지 않는 시기로 보통 15~50일 정도 걸리며 감염 후 10~12일 정도 경과한 다음 혈액이나 배설물에서 바이러스가 검출된다.
② 전구기: 감염 후 14~21일 후 시작되어 약 1주일 정도 지속되며 발열, 구토, 무력감과 식욕 감퇴 같은 증상이 흔하게 나타난다.
③ 황달기: 전구기 후 황달기가 오게 되는데 황달에 따른 증상(피부와 안구결막이 노랗게 변하고 짙은 소변, 흰색 대변 등)이 나타난다. 혈액 검사에서 빌리루빈과 알카라인포스파타제(ALT) 등이 상승한다.
④ 회복기: A형 간염 IgM과 항체가 검출되고 평생 면역을 얻게 되며 검사 결과들이 모두 정상으로 돌아온다. 완전한 회복은 6~12개월까지 걸린다.

잠복기와 전구기에 배설물 내 바이러스가 가장 많고 전염성도 가장 강하다. 황달이 나타날 때쯤이면 배설물의 바이러스 농도도 줄어들기 시작한다. 보통은 황달기가 되어야 A형 간염으로 진단되기 때문에 대부분의 전염은 진단되기 전에 일어난다.

(2) 진단과 치료

A형 간염은 다른 급성 간염과 증상으로는 구분되지 않기 때문에 혈액 검사에서 A형 간염 바이러스 항체(IgM anti-HAV)나 배설물에서 바이러스가 검출되어야 확실한 진단을 내릴 수 있다. 아직은 A형 간염에 대한 효과적인 항바이러스 치료는 없고 증상에 따른 치료를 하고 있다.

다음은 가장 많이 활용되는 대표적 간염 검사들이다.

① 간기능 검사(SGOT, SGPT[ALT]): GOT와 GPT 둘 다 간세포 안에 존재하는 효소이므로 간세포가 손상을 입게 되면 이들 효소들이 혈중(SGOT[Serum Glutamic Oxaloacetic Transaminase], SGPT[Serum Glutamate Pyruvate Transaminase])으로 나오게 되는데 그 농도를 측정하여 간세포 손상 유무 및 그 정도를 확인할 수 있다.

② 빌리루빈 수치 검사: 빌리루빈은 생명을 다한 적혈구가 파괴되면서 적혈구 속의 헤모글로빈이 대사되며 변하는 물질이다. 이는 간으로 옮겨져 처리된다. 정상적인 상태에서는 적혈구의 파괴와 간에서의 배출 사이에 균형을 이루고 있으나 위험 요소에 의해 염증성이 발생할 경우 이 균형이 깨지며 혈중 빌리루빈 농도가 올라가고 황달 증상을 나타낸다.

③ 항원 항체 검사

- Anti-HAV(IgG): 과거에 A형 간염에 노출된 적이 있는지 확인할 수 있다. 발병 수주 후부터 일생 동안 환자의 혈청 속에 존재한다.
- Anti-HAV(IgM): 급성 A형 간염 시에 검출된다. 발병 초기에 환자의 혈청 속에 나타났다가 일정 기간이 지나면 없어진다.

GOT, GPT

혈액 검사에서 급성 간염 진단에 쓰이는 것이 트랜스아미나아제란 효소의 혈청 내 수치인데 이 효소에는 GOT(AST), GPT(ALT) 두 가지가 있다. 이 두 효소는 건강한 사람의 간세포 내에 다량 포함되어 있어 간세포가 손상될 경우 혈중으로 나오게 된다. 이 수치가 정상 값보다 높으면 간이 손상되고 있다는 뜻이다. 이 값은 검사 당시의 간세포 파괴 상태를 알려 주는 것일 뿐 어떤 원인에 의해 간이 파괴되었는가를 알 수는 없다.

(3) 현황

A형 간염은 전 세계에 널리 퍼져 있으며 특히 상하수도 시설이 잘 갖추어지지 않은 후진국에서 흔하다. 우리나라는 불과 몇 십 년 전만해도 대부분이 어렸을 때 A형 간염에 감염되었으나 위생 조건이 개선되면서 아동들의 감염이 많이 줄어들었다. 다만 질병관리본부의 최근 5년간 통계는 A형 간염이 지속적으로 늘고 있다는 것을 보여 주고 있다.

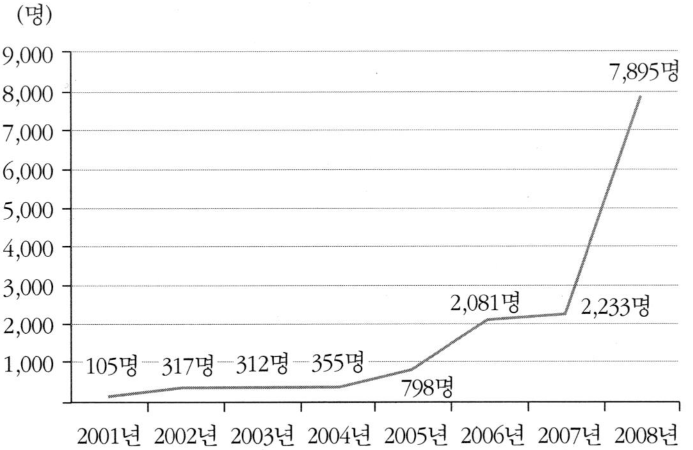

[그림 5-5] 연도별 A형 간염 환자 수

(4) 전염과 예방

A형 간염은 주로 오염된 물이나 음식을 통해 '대변-입'으로 전염되며 혈액에 의한 전염이 불가능한 것은 아니지만 지금까지 수혈로 A형 간염이 전염된 사례는 전 세계적으로도 극히 드물다. 식수 사정이 좋지 않은 나라에서는 A형 간염 환자의 대변에 오염된 식수로 전염될 수 있다. 오염된 식수를 가열하지 않고 음식(샐러드나 과일 같은)을 만들었을 때도 전염될 수 있고 A형 간염 환자가 손을 깨끗이 씻지 않고 음식을 만들어도 전염될 수 있다. 이와 같은 전염 경로 때문에 A형 간염은 주로 단체 생활, 단체 급식, A형 간염 만연 지역으로의 여행을 통해 전염된다. A형 간염을 예방하기 위해서는 무엇보다도 위생의 개선이 우선되어야 하며 예방백신을 통해서도 가능하다. GSK의 하브릭스(Havrix)와 MSD의 박타(VAQTA)와 같은 예방백신을 접종하면 거의 100%에서 항체가 생기기 때문에 A형 간염을 거의 예방할 수 있고 A형 간염에 걸리더라도 증상이 약하게 나타난다.

질병관리본부는 다음과 같은 사람들을 예방백신 접종 대상으로 권고하고 있다.

① A형 간염의 풍토성이 높은 지역으로 여행하는 경우
(미국, 캐나다, 서유럽, 북유럽, 일본, 뉴질랜드, 호주 이외의 국가)
② A형 간염의 풍토성이 높은 지역으로 파견되는 군인 또는 외교관
③ A형 간염 바이러스를 다루는 실험실 종사자
④ 혈우병 환자 / 남성 동성애자 / 약물중독자 / 만성 간질환 환자
⑤ A형 간염 환자와 접촉하는 사람

3) B형 간염

B형 간염은 B형 간염 바이러스(Hepatitis B Virus: HBV)가 일으키는 간염

으로 급성 간염, 만성 간염, 간경변증, 광범위 괴사를 일으키는 전격 간염, 건강 보유자 상태와 같이 다양한 임상 경과를 일으킨다. 더구나 간세포암종 발생의 중요한 원인이기도 하다. 잠복기는 4~26주이며 DNA 바이러스로 직경이 42㎛에 불과하며 극도의 온도와 습도에 잘 견딜 수 있다.

B형 간염 바이러스는 유전자형에 따라 다시 a, b, c, d, e, f, g, h의 여덟 가지로 구분할 수 있는데 지역에 따라 바이러스의 종류가 다르게 분포한다. 유전자형에 따라 치료 결과와 예후에 차이가 있기 때문에 여러 가지 유전자형의 간염 보유자가 있는 나라에서는 유전자형 검사를 해야 하고, 우리나라는 거의 모두 c형을 가지고 있어 유전자형 검사를 하지 않는 편이다. 동양인은 b, c형이 많고 서양인은 a, d형이 많으며 우리와 가까이에 있는 중국은 c형이 절반가량, 일본도 c가 많지만 a와 b도 꽤 많다고 한다. 안타깝게도 유전자형 c형이 치료 성적과 예후가 좋지 않다.

B형 간염 바이러스는 자기 자신을 복제하여 수많은 새로운 바이러스를 만들기 위해 사람의 간세포를 매우 교묘하게 이용한다. B형 간염 바이러스가 혈액 내로 침입하게 되면, 간에 도달할 때까지 체내를 돌아다닌다. 간에 도달한 B형 간염 바이러스는 간세포 표면에 부착된 후, 간세포 내부로 들어간다. 세포 내부에 침입한 B형 간염 바이러스는 간세포를 이용하여 자신을 복제한다. 이렇게 복제된 수많은 새로운 바이러스는 혈액으로 방출된다. 이렇게 B형 간염 바이러스가 간세포 내에서 자신을 복제하고 있을 때 인체의 면역계는 체내에 이상이 생긴 것을 감지하고, 바이러스에 감염된 간세포를 공격하기 시작한다. 바로 이와 같은 상태가 간염이다. 즉, 간이 손상되는 것은 비정상적인 간세포를 끊임없이 제거하려고 하는 환자 자신의 면역계의 반응 때문이다.

(1) 증상과 임상 경과

급성 B형 간염 …… B형 간염 바이러스에 감염되었다고 해도 30~40%만이 증상을 느끼고 나머지 60~70%는 아무런 증상을 느끼지 못하거나 증상이 너무 약해 모르고 지나간다. 급성의 경우 일반적인 급성 간염 임상 양상과 비슷하게 잠복기, 전구기, 황달기, 회복기의 네 시기로 나뉜다. 급성 B형 간염의 발생 시 증상은 감기 증상, 피로감, 복부 불쾌감 또는 복통, 설사, 피부 발진 등이며 1~2주 후에는 황달이 나타나 눈과 피부가 누렇게 보이고 대변의 색이 엷어지며 진노랑색의 뇨가 나오는 수도 있다.

99%는 회복되나 약 1%는 '전격성 간염'으로 진행될 수 있다. 간 기능이 급격하게 떨어지고 간세포의 염증 정도를 알려 주는 GOT, GPT가 수천, 수만 이상 상승하게 되며 전격성 간염 환자의 약 60~90%가 사망하는 무서운 병이고 치료 방법은 간 이식 밖에 없다.

만성 B형 간염 …… 만성 간염의 경우 발병하더라도 증상이 거의 없고 심한 경우 피곤함, 소화 불량을 느끼는 정도다. 가끔 만성 B형 간염 환자가 오른쪽 갈비뼈 아래 통증을 호소하는 경우가 있으나 심리적인 원인인 경우가 대부분으로 만성 B형 간염의 가장 대표적인 증상은 '무증상'이다. 만성인 경우 기간이 길어질수록 간경변이나 간암이 발병할 확률이 높아지기 때문에 지속적인 관리가 필요하다.

(2) 진단

B형 간염이 발병한 환자가 급성 B형 간염을 앓고 있는지, 만성 B형 간염을 앓고 있는지 구분해야 하는 이유는 치료 방법이 다르기 때문이다. 급성 B형 간염 환자는 각각의 증상에 따른 치료만 하면 되지만 만성 B형 간염 환자는 항바이러스치료를 하게 된다. 최근에는 급성 B형 간염 환자가 거의 없고 B형 간염 보유자들도 자신이 B형 간염 보유자인 것을 대부분 잘 알고 있기 때문에 이것이 문제되는 일은 거의 없다.

① 간기능 검사(SGPT[ALT]): 간세포의 손상 및 그 정도를 확인한다.

② 빌리루빈 수치 검사: 빌리루빈 수치의 높이에 따라 황달기가 나타난다.

③ 항원 항체 검사: HBsAg은 임상 증상이 발현되기 전에 나타나서 최고치에 달했다가 감소하여 이후에는 검출되지 않는다. HBeAg, HBV DNA는 바이러스의 실제적인 증식을 의미하는 표지자로 HBsAg 출현 후 곧 혈청에 나타난다. 혈청에서 HBeAg이 지속적으로 검출된다는 것은 활발한 바이러스 증식, 감염성의 지속, 만성 간염으로의 진행 가능성을 알려 주는 중요한 임상 지표다.

HBeAg에 대한 항체(anti-HBe)는 HBcAg이 소실된 직후 검출되며 이는 급성 간염이 회복기로 들어간 것을 의미한다. IgM형의 HBcAg에 대한 항체(IgM anti-HBc)는 증상이 나타나기 바로 전에 혈청 AST 및 ALT의 증가와 같이 혈청에서 검출된다. 수개월이 지나면 IgM anti-HBc의 증가는 최근에 급성 감염이 일어난 것을 알려 준다.

HBsAg에 대한 항체(anti-HBs)와 anti-HBc 그리고 anti-HBe는 회복기에 검출되기 시작하는데 보통 HBsAg이 소실된 후 수주 내지 수

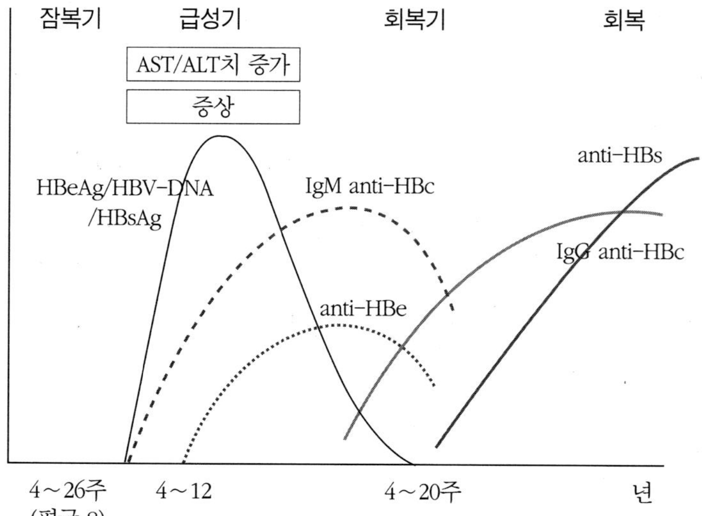

[그림 5-6] HBV 급성 간염의 혈청 표지자 변화

개월 후에 검출된다. 이 기간에는 anti-HBc와 anti-HBe만이 HBV 감염의 유일한 표지자다. 대다수의 환자에서 anti-HBs는 일생 동안 지속하여 재감염을 방지한다.

- HBsAg(B형 간염 표면 항원) 검사: 현재 B형 간염 바이러스의 감염 여부를 확인하는 검사로 HBsAg이 6개월 이상 양성이면 만성 B형 간염 보유자다. HbsAb(항체)가 나타나면 항체가 생겼다고 한다.
- HBeAg(e항원) 검사: 바이러스의 증식 활동 및 전염성을 간접적으로 확인한다. HBeAb(항체)가 나타나면 건강 보유자라 한다.
- HBV-DNA 검사: B형 간염 바이러스가 혈액 속에 얼마나 있는지, 구체적으로 바이러스가 얼마나 증식하는지를 알려 주는 검사다. HBeAg 검사와 알려 주는 것이 비슷하지만 차이가 있다(만성 B형 간염 보유자들 중 일부에서 실제로 바이러스가 증식하지만 HBeAg이 음성으로 나타나기도 하는데, HBV-DNA 검사는 이러한 상태를 파악할 수 있도록 한다).

(3) 치료

① 급성 B형 간염: 급성 B형 간염이 발생된 사람들은 대부분 4~12주 후에는 완전히 회복되며, 이런 경우는 B형 간염 바이러스에 대한 면역이 생겨 나중에 다시 B형 간염 바이러스에 감염되더라도 B형 간염에 걸리지 않게 된다.

② 만성 B형 간염: 만성 B형 간염의 치료 대상은 '면역제거기'의 환자다. 면역관용기에서는 간에 염증이 없거나 미미하기 때문에 급하지 않고 또한 면역관용기에 치료를 하는 것은 효과가 매우 떨어진다. 치료는 간세포 손상을 최소화하면서 가능한 한 빠르게 '비증식기'로 넘어가는 것을 목표로 하고 있다.

현재 나와 있는 치료제들은 우리 몸이 싸울 때(면역제거기) 함께 사용해야 효과가 높다. 만성 B형 간염 치료제는 크게 두 가지로 나눌 수 있다. 하나는 경구용 항바이러스제이고 다른 하나는 주사용 인터페론 제제다. 경구용 항바이러스제는 다시 뉴클레오사이드(nucleoside) 유사체와 뉴클레오타이드(nucleotide) 유사체로 나눌 수 있다. 뉴클레오사이드 유사체 간, 뉴클레오타이드 유사체 간에는 교차 내성이 더 잘 생긴다. 만성 B형 간염의 치료 시기별 변화는 다음과 같다.

- 면역관용기(immune tolerance phase, 증식 B형 간염 바이러스 보유 시기): 어렸을 때 B형 간염 바이러스가 우리 몸에 들어오면 면역계는 바이러스의 침입을 눈치채지 못한다. 이때는 B형 간염 바이러스의 증식이 매우 활발하지만 간세포 손상은 없거나 약하다.
- 면역제거기(immune clearance phase, e항원 양성 만성 간염 시기): 면역제거기에는 우리 몸이 B형 간염 바이러스의 침입을 알게 되고 이를 제거하기 위해 B형 간염 바이러스에 감염된 간세포를 공격해 파괴시킨다. 즉, 우리 몸이 B형 간염 바이러스와 싸우는 시기다. 면역제거기를 성공적으로 거치면 e항원(HBeAg)이 음성으로 바뀌고 e항체(HBeAb)가 양성으로 바뀌는 e항원 혈청 전환(HBeAg Seroconversion)이 일어나게 되고 지속적으로 HBV DNA가 낮거나 음성으로 유지된다. 면역제거기를 얼마나 오랫동안 거치는지, 간의 손상이 어느 정도인지는 환자들마다 다르다. 현재 만성 B형 간염의 치료 목표는 면역제거기를 짧게 하고 이 기간 동안 간이 최소한의 손상을 받게 하여 비증식에 들어가게 하는 것이다.
- 비증식기(non-replicative phase, 비증식 B형 간염 바이러스 보유 시기): 성공적으로 면역제거기를 거치면 바이러스의 수가 줄고 간 손상이 없거나 경미한 비증식기에 들어가게 된다. 비증식기는 오랫동안 지속되는 것이 보통이지만 다시 B형 간염 바이러스의 증식이 활발해지고 간세포 손상이 일어나는 '재활성화'로 갈 수 있다.
- 재활성화(reactivation of hepatitis B): 비증식기에 들어갔던 만성 B형 간

염 보유자의 일부는 면역제거기를 거쳐 낮아졌던 바이러스 증식이 활발해지고 간 손상도 다시 심해진다. 이를 '만성 B형 간염 재활성화'라고 부른다.

(4) 현황

전 세계 60억 인구 중 B형 간염 보유자는 약 3억 5,000만 명으로 추산되고 있으며 우리나라는 인구의 약 3.7%가 B형 간염 보유자로 과거 8%에서 많이 감소하였다. 산모로부터 아이에게 전염되는 것이 주 전염 경로이기 때문에 1990년대 초반부터 시행해 온 B형 소아예방 접종사업으로 B형 간염 보유자의 비율이 급속히 감소하고 있다. 전체적으로는 남성이 여성보다 1% 정도 높고 20세 이하는 1.3%로 매우 낮지만 20~50대는 4~6%를 유지하고 있다.

급성 간염은 현재 매년 600~1,600명 정도가 발생하고 있으며 2004년에 비해 약간의 증가 추세에 있으나 산모에 의한 전염은 꾸준히 감소하고 있다.

표 5-3 B형 간염 발생 현황 (단위: 명)

구분		2004년	2005년	2006년	2007년	2008년
B형 간염	급성 B형 간염	537	650	1,211	1,588	1,612
	주산기 B형 간염	2	9	18	6	6
	산모 B형 간염	9,192	7,339	6,985	6,980	5,584

(5) 전염

B형 간염 바이러스는 혈액, 정액, 타액 및 기타 체액에서 발견되므로 간염 바이러스는 다른 사람과의 접촉으로 다른 사람의 체액에 노출될 때 체액으로부터 전염될 수 있다. 성적인 접촉 또는 손상된 피부(상처 부위),

점막 등을 통하여 침입할 수 있고 마약중독자 사이에 공동으로 오염된 주사기를 사용함으로써 감염되거나 보건의료 종사자들의 경우에도 일반인보다 감염 위험이 높게 나타난다.

가장 중요한 감염 경로는 B형 간염 바이러스에 감염된 산모로부터 신생아로 전파되는 수직감염(모자감염)이다. 우리나라에서는 감염된 어머니에서 자식으로 출산 전후 또는 신생아기에 전염되는 것이 전체 B형 간염 바이러스 감염의 40～50%를 차지할 만큼 중요한 감염 경로다. B형 간염 바이러스는 대부분 태반을 통과하지 못하기 때문에 임신 기간 중에 태아가 감염되는 경우는 많지 않으나, 출산 전후에 산모의 혈액이나 체액에 다량 노출되기 때문에 이 시기에 감염 위험이 높다. 일부는 태내에서 감염된다고 알려진다(1～3%). 출산 시 B형 간염 보유자인 산모에 의해 감염되면 90% 이상 만성 간염 보유자가 되고(적절한 예방 조치로 현재는 95% 이상 감염을 예방하고 있다) 청소년기에는 20～30%, 성인이 된 후 감염되면 1% 미만에서 만성 B형 간염 보유자가 된다.

(6) 예방

① 일상생활: 일상생활에서 음식을 같이 먹거나 함께 생활하는 것은 문제가 없다.

② 혈액: 혈액을 통하여 전염되는 수가 있으므로 피부에 상처를 주는 면도기나 칫솔, 손톱깍기는 다른 사람과 함께 쓰지 않도록 해야 한다. 소독되지 않은 바늘로 침을 맞거나 문신을 새기거나 귀를 뚫는 행위는 B형 간염 바이러스를 전염시킬 수 있다.

③ 성관계: 성생활에 의해 상대방에게 전염시킬 수는 있지만 배우자가 간염 예방주사를 맞고 항체가 생긴 상태라면 문제가 되지 않는다. 보유자로 밝혀지면 꼭 배우자도 B형 간염 항원 항체 검사를 받고 예방주사를 맞아야 한다. 또한 콘돔을 사용하면 예방할 수 있다.

④ 수직감염: B형 간염 바이러스 보유자인 산모는 출산 과정에서 새로

태어나는 아이에게 바이러스를 옮겨 줄 수 있으므로 본인이 보유자인 것을 알고 있는 여성은 임신하게 되면 산전 진찰을 받을 때 산부인과 의사에게 이 사실을 꼭 알려야 한다. 임신하는 것에는 아무런 문제가 없으며, 보유자 산모가 출산 시 출생 12시간 이내에 아기에게는 면역글로불린 주사와 예방접종을 시키게 된다.

면역글로불린 주사는 예방접종에 의해서 항체가 생기기 전까지 항체의 역할을 할 수 있도록 인조 항체를 주사로 주입을 해 주는 것으로 이렇게 접종을 예정대로 한 경우 대략 90% 이상에서 항체가 생긴다. 보건복지부는 2002년부터 B형 간염 수직감염 예방사업을 진행하고 있다. B형 간염 보유자 산모가 아이를 낳을 때 면역글로불린과 백신, 검사비를 지원하는 사업으로 2005년 B형 간염 수직감염 예방사업에서 보고된 수직감염률은 3.9%였다.

⑤ 예방백신: 예방백신을 3회 접종하면 90%는 항체를 보유하게 된다. 보통 10~15년 이상 예방효력이 지속되며 청년, 장년기에 백신을 맞은 경우에는 효력이 더 연장된다. 예방접종 시 피로감이나 열, 오한 등이 나타날 수 있으나 대부분의 사람에게서는 아무런 부작용이 없으므로 예방백신을 맞도록 해야 한다.

4) C형 간염

C형 간염은 C형 간염 바이러스(Hepatitis C Virus: HCV)에 의한 간염을 말한다. 약 20년 동안 수혈과 관련된 간염 환자의 90~95%는 non-A, non-B형 간염 바이러스에 기인하는 것으로 알려졌는데 1989년 C형 간염 바이러스로 복제되었다. 잠복기는 2~26주이며 한 가닥의 작은 RNA 바이러스로서 균주가 다양하여 백신을 개발하는 데 어려움이 많다.

(1) 증상과 임상 경과

C형 간염이 급성인 경우에는 A형, B형과 마찬가지로 잠복기, 전구기, 황달기, 회복기를 거치나 C형의 경우에 대다수에서는 황달이 잘 나타나지 않는다. 일반 감염의 증상과 유사하게 피로감, 상복부 불쾌감, 식욕 부진 등의 증상이 나타날 수 있으며 우연히 신체 검사 등에서 발견되기도 한다.

급성 C형 간염의 50% 이상에서 만성 C형 간염으로 진행하고 20년에 약 30%가 간경변증(간경화)으로 진행하고 더 오래 관찰하면 50% 정도가 간경변증으로 진행한다. 보통 GOT(AST), GPT(ALT) 수치로 간 손상 정도를 알 수 있지만 C형 간염은 AST, ALT가 정상이라도 간 손상이 없다고 볼 수 없다. B형 간염과 마찬가지로 만성 C형 간염도 간경변과 간암의 원인이 된다. B형 간염 환자는 간경변을 거치지 않고도 간암이 생길 수 있는 반면 C형 간염 환자는 거의 대부분 간경변 이후에 간암이 나타난다.

(2) 진단

① HCV 항체 검사: B형 간염은 항체가 양성이면 면역 능력이 있는 것을 뜻하지만 C형 간염은 감염되었다는 것을 의미한다. 그러나 HCV 항체 검사는 위양성(가짜 양성)이 많아 확진의 수단은 아니다. 보통은 C형 간염 고위험군에 대한 선별 검사와 C형 간염이 의심되는 환자의 1차 검사로 사용한다. 혈액 투석 환자나 백혈병, 항암치료 환자처럼 면역이 심하게 저하된 환자들은 HCV RNA가 양성이라도 HCV 항체가 음성으로 나올 수 있다.

② HCV RNA 정성검사: C형 간염 바이러스(HCV RNA)가 있는지 없는지를 검사하는 것으로 HCV RNA 정량검사에 비해 더 민감하다.

③ HCV RNA 정량검사: HCV RNA 정량검사는 항바이러스 치료 전후에 검사한다. 바이러스 수준은 C형 간염의 진행 정도, 항바이러스 치료를 받지 않는 환자의 자연 경과와 별 상관이 없어 항바이러스 치료를 받지 않는 환자들은 굳이 검사할 필요가 없다. C형 간염 바이러

스 유전자 1형 환자는 치료 전과 치료 12주의 HCV RNA 정량검사 결과를 비교하여 치료를 계속할지 여부를 결정하고 유전자 2, 3형은 치료 중의 검사는 필요 없고 치료 전후에만 검사한다.

④ **HCV 유전자형 검사**: HCV 유전자형(genotype)은 1형부터 6형까지 알려져 있다. 또 각 유전자형에 아형(subtype)이 있어 소문자로 표시한다(1a, 1b, 1c). 유전자형은 항바이러스 치료 반응을 예측하는 주요 인자이고, 유전자형에 따라 항바이러스 치료의 기간과 약물 용량이 달라지기 때문에 항바이러스 치료 전에는 반드시 검사해야 한다. HCV 유전자형은 C형 간염의 자연 경과 예측에는 도움이 되지 않으므로, 항바이러스 치료를 고려하지 않는 환자가 반드시 검사할 필요는 없다.

(3) 치료

만성 C형 간염은 만성 B형 간염보다 간경변으로 진행하는 속도가 빠르며 만성 B형 간염은 AST, ALT가 상승하지 않으면 치료하지 않고 경과 관찰만 하지만 만성 C형 간염은 AST, ALT에 상관없이 치료를 시작한다. 만성 B형 간염은 치료를 통해 바이러스를 박멸할 수 없지만 만성 C형 간염의 치료 목표는 'HCV를 박멸하여 HCV 감염의 합병증(간염, 간경변과 간암)을 예방하는 것'이다. C형 간염은 B형 간염과 달리 바이러스를 박멸할 수도 있다. C형 간염 바이러스의 박멸은 HCV 정성검사로 판정한다. 또한 C형 간염의 치료법은 조금 복잡하다. 유전자형에 따라, 약의 종류에 따라 사용량과 사용법에 차이가 있다.

(4) 현황

우리나라에서는 B형 간염에 비해 C형 간염 보유자의 수가 적지만 서양과 일본은 B형 간염 보유자보다 C형 간염 보유자가 더 많다. 우리나라의 C형 간염 보유자 수는 인구의 0.5~2%로 추정된다. 그러나 일반적으로 검사하지 않아 많은 C형 간염 보유자들이 자신의 감염 사실을 모르고 있다. 2004년부터 C형 간염은 꾸준히 증가하고 있다.

표 5-4 C형 간염 발생 현황 (단위: 명)

구분	2004년	2005년	2006년	2007년	2008년
C형 간염	1,657	2,843	4,401	5,719	6,407

(5) 전염과 예방

C형 간염은 예방백신이 없기 때문에 전염 가능한 행동을 피하는 것이 최선의 예방법이다.

C형 간염의 전염 경로는 B형 간염과 유사하다. 타액으로는 전염되지 않고 혈액을 통해 주로 감염된다. 1991년 이전에는 수혈이나 혈액제제가 주된 감염 경로였으며 피부를 뚫는 모든 행위(침술, 문신, 피어싱, 오염된 주사기)로 감염될 수 있다. 손톱깍기, 칫솔, 면도기와 같이 혈액이 묻을 수 있고 피부에 상처를 줄 수 있는 것도 전염이 가능하다. 성관계로도 전염이 가능하지만 부부간에는 거의 전염되지 않는다. 부부간의 전염률은 5% 이하(평균 1.5%)다. 그러나 성관계의 대상이 많은 사람들은 6%로 전염률이 보다 높은 것으로 나타난다.

수직감염의 경우 C형 간염 보유자인 산모가 아이를 낳을 때 감염될 가능성은 약 5%이다. 그러나 모유 수유로 감염된다는 증거는 없다. 자연분만과 제왕절개수술의 감염률 차이도 없다.

5) D형 간염

D형 간염은 D형 간염 바이러스(Hepatitis D Virus: HDV)에 의한 간염을 말한다. D형 간염 바이러스는 결함이 있는 RNA 바이러스로서, HBsAg으로 피복될 때만 증식하여 감염원이 된다. 그러므로 HDV 증식은 HBV에

의존하며 HBV와 동반감염된 경우에만 간염을 일으킬 수 있다. 감염은 HBV 간염 환자에 HDV가 새로 접종되어 발생하는 중복감염과 HBV와 HDV의 동시감염이 있다. 동시감염에 의해 발생하는 간염은 가벼운 간염에서 전격 간염까지 다양한데 HBV에 의한 단독감염보다 전격 간염을 일으키기 쉬우며(약 3~4%), 만성 간염으로 진행하는 것은 드물다. 아프리카, 중동, 남부 이탈리아에서는 anti-HDV 항체에 양성인 경우가 20~40%나 되나, 한국에서는 매우 낮아서 약 1% 정도다.

6) E형 간염

E형 간염은 E형 간염 바이러스(Hepatitis E Virus: HEV)에 의한 간염을 말한다. A형처럼 만성 간염이 없으며 일과성으로 경구적으로 전염된다. 국내에서는 항체 양성률이 약 4.5% 정도이며 주로 여행자에게서 볼 수 있다. 환자와의 접촉에 의한 전염은 거의 없다. 접촉에 의해 전염된 비율이 A형인 경우 75%인데 비하여 E형의 경우에는 2% 이내다. 다만 임신부에서 감염되면 사망률이 높아서 약 20%나 된다.

7) G형 간염

G형 간염은 G형 간염 바이러스(Hepatitis G Virus: HGV)에 의한 간염을 말한다. RNA 바이러스로 HCV와 약 25%에서 동일한 유전자 구조를 갖는다. 수혈로 감염되며 헌혈자의 1.5%에서 HGV의 감염을 확인할 수 있다.

2. 독성 및 약제에 의한 간염

간은 많은 약물과 호르몬의 대사에 중요한 역할을 하므로 흔하게 나타난다. 수백 종의 약제가 간에 손상을 일으키나 단순히 간 효소 수치가 상승하거나, 지방간, 황달 등을 동반한 간염에 이르기까지 다양하고, 드물게 급성 전격 간염을 일으키기도 한다.

1) 직접적인 간 독성

대부분이 약물 자체의 독성보다는 그 대사 물질의 독성에 기인한다. 약의 용량에 따라 독성의 정도가 달라지고 예측이 가능하다. 알광대버섯(amanita phalloides)이라는 독버섯은 간에 광범위한 괴사를 일으키고 에탄올, 아세트아미노펜, 테트라시클린 등은 지방간을 초래하며, 그 외 스테로이드 제제나 경구 피임약, 에스트로겐 제제 등도 간에 손상을 일으킨다.

2) 특이 반응에 의한 간 독성

대개는 약물에 의한 과민 반응에 의해 일어난다. 예측하기 힘들고, 용량과 무관하며, 개인적인 차이가 있다. 간 손상 이외에 과민 반응의 일환으로 피부 발진, 발열, 혈액 내 호산구의 증가를 보이기도 한다.

3. 지방간

지방간은 간에 지방이 쌓인 것을 말하는데 보통 지방이 5% 이상일 때 지방간이라고 부른다. 지방간의 원인은 술, 비만, 당뇨병, 심한 영양실조, 스테로이드 계통의 약물 등이다. 지방간은 보통 알코올성 지방간과 비알코올성 지방간으로 구분하는데 알코올성 지방간의 원인은 알코올이고 비알코올성 지방간의 가장 큰 원인은 과체중이다.

지방간은 술을 끊고 체중을 줄이는 등 원인을 제거하면 대부분 쉽게 좋아지나 방치하면 만성 간질환인 지방간염, 간경변을 일으킬 수 있고 간경변으로 인해 생명을 잃을 수도 있다.

1) 유형

(1) 비알코올성 지방간질환

지방간, 지방간염, 간경변증을 지방간질환이라고 부른다. 이 중 술이 원인이 되지 않은 지방간질환을 비알코올성 지방간질환이라고 부른다. 우리나라보다 과체중 문제가 심각한 미국은 전체 인구의 약 20%가 비알코올성 지방간질환을 앓고 있는 것으로 보고된다. 고열량 식사를 하면서 육체적인 활동량이 적기 때문이다.

비알코올성 지방간의 주 원인은 비만, 2형 당뇨병, 고지혈증 등이다. 이들 원인은 모두 과체중과 과체중을 일으키는 생활습관과 관련이 있다.

미국의 연구를 보면 비만한 사람의 약 60~95%에서 지방간이 나타나며, 2형 당뇨병 환자의 약 28~55%, 고지혈증 환자의 약 20~92%가 지방간을 앓고 있다. 지방간은 그만큼 비만, 과체중 등과 밀접한 관련이 있는 병이다. 우리나라의 경우 비만한 사람의 약 57.5%에서 지방간이 나타난다. 전체적으로 비만하지 않고 복부 비만 같은 부분 비만이 있어도 지방간이 생길 수 있으며, 비만한 사람과 마찬가지로 인슐린 저항성이 있으면 지방간의 위험이 높다.

인슐린은 당을 세포로 옮겨 주는 역할을 하는데 인슐린이 제 역할을 못하거나 부족하면 혈당이 올라가게 된다. 이처럼 인슐린이 제 역할을 못하는 것을 인슐린 저항성이 높다고 한다. 지방간의 원인이 되는 비만, 고지혈증, 당뇨병은 모두 인슐린 저항성과 관련이 있다.

(2) 알코올성 지방간질환

알코올성 지방간질환의 원인은 습관적인 음주다. 습관적 음주자의

90~100%에서 알코올성 지방간이 생긴다. 알코올성 지방간은 비알코올성 지방간에 비해 간염이나 간경변으로 진행될 확률이 더 높고 치료 결과도 나쁘다. 습관적인 음주자의 약 10~35%에서 알코올성 간염이 발생하고 8~20%에서 알코올성 간경변이 나타나는 것으로 보고된다.

알코올성 지방간이 생기는 것은 유전적인 차이, 성별, 다른 간질환의 보유 여부에 따라 개인차가 크다. 보통 술이 세면 알코올성 지방간이 잘 생기지 않을 것이라고 생각하지만 술에 잘 취하지 않으면 술을 더 마시게 되고 술이 약한 사람들보다 아무래도 술을 많이 마시기 때문에 술로 인한 문제가 더 생기기 쉽다.

술에 의한 간 손상은 술의 종류에 따른 차이는 없고 얼마나 많은 양을, 얼마나 오랫동안 먹었느냐가 중요하다. 보통 하루 60~80g의 알코올을 수년간 마실 때 알코올성 지방간이 생길 위험이 있다. 서양의 연구에 따르면 하루 80g 이상의 알코올(소주 300~400cc, 양주 150cc, 맥주 1,500~2,000cc, 포도주 750cc)을 15년 이상 마신 사람의 약 1/3에서 간경변이 발생했다. 또 다른 연구에 따르면 간경변 환자의 알코올 섭취량을 조사한 결과 평균적으로 하루 160g의 알코올(소주 두 병 정도)을 약 8년 동안 매일 마신 정도였다. 보통 동양인들의 체격이 서양인보다 작기 때문에 체격이 작은 만큼 더 적은 양의 알코올에도 더 큰 위험을 가질 수 있다. 또 앞서 두 연구는 B, C형 간염 바이러스 보유자를 대상으로 한 것이 아니며, 만성 간염 보유자들은 훨씬 적은 양으로도 간경변에 이를 수 있다.

알코올성 지방간과 알코올성 간염은 술을 끊으면 완치되지만 알코올성 간경변이 생기면 술을 끊어도 완치되지는 않는다. 간경변은 지속적인 간 손상으로 간에 흉터가 쌓인 것으로 일단 생긴 흉터는 손상 원인을 없앤다고 없어지지 않는다. 그러나 술을 끊으면 더 이상 진행되지는 않고 시간이 오래 지나면 조금은 좋아질 수 있다.

2) 진단

지방간은 증상이 없는 것이 특징으로 보통 건강검진에서 간 수치(AST, ALT)가 상승해서 알게 된다.

(1) 혈액 검사

GOT(AST), GPT(ALT)는 상승했는데 다른 간질환(B형 간염, C형 간염 등)이 아니면 지방간이라고 진단할 수 있다. 그러나 B, C형 간염 보유자라고 지방간이 생기지 않는 것은 아니다.

(2) 초음파 검사

지방간이 생기면 간이 조금 커지고 모양도 달라진다. 그리고 지방이 있는 부분이 하얗게 보인다. 그러나 영상 검사로는 비알코올성 지방간과 지방간염을 구분할 수 없다.

(3) 조직 검사

조직 검사를 하면 지방간의 정도와 알코올성 지방간인지 비알코올성 지방간인지 정확히 진단할 수 있지만, 보통 검사비가 비싸 지방간 때문에 조직 검사를 하지는 않는다.

(4) 문진

음주습관 또는 일상생활습관, 체중 등은 진단에 중요한 정보를 준다.

3) 치료

(1) 비알코올성 지방간의 치료

지방간이 생긴 원인을 제거하는 것이 치료에서 제일 중요하다. 보통 비알코올성 지방간은 과체중과 비만으로 생기게 되는데 이때는 식이요법, 운동요법으로 체중을 감량하는 것이 최우선이다.

영양실조도 지방간의 원인으로 너무 빨리 체중을 빼는 것은 오히려 지방간, 지방간염을 일으킬 수 있다. 굶어서 체중을 빼서는 안 되고 식사량을 줄이고 규칙적인 운동을 하면서 1주일에 0.5~1kg을 빼는 것이 적당하다.

(2) 알코올성 지방간의 치료

알코올성 지방간의 가장 좋은 치료는 금주다. 알코올성 지방간은 그리 큰 문제가 되지 않지만 더 진행되어 알코올성 지방간염, 간경변이 되면 생명이 위험하게 된다. 한 연구에 따르면 알코올성 간경변 환자를 4년간 추적한 결과 계속 음주를 한 환자들은 55%가 생존한 반면 금주한 환자는 87%가 생존했다.

술과 함께 기름진 안주도 피하며 단백질 위주로 충분한 영양을 섭취하는 것이 필요하다. 대한간학회가 권장하는 건전 음주법은 한 번에 소주 반 병 이내, 1주일에 1~2회 음주이며 이것은 간이 건강한 사람에게 해당되는 사항이고 간염 보유자나 이미 간질환이 진행된 환자는 술의 양을 더 줄이거나 금주해야 한다.

4. 간경변

간경변이란 간염이 만성적으로 지속되면서 간세포가 파괴되었다가 다시 재생되는 과정이 반복되면서 생긴 흉터들(섬유화)로 인해 부드럽던 간이 점점 딱딱해지는 것이다. 따라서 간으로 흘러가던 혈액이 더 이상 갈 수가 없게 되므로 비장에 피가 점점 고여서 크기가 커지게 되며 간이 평소에 하던 기능도 제대로 할 수 없게 된다. 간은 매우 튼튼한 장기라

20～30% 정도의 기능만 남아 있더라도 별다른 증상을 나타내지 않으나 이 한계선이 무너지게 되면 여러 가지 증상이 나타나고 이전으로 되돌리기가 매우 어렵다.

1) 임상 경과

처음에는 약간 굳어지더라도 굳지 않은 나머지 부분 덕분에 정상적인 간 기능을 유지하지만, 더 간이 굳어지면 정상적인 기능을 하는 부분이 더욱 줄어들게 된다. 따라서 간에서 합성하는 여러 단백질(특히 알부민)과 혈액 응고 인자(피딱지를 만드는 성분)들이 줄어들게 되며 또한 간으로 흐르지 못하는 피가 특히 식도 주위로 많이 몰려들어 식도정맥이 빵빵해지는 식도정맥류를 형성하게 된다.

이것이 더 진행되면 정맥류가 터지면서 피를 토하게 된다. 요즘은 정맥류를 고무줄로 묶어 버리는 결찰술이라는 방법과 좋은 약이 지속적으로 개발되어 조금 나아지긴 했지만 식도정맥류의 파열과 토혈은 간경변의 중요한 사망 원인이 된다. 이 외에도 복강 내에 물이 차는 복수나 간의 해독 작용이 불가능하게 되어 뇌세포가 손상되고 환자의 정신 상태에 이상이 나타나는 간성 뇌병증 등의 합병증이 나타난다.

이렇게 간경변증이 심해지면 '간이 하는 일'에 문제가 생기게 된다. 탄수화물 대사, 단백질 대사, 지질 대사, 호르몬 대사, 해독 작용, 알코올 대사, 해독 작용에 문제가 생기고 그로 인한 여러 합병증이 발생한다.

2) 원인

우리나라의 경우 간경변의 원인 중 약 60%는 B형 간염 바이러스 때문이고, 약 20%는 C형 간염 바이러스 때문이며, 나머지는 드문 질환이거나 잘 알려져 있지 않다. 최근에는 좋은 간염 치료약들이 있어 치료로 인해서 간염의 진행이 최대한 늦추어지는 경우에는 훨씬 더 장기 예후가 좋을 것으로 예측되고 있다.

3) 분류

다음 〈표 5-5〉는 간경변의 진행 변화에 따른 진단에 대한 내용이다.

표 5-5 간경변 진행에 따른 분류

진단	점수	정의
섬유화 없음(no fibrosis)	0	정상
문맥역섬유화(portal fibrosis)	1	섬유화에 의한 문맥역 확장
문맥주변부 섬유화 (periportal fibrosis)	2	섬유화가 문맥역을 넘어간 소엽 내로 뻗어 가거나 또는 드물게 문맥-문맥가교상 섬유화가 있을 때(간소엽의 정상 구조 유지)
섬유성 격막(septal fibrosis)	3	문맥역과 주위 문맥이나 말단 세정맥을 연결하는 가교상 섬유화가 있을 때(간소엽의 정상 구조 파괴)
간경변증(cirrhosis)	4	재생결절이 광범위하게 형성

간경변은 Child-Pugh 분류법으로 정상, 섬유화, 간경변증의 세 단계로 나눈다. 간경변 이전의 섬유화 단계는 조직검사 소견을 통해 다시 세 단계로 나눈다. 간경변증은 알부민, 빌리루빈, 프로트롬빈 시간 등의 수치를 기준으로 다시 Child A, Child B, Child C로 나눈다.

4) 치료

피부에 생긴 흉터처럼 간에 생긴 흉터도 심하지 않으면 좋아질 수 있지만 어느 정도 이상 심해지면 되돌리기가 거의 불가능해진다. 되돌릴 수 없는 상태가 되는 것이 바로 간경변증이다. 만성 B, C형 간염 이외의 원인으로 생긴 간경변증(알코올성 간경변증)에서는 원인을 제거하면 조금이나마 경변 정도가 좋아질 수 있지만 만성 B, C형 간염 보유자들은 바이러스의 활동이 억제되었다 하더라도 간염 보유자가 아닌 사람들보다 간 손상이 심하기 때문에 회복을 기대하기는 어렵다.

다만 항바이러스제 치료를 장기간 받으면 약간은 개선시킬 수 있다. 간경변의 치료에서 가장 중요한 것은 현재의 간 기능을 잘 유지하는 것으로서 의사의 처방과 지시에 잘 따르는 것이 매우 중요하다. 의사의 허락 없이 녹즙을 마신다거나 주위의 민간요법에 따르는 것은 자칫 매우 위험할 수 있다.

5. 간 암

간암(간세포암종)은 우리나라 암 사망 원인 가운데 폐암과 위암 다음으로 세 번째를 차지하고 있다. 간암은 폐암이나 위암보다 젊은 나이에 발생하고 치료 성적도 좋지 않다. 간암의 원인은 주로 B, C형 간염 바이러스 때문이다. 전체 간암 환자 중 B형 간염 바이러스가 원인이 된 경우가 70~80%, C형 간염 바이러스가 원인이 된 경우가 10~15% 정도다. 그 밖에 알코올이나 다른 원인에 의한 간경변증으로도 간암이 생길 수 있다. 대부분의 간암은 간세포가 손상과 복구를 과도하게 반복하면서 유전자에 변형이 생겨 나타나지만 B형 간염 바이러스는 간세포의 유전자를 직접 손상시킨다. 5년 동안의 암 환자 생존율을 살펴봤을 때 간암 환자는 췌장암, 폐암 다음으로 생존율이 낮으며 채 15%가 되지 않는다. 그러나 간암의 진행 정도에 따라 매우 큰 차이가 있어 1기에 발견하면 80%, 2기에는 50%, 3기에는 20%, 4기에는 5%의 생존율을 보이고 있다. 전체적인 생존율이 낮은 이유는 그만큼 늦게 발견하는 환자들이 많다는 것을 의미한다.

1) 진단

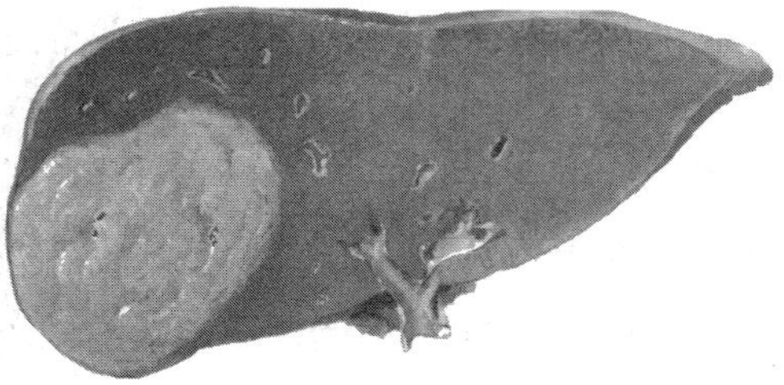

[그림 5-7] 우엽에 거대한 종양

간암을 진단하는 가장 확실한 방법은 조직 검사를 하는 것이다. 그러나 실제로 조직 검사를 할 수 없는 경우도 많이 있고 조직 검사로 인해 암이 퍼질 수도 있어(0.6~5.1%) 최근에는 다른 여러 검사 결과를 종합해서 간암을 진단하고 있다.

많이 사용하는 방법은 혈액 검사인 혈청 태아단백(AFP)과 영상 검사인 복부초음파, 간동맥혈관조영술, 다중시기 나선식 CT (spiral CT), 역동적 조영증강 자기공명영상 검사(dynamic MRI) 등이 있다.

2) 병기 분류

간암의 병기는 암의 개수, 크기, 혈관 침범 여부, 림프절 전이 여부, 타 장기 전이 여부 등을 기준(Modified UICC 병기 분류)으로 1~4기로 나눈다. 병기가 낮을수록(1기에 가까울수록) 치료 방법을 선택할 수 있는 여지가 많고, 생존율이 높다.

3) 예방과 치료

간암의 치료법은 ① 종양 수술에 의한 간암 절제, ② 경피적 간암에 알코올(에탄올) 주사(PEI) 또는 고전자파에 의한 간암 파괴, ③ 간세포암 간 이식, ④ 수술적 절제가 불가능한 간암의 동맥 색전술(TAE)이 있으며 방법을 선택하는 기준은 암의 크기, 개수, 위치, 문맥 침투 여부, 간경화의 상태, 환자의 상태에 따라 좌우된다.

간염 바이러스에 감염되지 않도록 하고 술과 같이 간을 손상시키는 것들을 피한다. 이미 간염 보유자가 되었다면 간염을 잘 관리하고 치료하여 간경변이나 간암으로 진행하지 않도록 방지하며 간암 조기 검진을 주기적으로 받는다.

6장 암

암

비정상적인 세포가 생체 내의 조절 기능에 지배를 받지 않고 과잉으로 증식되어 '종괴'를 형성한 상태를 '종양'이라고 하며 일반적으로 양성과 악성으로 구분되는데 그중 악성 종양을 통속적으로 암(cancer)이라고 부른다.

표 6-1 양성 종양과 악성 종양의 특성 비교

특성	양성 종양	악성 종양
성장 속도	천천히 자라고 성장이 멈추는 휴지기를 가질 수 있다.	빨리 자라고 저절로 없어지는 경우는 매우 드물다.
성장 양식	점점 커지면서 성장하나 범위가 한정되어 있고, 주위 조직에 대한 침윤은 없다.	주위 조직으로 침윤하면서 성장한다.
피막 형성 여부	피막이 있어 주위 조직으로의 침윤을 방지하고, 수술적 절제가 쉽다.	피막이 없어 주위 조직으로의 침윤이 잘 일어난다.
세포의 특성	분화가 잘 되어 있고, 분열상은 없거나 적다. 세포가 성숙하다.	분화가 잘 되어 있지 않고 정상 또는 비정상의 분열상이 많다. 세포가 미성숙하다.
인체에의 영향	인체에 거의 해가 없다.	항상 인체에 해가 된다.
전이 여부	없다.	흔하다.
재발 여부	수술로 제거 시 재발은 거의 없다.	수술 후 재발이 가능하다.
예후	좋다.	종양의 크기, 림프절 침범 여부, 전이 유무에 따라 달라진다.

1. 정 의

세포 일부가 돌연변이를 일으켜 무질서하게 증식하여 덩어리를 만들고, 이것이 주위 장기를 압박할 뿐만 아니라, 여기에 인접한 정상 조직 및 장기에 침윤하는 것을 악성 종양, 즉 암이라고 한다.

정상적인 세포 내에는 암을 일으키는 암 유전자와 암을 억제하는 억제 유전자가 있어 서로 상호 견제 역할을 하여 정상 세포를 유지하고 있다. 그러나 외부 환경의 발암 물질이 암 유전자 및 암 억제 유전자에 영향을 주어 균형이 깨지면 복잡한 여러 단계의 과정을 거쳐 수년 혹은 수십 년 후에 한 세포 혹은 여러 세포에서 다발성의 암이 발생한다.

2. 특 성

1) 암의 침윤

암세포는 정상 세포보다 생활력이 왕성하여 대량의 영양 및 산소를 흡수하여, 주위 조직을 쇠약하게 하거나 파괴하고 침범하는데 이것을 암의 침윤이라고 한다.

2) 암의 전이

암세포는 주위 조직을 약하게 하여 침윤할 뿐 아니라 혈관 및 림프관을 통하여 여러 장기로 옮겨지며 여기서 다시 증식을 계속하여 장기를 무력화시킨다.

3) 암의 파종

여러 장기의 암 중에 암세포가 막을 뚫고 흉강 혹은 복막강으로 떨어져 복막에 붙어 살아감으로써 암성 늑막염 혹은 암성 복막염을 일으켜 환자의 목숨을 잃게 한다.

4) 암의 출혈

암에는 많은 혈관이 분포되어 있고 조직이 약하여 잦은 출혈이 동반되며 특히 위암, 폐암, 신장암, 방광암 등은 출혈이 잦아 가래나 소변에서 피가 나와 암을 진단하는 경우도 많다.

5) 암의 생화학적 특성

암세포가 내보내는 대사 물질 중에는 때때로 암의 독소가 들어 있어 장기 및 신경에 손상을 입혀 말기암 환자에게는 흔히 식욕 감퇴, 빈혈, 동통, 고열, 부종 등이 나타난다.

3. 암의 발생 원인과 요인

암을 유발할 수 있는 물질을 '발암 물질' 이라고 하는데 햇빛, 방사선, 타르와 매연, 비소, 중금속, 석면, 벤젠, 염료 등의 화학 물질과 아플라톡신 등의 식품독, 곰팡이류로부터의 바이러스 등 여러 종류가 있다.

세포 내에는 암을 유발할 수 있는 발암 인자가 세포의 증식 및 분화에 중요한 작용을 하다가 일정 단계에서 억제 인자에 의해 그 작용을 정지당하는데 발암 물질 같은 암 발생의 동기가 되는 원인에 의해 발암 인자가 자극을 받아 다시 작동을 시작하게 되면 암이 발생하게 되는 것이다.

이런 환경적 요소 이외에 유전자의 이상과 같은 원인으로 발생하기도 하며 면역계의 이상으로 발생하는 종양세포를 충분히 파괴할 수 없는 경우에도 암이 발생할 수 있다.

4. 암의 명명법

양성 종양의 경우 기원한 조직이나 세포 명에 '-종(oma)'이라는 접미어를 붙여 부른다. 예를 들어, 골(osteo-)의 양성 종양은 골종(osteoma)이며 섬유(fibro-)의 양성 종양은 섬유종(fibroma)이다. 악성 종양의 경우는 기원조직이나 세포 명에 '-암종(carcinoma)' '-육종(sarcoma)'이라는 어미를 붙인다. 섬유의 악성 종양은 섬유육종(fibrosarcoma)이며 샘(adeno-)의 악성 종양은 샘암종(adenocarcinoma)이라고 명명한다. 하지만 관습적으로 사용되는 경우도 많아 실제 악성 종양이지만 양성 종양의 이름을 가진 경우도 많다.

5. 암의 형태 및 전이

암세포는 대체로 핵의 염색질이 강한 염기성으로 염색되며 핵의 크기와 모양이 다양하고 핵과 세포질의 비가 증가(정상 1 : 4~6, 악성 종양 1 : 1)되며, 대체로 커다란 핵소체를 갖는다. 악성 종양은 대부분 피막이 없으며 그 발육 양상이 주위 조직으로 게 발 모양으로 침윤하며, 또한 다른 부위로 전이를 한다.

전이에는 암세포 간의 접착 능력이 떨어져서 주변 조직에 접촉하여 증식하는 접촉 전이, 림프관을 통한 림프절 전이, 혈관을 통해 이동하는 혈

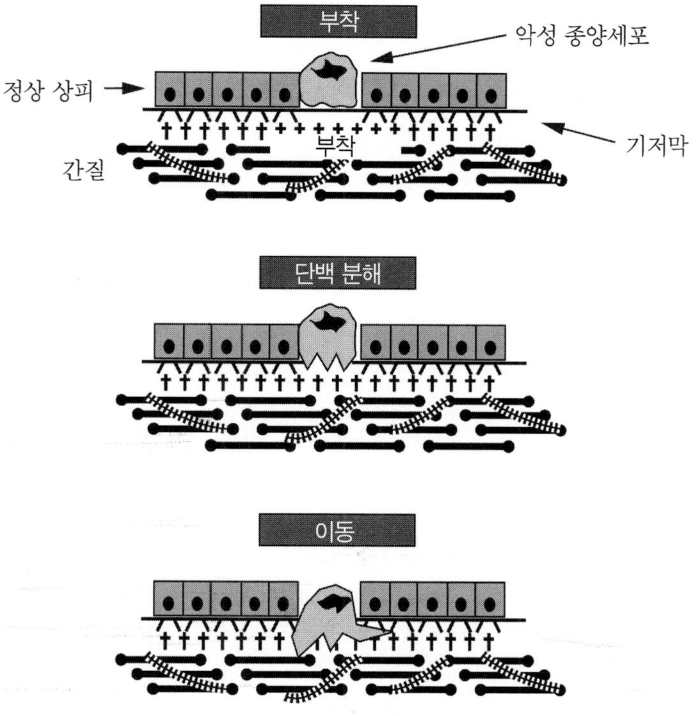

[그림 6-1] 종양세포 침윤의 3단계

관 전이, 파종의 일종인 복막 전이 등이 있다.

6. 암의 진행과 병기

국제항암연맹(UICC)의 TNM 암병기 분류가 널리 사용되고 있다. T(Tumor)는 암종양의 크기 정도와 위장관의 침투 정도를 나타내며 T0부터 T4까지 5단계로 분류한다. 숫자가 크면 예후가 나쁨을 의미한다. N(Node)은 림프선으로, 주위 림프절 전이 정도를 나타내는데 N0부터 N3까지 4단계를 나타내며 마찬가지로 숫자가 크면 예후가 나쁘다. M(Metastasis)은 전이로 M0는 이웃 장기에 전이가 없는 것을 나타내며 M1은 전이가 있는 것을 나타낸다. 이 TNM의 정도를 조합하여 병기를 결정한다. 그리하여 I기는 조기암으로, II는 경증암, III기는 중기암, IV기는 말기암이라고 하며 흔히 II기 이상을 진행암이라고 한다.

7. 종류

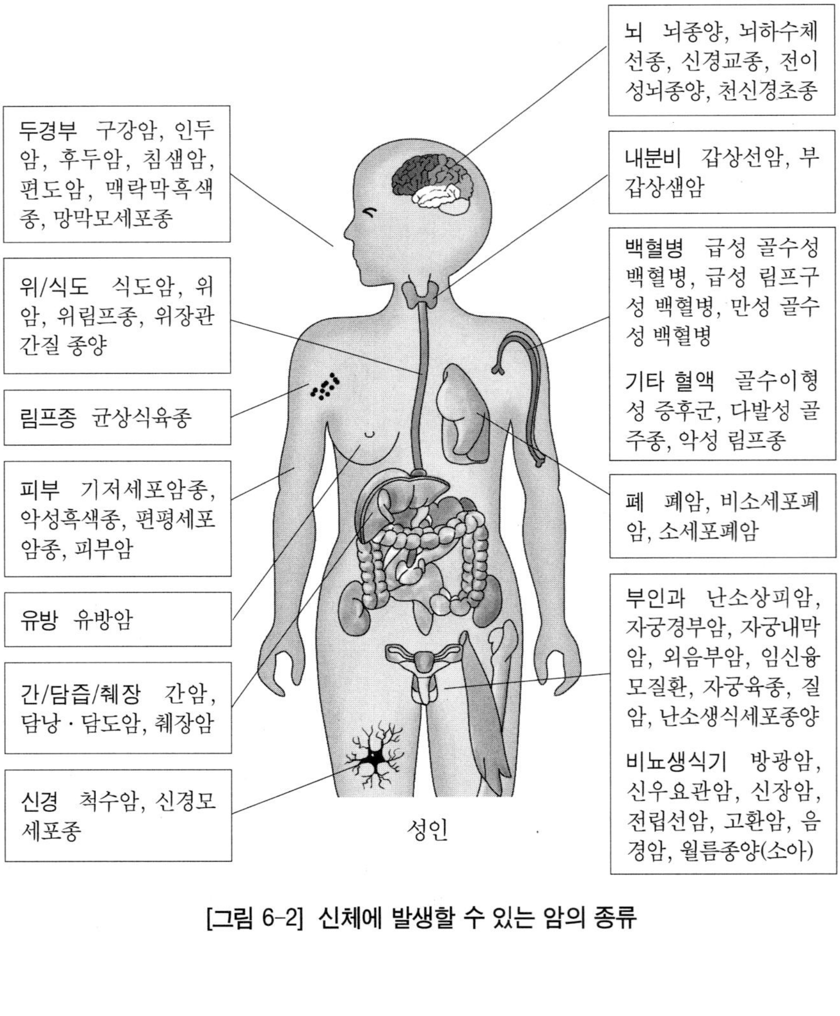

[그림 6-2] 신체에 발생할 수 있는 암의 종류

8. 암 관련 통계

1) 암 발생률

국가 암 발생 통계 산출 결과, 1999년에서 2007년까지 암 발생자 수는 1,150,507명이었으며 연평균 127,834명이었다. 남자는 70,305명, 여자는 57,640명이었으며 연령 표준화 발생률은 1999년 10만 명당 219.9명에서 2007년 268.5명으로 연평균 2.9% 증가율을 보였다.

표 6-2 1999년~2007년 암 발생자 수, 조발생률, 연령 표준화 발생률 (단위: 명, 명/10만 명)

구분	성별	1999년	2000년	2001년	2002년	2003년	2004년	2005년	2006년	2007년
발생자 수	계	101,032	101,772	111,234	117,089	124,835	133,530	145,858	153,237	161,920
	남	57,594	58,016	62,841	65,531	69,102	73,217	79,161	82,027	85,257
	여	43,438	43,756	48,393	51,558	55,733	60,313	66,697	71,210	76,663
조발생률	계	214.2	214.1	232.3	243.3	258.4	275.4	299.6	313.5	329.6
	남	243.2	243.1	261.5	271.3	285.1	301.1	324.3	334.7	346.2
	여	185.0	184.9	203.0	215.1	231.5	249.6	274.8	292.1	312.8
연령 표준화 발생률	계	219.9	214.1	226.3	229.8	236.8	244.9	258.3	262.7	268.5
	남	291.9	283.4	294.9	296.5	299.7	304.7	317.1	315.0	313.7
	여	173.3	169.0	182.0	188.2	198.0	208.9	224.0	233.9	246.0

출처: 보건복지가족부, 중앙암등록본부(2009. 12a).

2) 암 종별 발생 현황

2006년 주요 암 발생 현황을 살펴보면 위암이 가장 많이 발생하였으며, 그다음으로 대장암, 폐암, 갑상샘(선)암, 간암, 유방암, 전립샘(선)암

순으로 나타났다.

2007년에도 역시 가장 많이 발생한 암은 위암으로 나타났으며, 이어서 갑상샘(선)암, 대장암, 폐암, 간암, 유방암, 전립샘(선)암 순으로 많이 발생하는 것으로 나타났다. 남자의 경우 위암이 가장 많이 발생하고, 다음으로 폐암, 대장암, 간암, 전립샘(선)암의 순이었으며, 여자의 경우 갑상샘암, 유방암, 위암, 대장암, 폐암의 순이었다.

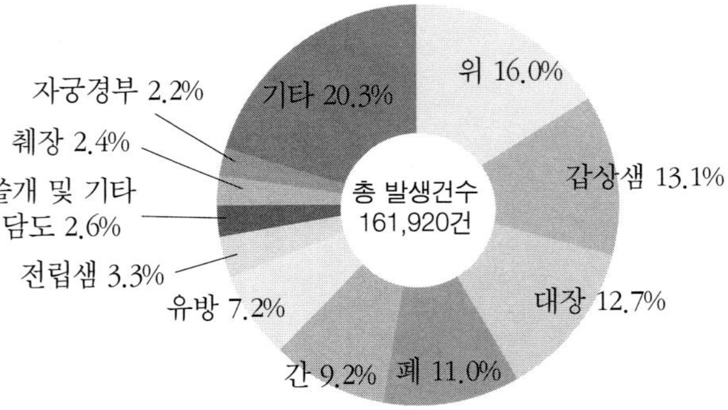

[그림 6-3] 암 발생 분율(2007년)

출처: 보건복지가족부, 중앙암등록본부(2009. 12a).

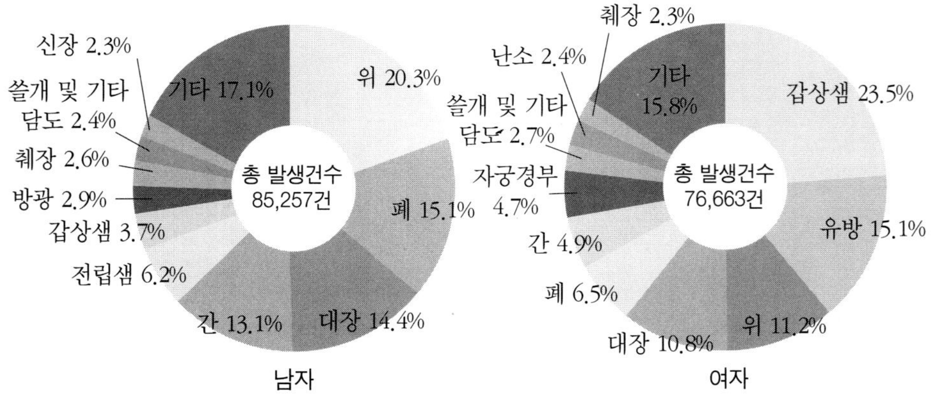

[그림 6-4] 성별 암 발생 분율(2007년)

출처: 보건복지가족부, 중앙암등록본부(2009. 12a).

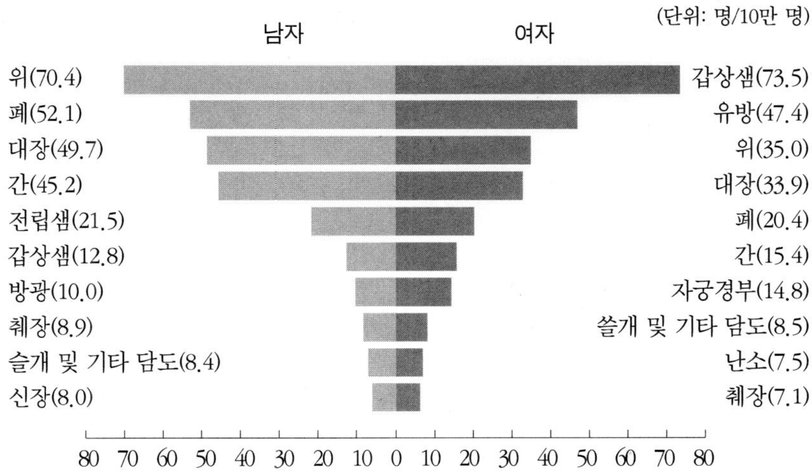

[그림 6-5] 성별 10대 암 발생률(2007년)

출처: 보건복지가족부, 중앙암등록본부(2009. 12a).

3) 연령군별 암 발생 순위

연령군별 암 발생 순위를 살펴보면, 0~14세의 경우 남녀 모두에서 백혈병이 가장 많이 발생했으며, 15~35세에는 남녀 모두에서 갑상샘암이, 35~64세에는 남자는 위암, 여자는 갑상샘암이, 65세 이상에서는 남자는 폐암, 여자는 대장암이 가장 많이 발생하는 것으로 나타났다.

표 6-3 연령군별 암 발생 순위(남자) (2007년 기준, 조발생률, 단위: 명/10만 명)

순위	0~14세군	15~34세군	35~64세군	65세 이상
	모든 암(13.5)	모든 암(30.2)	모든 암(393.3)	모든 암(2196.8)
1	백혈병(4.5)	갑상샘(6.2)	위(87.9)	폐(456.9)
2	뇌 및 중추신경계(2.4)	백혈병(3.0)	간(67.2)	위(422.3)
3	비호지킨 림프종(1.4)	위(2.9)	대장(60.8)	대장(305.2)
4	신장(0.3)	비호지킨 림프종(2.7)	폐(40.5)	간(211.8)
5	고환(0.3)	대장(2.1)	갑상샘(22.3)	전립샘(209.9)

출처: 보건복지가족부, 중앙암등록본부(2009. 12a).

표 6-4 연령군별 암 발생 순위(여자) (2007년 기준, 조발생률, 단위: 명/10만 명)

순위	0~14세군	15~34세군	35~64세군	65세 이상
	모든 암(12.1)	모든 암(73.5)	모든 암(432.2)	모든 암(932.4)
1	백혈병(3.8)	갑상샘(35.3)	갑상샘(135.1)	대장(154.4)
2	뇌 및 중추신경계(1.9)	유방(9.8)	유방(92.8)	위(153.6)
3	비호지킨 림프종(0.8)	위(4.7)	위(37.8)	폐(113.7)
4	난소(0.7)	자궁경부(4.7)	대장(36.7)	간(74.5)
5	신장(0.5)	난소(3.0)	자궁경부(23.4)	갑상샘(55.6)

출처: 보건복지가족부, 중앙암등록본부(2009. 12a).

9. 진 단

1) X선 촬영

X선 촬영은 환자에게 X선을 투사하여 부위별 투과량에 따라 필름의 감광량이 다른 것을 이용하여 인체 내의 장기를 영상화하는 검사 방법으로 가장 널리 이용된다. 환자는 호흡을 잠깐 멈추는 것 이외에 불편함이나 고통이 없는 간편한 검사법으로써, 한 장의 사진에 나타나므로 전체적 윤곽의 파악이 쉽고 또한 추적 검사가 용이하여 병변의 변화를 관찰할 수 있다.

2) 조영제 촬영

바륨(우유 같은 액체)을 먹이거나 주사한 후에 투시를 통하여 각종 질환을 진단하는 방법이다. 주로 위장이나 대장, 신장이나 방광 등을 검사하는 경우에 사용된다.

3) 전산화 단층 촬영(CT)

얇은 횡단면에 연필형 X선 빔을 여러 방향에서 조사한다. 피사체를 투과한 X선을 받아들이는 특수한 검출기를 사용하여 검출기에 기록된 정보를 컴퓨터에서 수학적인 기법을 사용, 피사체의 단면을 영상으로 재구성하는 방법이다. 인체의 횡단면에 대한 해부학적 구조를 나타내어 구조물의 겹침이 없이 관심 영역만을 표현할 수 있으며 보다 더 잘 관찰하기 위해 조영제를 같이 사용하기도 한다. 최근의 CT는 횡단면만이 아닌 여러 방향으로의 영상 재구성이 가능해졌고 3차원 영상도 얻기 쉬워졌다. CT는 인체의 거의 모든 암에 대하여 이용되고 있으며 약 1cm 이하 크기의 암도 발견할 수 있다.

4) 자기공명영상 검사(MRI)

자석을 이용하여 인체의 단면 영상을 얻는 방법으로 인체 내부를 관찰하여 정확한 진단을 가능하게 해 준다. MRI는 현재까지 개발된 여러 종류의 의학 영상 가운데 성능이 가장 뛰어난 것 중 하나로 암을 비롯하여 중요한 질환이 의심될 때 정밀 진찰을 위해 시행하게 된다. 환자를 자석통 속으로 들여보낸 후 고주파를 가하면 환자 몸의 특정한 원자핵(대개 수소 원자핵)에서 공명 현상이 일어나고 신호(signal)가 방출되는데 이 신호를 기계가 탐지하여 화면에 영상을 만드는 것이다.

MRI는 CT보다 화질이 훨씬 뛰어나며 특히 뇌나 척추, 사지 부위의 검사에서 월등하다. 또한 원하는 어떤 방향의 단면이라도 얻을 수 있어 3차원적으로 파악할 수 있으며 여러 다른 테크닉으로 영상을 얻어 그 조직의 특성을 파악함으로써 보다 정확한 진단을 내리는 데 도움이 된다. 또한 X선을 사용하지 않음으로써 방사선 노출이 없고 조영제를 사용하지 않거나 사용하더라도 조영제의 부작용이 적은 점도 유리한 점이다.

단점으로는 검사 비용이 비싸고 검사 시간이 보통 30분~1시간 정도로 많이 걸리며 기기나 금속물을 부착하고 있는 환자에게는 시행할 수 없다는 점이 있다. 또한 검사 도중 환자가 움직이면 영상의 질이 매우 떨어지고 자석통 내 검사 공간의 크기가 제한되어 있다.

5) 초음파 검사

인체 내부에 음파를 발사하여 각기 장기의 특성에 따라 다른 음파의 반사도를 통해 내부 장기의 상태를 검사하는 방법이다. X선을 이용하는 다른 방사선 검사가 미치는 영향에 비해 매우 안전한 검사라고 할 수 있고 정기적인 검사를 할 때 이용 가능한 검사 방법이다.

6) 조직 검사

절제 및 생검을 통해 진단하는 방법으로 절제 생검, 펀치 생검, 침 생검 등이 있다. 절제 생검으로 얻은 암 조직을 유리 슬라이드로 만들어 진단의 확인이나 좀 더 자세한 병변의 성상을 파악, 환자의 예후 추측이나 치료 방침에 관한 정보를 얻는 데 목적이 있다.

7) 기타

내시경 검사나 유전자 진단, 세포병리 검사 등 다양한 방법들이 암을 진단하는 데 사용되고 있다.

10. 치 료

1) 외과적 치료

암에 대한 일차적인 처치로서 장기에 있는 암의 근원을 제거하는 동시에 접촉 전이 및 림프선 전이를 절제하여 수술 후 보조요법의 치료 방향을 정하고 치유하는 것이다. 장기의 암인 경우에 암 병소 제거 여부에 따라 절제 수술(암 병소를 제거), 고식 수술(완전 제거하지 못하고 임시적으로 장기 기능을 보존하기 위한 수술), 개폐 수술(개창한 후 암 병소 및 전이가 심하여 제거 수술을 못하고 봉합)이 있다.

2) 레이저치료

절제 수술의 경우 정상 세포조직을 동시에 제거하기 때문에 환자의 정상적인 생활이 곤란해짐에 따라 간 기능을 최대한도로 보호하는 수술 방법으로 레이저 광선을 이용한 치료법이 사용된다. 이 치료법에는 고출력 레이저를 이용하여 종양을 소작 및 절개하는 종양소작법과 저출력 레이저에 의해 발생하는 광화학 반응을 이용하는 광선역학적 치료법이 있다.

3) 방사선치료

방사선치료는 절제할 수 없었던 암을 절제가 가능하도록 하고, 종양세포의 생육성을 감소시켜서 수술 중 전이를 방지할 수 있으며, 보조적으로 이용되어 잔류 병변의 치료로 국소 재발을 감소시키기 위한 용도로 사용되기도 한다. 겉으로 드러나 있거나 주변에 부작용을 일으키기 쉬운 기관이 없는 경우나 종양 자체가 방사선에 민감하여 쉽게 소멸되는 경우에는 효과가 좋으나 종양의 방사선 민감도가 낮거나 종양의 위치가 부적합한 경우에는 정상 조직의 높은 부작용률로 인해 충분한 방사선치료를 시행할 수 없으므로 효과가 낮다.

4) 항암제 치료

알킬화제나 대사 길항제 등의 항암제를 사용함으로써 암세포의 증식을 저하시키고 암의 침윤과 전이를 저지하며 최종적으로 암세포를 죽이려는 목적의 치료 방법이다.

5) 기타

이 외에도 분자표적치료, 호르몬요법, 온열요법 등이 존재하며 조혈모세포의 이식이나 간 이식, 내시경 절제술 등이 있다. 보통 각 치료마다 효과에 한계가 있기 때문에 일반적으로 두 가지 이상의 치료법을 병행하여 집합적 치료가 이루어진다.

소아암

1. 원 인

소아 악성 종양의 원인은 아직 규명되지 않았으나, 대부분 환경적인 요인과 유전적인 요인이 함께 관련되어 발생하는 것으로 알려져 있다. 성인에 비해 소아암의 경우, 환경에 직접적인 영향을 받지 않는 조직(조혈, 신경, 결합 조직)에서 발생하는 경향이 있다.

암 발생에 영향을 미치는 환경적인 요인으로는 여러 가지 물리적 요인, 화학 물질 및 미생물 감염이 있다. 원자폭탄, 방사선 노출, 방사선치료, 자외선 조사, 화학 물질, 식이에 포함된 발암 물질 등이 거론되고 있으며 그 밖에 바이러스 감염도 암 발생에 영향을 끼치는 것으로 보고되고 있다.

2. 소아암과 성인암의 차이점

소아암은 성질, 분포 및 예후에 있어서 성인암과 다른 양상을 보인다.

① 소아암은 주로 육종(sarcoma, 비상피세포성)이며, 성인암은 주로 암종(carcinoma, 상피세포성)인 특징을 갖는다.

② 성인의 경우 조기암을 시사하는 종양표지자가 많지만 소아의 경우는 집단 선별 검사로 발견할 수 있는 경우가 많지 않다. 다만 신경모세포종의 경우 종양에서 분비하는 물질인 바닐릴만델릭산(vanillylmandelic acid)이 소변에서 증가할 수 있다.

종양표지자란 암세포가 있는 것을 나타내어 주는 물질을 총칭하는 말이다. 다시 말해 '암세포가 만드는 물질, 또는 체내의 정상 세포가 암세포와 반응해서 만드는 물질 중 혈액이나 조직, 배설물 등에서 그 물질을 검사하는 것이 암 진단이나 치료의 지표로서 도움이 되는 것'이라고 정의할 수도 있다.

③ 소아암은 성장이 빠르고 침윤성이며 조직이나 장기의 심부에서 발생한다. 따라서 암이 상당히 진행될 때까지 증상이 나타나지 않으며, 진단 당시에 이미 80% 정도가 원격 전이(암세포가 원발장기를 떠나 혈관이나 림프관을 따라 다른 장기로 퍼지는 것)가 일어난 상태로 발견된다. 반면 성인암은 진단 당시에는 20% 정도만이 원격 전이가 일어난 상태다.

④ 소아암은 성인암과 달리 발암 물질에 노출된 병력이 거의 없으므로 예방이 어렵다.

⑤ 소아암은 성인암보다 화학요법에 대한 반응이 좋아 치료 성적이 훨씬 나은 편이다. 소아암은 전체적으로 5년 생존율이 70%를 상회하며 2000년에 들어서는 80%에 이른다.

3. 소아암의 종류와 관련 통계

대표적인 소아암에는 백혈구에 발생하는 암으로 비정상적인 백혈구(백혈병세포)가 혈액에 과도하게 증가하는 백혈병이 있다. 백혈병에는 미분

표 6-5 국제소아암분류 기준에 따른 소아암 발생률 (단위: 명, %)

진단별	발생자 수	비율
백혈병, 골수증식성 질환과 골수 형성 이상 증후군	387	34.0
림프종 및 세망내피성 신생물	114	10.0
중추신경계통 및 각종 머리내 및 척수내 신생물	158	13.9
신경모세포종 및 다른 말초 신경세포 종양, 교감신경 계통	77	6.8
망막모세포종	26	2.3
신종양	39	3.4
간종양	17	1.5
악성 골종양	70	6.2
연조직 및 다른 골외 육종	69	6.1
생식세포 종양, 영양막 신생물 및 생식선의 신생물	106	9.3
다른 악성 상피성 신생물 및 악성 흑색종	52	4.6
다른 및 상세불명 악성 신생물	23	2.0
합계	1,142	100.0

출처: 보건복지가족부, 중앙암등록본부(2009. 12b).

화 림프구 세포로부터 생기는 림프구성 백혈병과 미분화 골수구 세포로부터 생기는 골수구성 백혈병이 있다. 이 밖에 소아기에 생길 수 있는 암 가운데 높은 발생률을 보이는 뇌종양, 림프조직이 많은 신체 부위 어디에서나 생길 수 있는 악성 림프종양 등이 있다. 또한 3세 이하의 나이에서 흔히 볼 수 있는 신경모세포종, 신장의 일부에서 발생하여 정상 신장조직을 압박하는 윌름 종양 등이 있다.

국내에서 발생하는 15세 미만의 암 환자 수는 전체 암 환자 수의 약 2% 미만이며 2007년에 발생한 소아암 환자 수는 1,142명으로 보고된다. 소아암은 성인에 비해 그 발생 빈도가 비교적 낮은 편이나 소아 사망 원인 중 사고에 이어 두 번째로 흔한 원인이다. 소아암은 15세 이하의 아동 10만 명당 매년 14명 내외의 빈도로 발생한다.

4. 증 상

소아암세포는 기본적으로 매우 빨리 자라는 성질이 있어 병의 시작에서부터 진단까지 걸리는 시간이 보통 약 3개월에서 6개월 정도다. 성인암이 조기에 발견되면 치료가 잘되듯이 소아암 역시 조기에 발견하면 치료가 더 잘되고 예후도 좋다. 하지만 대부분의 경우 일반적인 병의 증상과 구별이 쉽지 않기 때문에 조기에 발견하기가 어렵다. 다음은 주의 깊게 살펴보아야 할 소아암 증상들이다.

① 아이가 창백하고 검사에 의해 빈혈이 지속된다든지, 피가 잘 멎지 않거나, 온몸에 멍(점상출혈, 반상출혈)이 있는 경우에 손으로 눌러도 멍의 색에 변화가 없는 경우
② 원인을 설명할 수 없는 발열이 3주 이상 지속되는 경우
③ 통증이 3주 이상 지속될 경우(뼈의 통증은 백혈병, 신경모세포종, 골육

종 등에서 흔히 나타나는 증상으로 아프다고 호소하는 부위를 못 만지게 하며 예민하고 날카로운 경계를 보일 경우 신속히 진찰을 받도록 한다.)

④ 계속 자라는 종괴가 있을 경우(특히 체중 감소를 함께 보일 때)

⑤ 지속적으로 두통을 호소하며 구토를 동반하고, 특히 새벽에 심한 경우

5. 치 료

소아암은 꾸준히 치료하면 전체적으로 약 70% 이상이 완치된다. '완치'라 함은 원래의 질병이 완전히 치료되어 더 이상 재발하지 않는 경우로 같은 질병에 걸릴 가능성이 건강한 다른 아이들과 똑같은 경우를 말한다. 하지만 소아암 치료 기간은 성인에 비하여 더 길며 치료 과정도 복잡하다.

치료 방법으로는 기본적으로 ① 항암제를 투여하는 항암화학요법, ② 수술, ③ 방사선치료를 병합하는 것이 원칙이다. 소아암은 진단 시 전이하는 경우가 많으므로 대체로 이 세 종류의 치료가 필요하다. 경우에 따라서는 골수와 말초혈을 이용한 조혈모세포 이식과 같은 치료 방법을 쓰기도 한다.

6. 소아백혈병

백혈병세포는 골수의 정상 혈액세포가 어떤 원인으로 인해 암세포로 전환된 것이다. 백혈병세포는 무한정으로 증식하여 정상 혈액세포가 자라날 공간을 점유하여 적혈구, 백혈구 및 혈소판의 수가 줄어들게 된다. 골수에서 말초혈액으로 나온 백혈병세포들은 혈액을 따라 전신에 퍼지게 되고, 간이나 비장, 림프절을 침범한다. 또한 백혈병세포는 뇌, 척수와 같

은 중추신경계를 침범할 수 있다.

백혈병은 소아기 암 중 가장 많다. 15세 이하에서 1/3에 달하며, 림프종을 포함하면 소아기 악성 종양의 약 반을 차지한다. 소아기의 백혈병은 그 세포의 형태 및 경과에 따라 급성과 만성으로 나뉘는데, 95% 이상이 급성 백혈병으로, 보통 골수 검사에서 모세포(백혈병세포)가 25% 이상이면 급성으로 부른다.

'급성'이란 말은 급격히 또는 갑자기 질병이 확산된다는 의미다. 급성 백혈병은 급성 림프구성 백혈병(약 60~70%의 빈도) 및 급성 골수성 백혈병(약 30%의 빈도)으로 나누어진다. 만성 골수성 백혈병은 소아에서는 드물고 성질이 전혀 다르다. 급성 백혈병의 원인은 아직까지 확실히 밝혀진 것은 없지만 다음 요인들이 백혈병의 발병에 중요한 역할을 하는 것으로 알려져 있다.

- 이온화 방사선
- 화학 약품: 벤젠, 중금속, 살충제 등
- 약물: 알킬화 제제는 급성 골수성 백혈병의 발생을 증가시킨다.
- 유전: 일란성 쌍생아 중 1명이 백혈병일 경우 다른 1명이 백혈병에 이환될 확률은 약 20% 정도 된다.
  - 백혈병 부모의 자식의 경우 보통 아이들보다 약 4배 정도 백혈병에 이환될 확률이 높다.
  - 다운 증후군같이 염색체 이상을 동반하는 질환은 백혈병의 이환율이 높다.
  - 선천성 무감마글로불린증을 비롯한 선천성 질병을 가지고 있는 환아의 경우 백혈병 발생이 증가하는 것으로 알려져 있다.

1) 급성 림프구성 백혈병

급성 림프구성 백혈병(acute lymphoblastic leukemia: ALL)이란 병균과 싸우는 혈액 내의 백혈구 중 '림프구'라는 세포가 매우 많아지는 병이다. 림프구는 정상적으로 소아의 혈액 내, 골수 내에 있는 세포이지만 이것이 미성숙한 채로 많아지면 병이 생긴다. 급성 림프구성 백혈병은 모든 소아 암의 1/3 정도를 차지하며, 3~5세에서 가장 많이 발생한다.

림프구는 항체라고 불리는 물질을 만들어 내면서 병균과 싸운다. 급성 림프구성 백혈병의 경우 미성숙한 림프구가 너무 많아 외부의 침입 물질에 대한 방어 역할을 제대로 할 수 없고, 골수에서 정상적으로 만들어지는 다른 세포들을 만들 때 방해가 된다. 일란성 쌍생아, 다운 증후군이나 선천성 면역결핍질환에서 많이 발생하지만, 좀처럼 유전되는 질환은 아니고 다른 암과 마찬가지로 전염되지 않는다.

병의 원인은 아직 알 수 없으나 벤젠과 같은 화공 약품이나 많은 양의 방사선에 노출될 경우 생길 수 있다.

(1) 증상

감기나 다른 흔한 질환과 비슷한 경우가 많아 병이 상당히 진행할 때까지도 백혈병에 걸렸는지 잘 모르는 경우가 있다.

① 혈액을 구성하는 정상 세포(적혈구, 백혈구, 혈소판)들이 부족하여 생기는 증상
- 적혈구 부족: 빈혈, 창백, 무기력, 식욕 부진, 빈맥(맥박이 빨라짐), 호흡 곤란, 심비대, 심잡음 등
- 백혈구 부족: 각종 감염, 폐렴, 열, 패혈증 등
- 혈소판 부족: 각종 출혈(피부자반, 코피, 장출혈, 혈뇨, 눈[망막]출혈, 뇌출혈 등)

② 미성숙 림프구가 여러 기관(비장, 간, 골수, 림프절, 뼈, 뇌 등)을 침범하여 생기는

증상: 비장이나 간이 커지고, 목 주위나 겨드랑이 등의 림프절이 붓게 된다. 뼈의 침범으로 환자는 뼈의 통증이나 관절통을 호소하며, 뇌를 침범한 경우에는 두통 및 구토, 시력장애, 뇌막염 증상과 신경마비 증상 등도 동반된다.

(2) 진단

급성 림프구성 백혈병은 림프구의 생긴 모양에 따라 세 가지 형태로 나뉜다. 각각 L1, L2, L3라고 하는데 보통 L1 형태가 소아에게 가장 많다. 이처럼 생긴 모양으로 구분하는 방법도 있으나 최근에는 림프구의 발달 순서에 따른 분류를 이용하여 치료의 기초를 삼는 경우도 있다.

처음에는 간단한 혈액 검사를 통해 백혈병이라는 것을 알게 되는 경우가 많은데, 혈액 검사 결과 빈혈, 혈소판 감소 및 미성숙 림프구의 증가 등 이상 소견이 발견되면 골수 검사를 하게 된다. 골수 검사는 단단한 뼈 안의 스펀지 같은 조직 내에 들어 있는 세포들을 꺼내어 확인하는 검사다. 소아의 엉덩이 부위에 소독과 국소마취를 하고, 작은 바늘을 엉덩이뼈 부위에 집어넣는다. 여기에서 적은 양의 골수를 얻으면 현미경으로 백혈병세포의 형태를 관찰한다. 골수에서 얻은 백혈병세포를 통해 유전적인 정보와 면역적인 표현 상태를 알 수 있으며, 이를 통해 급성 림프구성 백혈병의 종류를 다양하게 분류할 수 있다. 이러한 추가적인 분류는 병의 경과를 예측할 수 있게 해 주고 치료 방침을 결정하는 데 도움을 준다. 따라서 골수 검사는 매우 중요한 검사이며 이 검사를 통한 합병증은 거의 없다. 골수 검사를 통해 급성 림프구성 백혈병이 확인되면 척수액 검사를 하게 된다. 척수액 검사는 등 쪽으로 바늘을 넣어 뇌와 척수를 감싸고 있는 물을 조금 빼서 현미경을 통해 백혈병세포가 있는지를 살펴보는 검사다.

(3) 치료

급성 림프구성 백혈병은 항암치료로도 치료 성적이 좋기 때문에 일차적으로 항암치료를 원칙으로 한다. 항암치료는 몇 가지 단계로 나누어 진행된다.

① 관해 유도: 골수 내 백혈병세포를 5% 미만으로 만드는 과정으로 4~5주의 기간이 소요된다.

② 중추신경계 예방치료: 관해유도 후 실시되며, 크게 방사선치료와 항암제의 척수액 내 투여 방법을 통해 이루어진다. 방사선치료는 치료 후 간혹 뇌신경 손상의 합병증이 오는 경우가 있었으나 최근에는 척추에 방사선을 쬐지 않고 방사선 조사량도 줄여 합병증이 줄었다. 또한 예후가 좋은 급성 림프구성 백혈병 소아에게는 방사선치료를 시행하지 않는 경우도 있다. 척수액 내 항암제를 투여하는 방법은 척수액 검사와 동일하게 등 쪽에서 척수액을 항암제 투여량만큼 빼내고 약을 넣어 주는 방법이다. 이 경우에도 구토, 두통, 신경염 등이 일시적으로 나타날 수 있다. 중추신경계(뇌)에서 재발을 하는 경우, 결국 전신으로 재발을 하게 되므로 중추신경계 예방치료는 꼭 필요하다.

③ 공고요법: 관해유도 후 투여하는 강화요법으로, 남아 있는 미세한 백혈병세포를 죽이기 위한 치료다. 이러한 공고(강화)치료는 예후가 좋지 않을 것으로 예상되는 고위험군 소아에게 꼭 필요하다.

④ 유지요법: 관해를 유지하기 위하여 수년간 지속적으로 시행한다. 방법은 주사가 아닌 항암치료약을 먹는 것인데 대개 자기 전에 한 차례 먹는다. 대부분의 치료기관에서 3년 정도를 항암 약제로 유지 치료한다. 여아는 남아보다 치료 기간이 좀 더 짧아 2년간 유지요법을 한다. 그러나 약물치료에 반응하지 않거나 재발의 위험성이 높은 군, 그리고 1차 재발한 군에서 항암치료로 재관해가 된 상태에서는

조혈모세포 이식이 매우 효과적인 치료 방법이다. 조혈모세포는 현재 다양한 공급원(형제, 타인, 제대혈[태반]세포, 자가[자신의 골수])으로부터 얻어 사용이 가능하다.

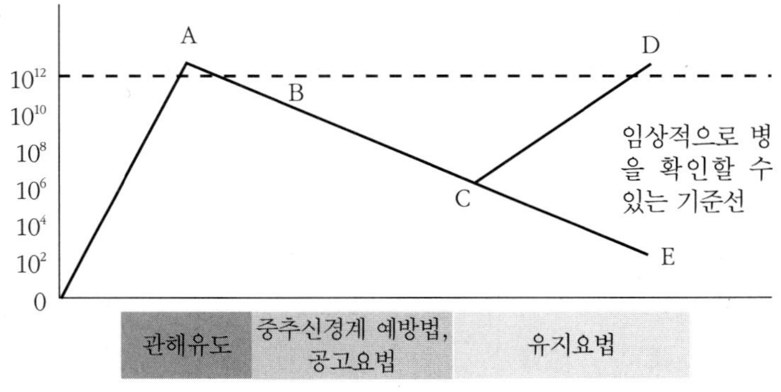

[그림 6-6] 급성 림프구성 백혈병의 치료 과정

출처: 국가암정보센터(2008). 급성 림프구성 백혈병의 치료.

급성 림프구성 백혈병은 [그림 6-6]에서 보는 바와 같이 하나의 암세포로부터 시작하여 기하급수적으로 자라게 되고, 10^{12}개의 세포(모두 모으면 1Kg 정도의 무게)가 되면 임상적 증상이 생기게 되고 진찰과 검사로 진단이 가능하다([그림 6-6]의 A지점). 항암화학요법은 초기에 관해유도요법으로 이 과정이 끝나면 백혈병세포 수는 10^{9}~10^{10}개가 되고, 이때를 완전관해가 되었다고 한다.

[그림 6-6]의 'B지점' 단계를 거친 후 약 2~3년간의 유지요법을 하게 되므로 장기간의 치료 기간이 소요된다(치료가 끝나면 E지점). 만약 치료를 불충분하게 받거나, 백혈병세포가 항암제에 내성이 생기는 경우(C지점)에는 백혈병세포 수가 다시 증가하게 되고, 그림의 D지점에 이르게 되면 재발이라고 판정하게 된다. 이 경우 다시 관해유도를 한 후 조혈모세포 이식 등의 방법으로 치료하게 된다.

(4) 경과 및 예후

급성 림프구성 백혈병은 병기(병의 단계)로 구분하지 않으며 예후에 있어서 가장 중요한 것은 환자의 나이와 진단 당시의 백혈구 수치다. 백혈병은 고형암에서 사용되는 병기를 적용할 수 없다. 그 이유는 진단 시에 이미 백혈병세포가 혈액을 따라 전신에 퍼진 상태이기 때문이다. 따라서 급성 림프구성 백혈병의 경우 병기 대신 예후에 따라 위험군으로 분류한다.

1세 미만과 10세 이상의 소아는 고위험군(치료에 실패할 위험이 높은 군)에 속하며, 진단 당시 백혈구 수치가 높을수록 고위험군에 속한다. 1～10세의 소아를 진단했을 때 백혈구 수치가 낮게 나타나는 경우를 표준위험군이라 한다. 표준위험군의 경우 치료기관에 따라 차이가 있으나 완치율을 70～80%로 보고하고 있다. 고위험군인 경우에도 최근에는 치료 성적이 향상되어 대개 50% 정도의 완치율을 보고하고 있다.

표 6-6 급성 림프구성 백혈병의 분류

구분	내용
표준위험군	진단 당시 백혈구 수가 50,000/mm^3 미만이면서 연령이 1～10세인 경우
고위험군	연령이 11세 이상인 경우 연령과 상관없이 진단 시 백혈구 수가 50,000/mm^3 이상인 경우
최고위험군	진단 당시 1세 미만의 영아인 경우 필라델피아 염색체 등 이상이 있는 경우

그 밖에 간과 비장이 큰 경우, 특정 염색체 이상이 동반된 경우, 가슴에 림프절이 커진 경우, 형태적으로 L3형, 항암치료 시작 1주일 후에도 말초혈액 검사에서 백혈병세포가 남아 있는 경우, 치료 2주째 골수에 남아 있는 미성숙 림프구가 많은 경우, 진단 당시 중추신경계에 백혈병이 존재하는 경우 등이 예후가 좋지 않은 것으로 알려져 있다. 이 외에도 여러 가지 병의 경과를 예측할 수 있는 예후 인자들이 있으나 가장 중요한 것은 나이와 진단 당시 혈액 검사에서의 백혈구 수치다. 일단 완전 관해되었다가

다시 백혈병세포가 증가하여 증상이 나타나고 혈액 검사, 척수액 검사, 골수 검사에서 미성숙 림프구가 발견되면 재발되었다고 한다. 재발은 크게 골수 재발과 골수 외 재발로 나눌 수 있다. 골수의 재발은 소아 급성 림프구성 백혈병 치료 실패의 가장 중대한 요인이다. 골수 외의 재발로 중추신경계나 고환에서만 재발한 경우에도 결국 강화된 치료를 하지 않으면 골수 재발이 2～3개월 내에 오게 되므로 적극적인 치료가 필요하다. 재발된 환자의 경우 예후에 가장 중요한 영향을 주는 것은 관해 이후 재발까지의 기간인데, 그 기간이 길수록 예후가 좋은 것으로 알려져 있다.

(5) 치료 현황

[그림 6-7]은 미국의 한 병원에서 1960년대부터 시작한 급성 림프구성 백혈병의 치료법에 대한 무병생존율을 보여 준다. 1960년대에 9%에 불과하던 무병생존율이 1990년대에 들어와서는 81%로 향상되었다. 이처럼 급성 림프구성 백혈병의 경우 최근 치료 방법의 발전으로 생존율이 급증하고 있다.

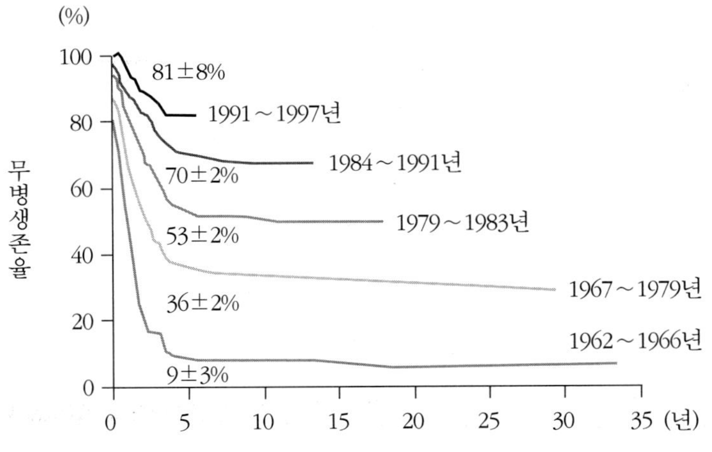

[그림 6-7] 급성 림프구성 백혈병의 치료법에 따른 무병생존율

출처: 국가암정보센터(2008). 소아백혈병의 치료 현황.

2) 급성 골수성 백혈병

골수에서의 백혈구는 크게 림프구와 비림프구성으로 나뉘는데, 급성 골수성 백혈병(acute myeloid leukemia: AML)은 림프구가 아닌 비림프구성 백혈구에서 발생하는 질환이며, 골수모세포(암세포)가 통제되지 않고 만들어짐으로써 여러 가지 증상과 징후가 생기는 것이다.

급성 골수성 백혈병은 소아 백혈병 가운데 약 25~30%를 차지하고, 다른 암과 마찬가지로 전염되지 않는다. 아직까지 원인은 밝혀지지 않았지만, 일란성 쌍생아나 다운 증후군, 선천성 질환에서 많이 발생하며, 신생아에게 선천적으로 생기는 백혈병의 대부분은 급성 골수성 백혈병이다.

(1) 증상

급성 림프구성 백혈병과 같이 골수에서 발생한 암세포 때문에 발생하므로 비슷한 증상(혈액세포의 부족으로 인한 증상, 미성숙 림프구가 침범하여 생기는 증상)을 보인다. 급성 림프구성 백혈병보다 피부 결절(혹처럼 튀어나옴)이나 녹생종, 잇몸 비대, 출혈 증상 등이 더 많은 편이다.

뼈의 통증은 급성 림프구성 백혈병에 비해 흔하지 않으나 비장과 간이 커지는 경우는 더 많다. 목 주위나 겨드랑이 등의 림프절이 붓는 경우도 있으며, 중추신경계를 침범하면 신경계의 증상도 나타난다.

(2) 진단

급성 림프구성 백혈병과 마찬가지로 혈액 검사와 골수 검사를 통해 정확한 진단이 이루어지며, 골수 검사 후 중추신경계의 침범이 있는지를 알기 위해 척수액 검사를 하게 된다. 그 밖에도 유전학적 검사 및 면역학적인 여러 가지 검사를 하면 급성 골수성 백혈병의 종류를 분류할 수 있다.

급성 골수성 백혈병은 FAB 유형으로 분류하는 것이 표준으로, M0에서 M7까지 8개의 아형으로 구분된다. 급성 골수성 백혈병도 진단 시 이미 혈액을 통해 전신으로 퍼져 있는 상태이기 때문에 병의 단계나 시기를 구분하지는 않는다.

(3) 치료

치료의 일차적인 방법은 급성 림프구성 백혈병과 같은 항암제를 이용한 화학요법이다. 백혈병세포들이 일부 조직에만 부분적으로 많이 침범한 경우나 중추신경계를 침범한 경우에는 방사선치료를 함께 시행해야 할 때도 있다. 그 외에도 환자 스스로의 암세포에 대한 저항력을 증강시키는 면역체계의 강화요법이 있는데 이를 생물학적 치료라고 한다.

(4) 경과 및 예후

매우 강력한 병합 화학요법(항암치료)으로 약 80%가 관해에 도달하지만 관해가 되더라도 재발하기 쉬워 급성 림프구성 백혈병에 비해 완치율이 떨어진다. 약물치료만으로는 50% 이하의 생존율을 보여 동종 조혈모세포 이식 혹은 자가 조혈모세포 이식 등 좀 더 생존율을 높일 수 있는 치료를

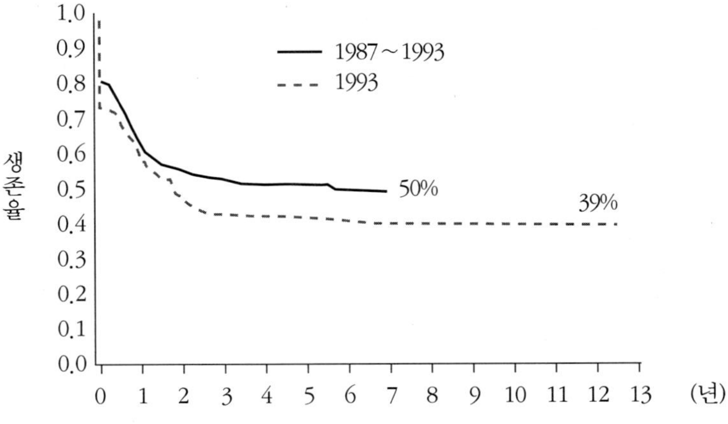

[그림 6-8] 급성 골수성 백혈병의 치료에 따른 생존율

출처: 국가암정보센터(2008). 소아백혈병의 치료 현황.

시도하고 있다. 동종 조혈모세포 이식(공여자: 형제)을 하는 것이 가장 좋은 치료로 알려져 있으며, 장기 생존율은 약 60~70% 정도로 보고하고 있다.

HLA(조직적합항원)가 일치하는 형제가 없을 경우에는 화학요법을 계속 하든지, 또는 비혈연에서 HLA가 일치하는 공여자를 찾아 이식하는 방법을 선택하게 된다. 급성 골수성 백혈병의 치료 성적은 급성 림프구성 백혈병처럼 양호하지 않지만 지난 10여 년간 치료 방법이 현저히 개선되어 왔고, 집중적인 치료로 관해가 성취된 환자 가운데 40~50%가 장기 생존하게 되었다. 그러므로 완치율은 30~40%라고 할 수 있다.

3) 만성 골수성 백혈병

만성 골수성 백혈병(chronic myeloid leukemia: CML)은 백혈구를 만드는 골수 내의 모세포가 성숙하지 않고 너무 많이 만들어져서 일어난다. 급성 백혈병과 달리 매우 천천히 진행되고, 급성 백혈병보다는 약간 성숙된 세포가 말초혈액에서 나타난다. 대부분의 만성 백혈병세포에서는 정상에서 발견되지 않는 필라델피아 염색체가 발견된다. 성인 백혈병 중에서는 약 25%를 차지하지만 소아 백혈병에서는 3~5%를 차지하고 있다.

(1) 증상

병이 서서히 진행되기 때문에 초기에는 뚜렷한 증상이 나타나지 않는다. 의사들이 확인할 수 있는 증상이라면 빈혈로 인한 전신 쇠약감, 피로, 어지러움 등이 있거나 무기력하기도 하며 열이 나거나 포만감이 있는 경우도 있으며, 밤에 땀을 많이 흘리기도 한다. 흔히 비장이 커져 있어 배의 윗부분에 팽배감을 느끼거나 왼쪽 윗배에 덩어리가 만져지기도 한다.

(2) 진단

증상의 발현이 서서히 일어나 우연히 다른 이유로 혈액 검사를 하게 되어 알게 되는 경우가 많다. 혈액 검사상 거의 모든 경우 백혈구의 수가 25,000/㎕ 이상이며 빈혈이 동반되기도 한다. 이때 환자의 혈액 검사에서는 정상인에게서는 볼 수 없는 미성숙세포까지 골수계세포가 성숙하는 모든 단계가 나타난다. 확진을 위해서는 골수 검사를 하게 되는데 골수조직을 통하여 염색체 검사도 함께 하게 된다.

염색체 검사는 세포유전학 검사 및 다른 분자생물학적 방법으로 필라델피아 염색체의 유무를 확인하고 이 결과로 추후 환자의 치료 경과를 추적 관찰하게 된다. 만성 골수성 백혈병은 필라델피아 염색체의 존재 여부에 따라 성인형과 연소형으로 나누어진다. 연소형 만성 골수성 백혈병은 주로 2세 이하의 소아에게 발병한다. 만성 골수성 백혈병의 임상 양상은 세 가지의 병기로 구분할 수 있다. 각 시기마다 환자의 치료 성적과 생존율의 성적이 서로 다르기 때문에 중요하다. 병기는 특징적으로 만성기, 가속기, 모세포 발증기가 있으며 결국은 대부분 모세포 발증기로 진전된다.

(3) 치료

만성 골수성 백혈병의 진정한 관해는 필라델피아 염색체 양성 세포가 모두 없어지고 세포유전학적으로 정상적인 전구세포로 대치되어야만 된다. 이러한 상태는 일반적인 항암치료로는 매우 어려우며 조혈모세포 이식만이 유일한 치료법이다.

특히 만성기에 조혈모세포 이식을 해야 재발의 위험성이 낮으므로, 조혈모세포 이식의 시기가 매우 중요하다. 이에 따라 만성기 환자에 대한 일차적인 치료 목적은 백혈구 증가와 기관의 종대에 의한 증상을 호전시키는 것이며, 가속기나 모세포 발증기로 진행된 경우에는 만성기로 되돌아가게 하는 것이다.

여러 가지 이유로 동종 조혈모세포 이식을 시행하지 못할 경우 대체 치료로 인터페론 치료를 시행한다. 최근에는 성인에게 사용하는 글리벡을 소아에게도 사용하고 있다. 그러나 상당수는 악화되어 가속기로 접어들게 되는데, 가속기에는 발열, 야간 발한(땀) 및 체중 감소와 같은 전신 증상이 나타나면서 말초혈액에서 미성숙한 혈액세포가 증가하며 지금까지 사용해 오던 항암제가 잘 듣지 않는다.

그러므로 최적의 치료는 HLA가 일치하는 형제로부터 골수나 조혈모세포를 이식하는 것이다. 만일 형제 공여자가 없을 경우, 비혈연 공여자를 찾아 되도록 빨리 조혈모세포 이식을 시행하는 것이 좋다. 진단 후 1년 내에 시행하는 것이 이후에 한 경우보다 훨씬 생존율이 높기 때문에 진단과 함께 공여자를 찾는 것이 중요하다.

(4) 경과 및 예후

만성기는 비교적 증상 없이도 수년 동안 지낼 수 있다. 만성기에서는 몇 가지 항암제 치료로 증상이 조절되며 평균 3년 정도 만성기로 살아갈 수 있다. 가속기는 만성기보다 악성 상태로 이환되는 상태로서 발열, 야간 발한 및 체중 감소와 같은 전신 증상이 점진적으로 나타나면서 말초혈액에서 미성숙한 혈액세포가 증가하면서 항암치료에 대하여 저항성을 나타내기 시작한다.

모세포 발증기는 다시 말하면 급성 백혈병기를 말하는 것으로서 이 시기에는 급성 백혈병과 같은 방법으로 치료해야 하며 강력한 항암치료를 해야 하지만 예후는 매우 나쁘다.

4) 백혈병 치료의 부작용

백혈병은 질병 자체만으로도 감염에 대한 저항력이 저하되고 항암화학요법이나 골수 이식 등의 치료 과정에서 정상 세포들의 손상으로 여러 가지 합병증을 초래하게 된다. 백혈구의 감소로 외부에서 침입한 바이러스나 세균에 대항할 능력이 떨어져 감염이 쉽게 발생하게 된다. 38도 이상의 열이 몇 시간 이상 지속될 경우에는 병원 진료를 신속히 받는 것이 필요하다. 적혈구의 감소는 빈혈과 조직에 필요한 충분한 산소를 공급하지 못하여 피로감, 현기증, 안면 창백 등의 증상을 유발하게 된다.

우리 몸에서 지혈 작용을 하는 혈소판이 감소하면 작은 상처에도 쉽게 피가 나고 가벼운 충격에도 멍이 들게 된다. 칫솔질하는 도중에 잇몸에서 피가 날 수도 있고, 심한 경우에는 혈뇨가 나타나고 배변 후에 항문에서 피가 나기도 한다. 항암제로 인하여 입안의 점막이 헐고, 오심, 구토, 설사와 변비, 탈모 등의 증상이 나타나게 된다. 탈모나 오심, 구토 등의 증상은 항암화학요법이 끝나면 회복될 수 있으며 이 외에도 성기능장애, 피부의 색 변화, 부종, 피로 등의 증상이 나타날 수 있다.

골수 이식의 부작용으로는 면역 반응으로 이식편 대숙주 질환이 나타날 수 있다. 이 반응은 기증자의 골수 내 면역세포가 환자의 세포를 공격하고 파괴하여 생기게 된다. 따라서 이식편 대숙주 질환을 예방하기 위해서는 적절한 면역억제제를 투여해야 한다. 백혈병을 비롯한 소아암의 치료 성적이 크게 개선됨에 따라 장기 생존하는 소아암 환자가 증가하고 있고 항암화학요법, 방사선치료, 수술 등에 따른 만성 합병증도 늘고 있다. 만성 합병증으로 각종 장기의 합병증은 다음의 표와 같이 다양하게 나타난다.

표 6-7 침범 장기에 따른 합병증 양상

근골격 기관	• 골격 및 연체조직: 성장장애, 불균형 성장, 척추측만증 • 치아 및 타액선: 치아 발달 장애, 구강 건조
심폐 기관	• 심장: 심근병증, 울혈성 심부전증 • 폐: 폐기능장애, 종격동근위섬유조직증식증, 방사선 폐렴
비뇨생식기 기관	• 신장: 세뇨관 기능장애, 사구체 기능장애, 신부전증 • 방광: 출혈성 방광염, 방광섬유증
내분비 기관	• 뇌하수체: 성장호르몬, 갑상선자극호르몬, 황체형성호르몬, 난포자극호르몬, 부신피질자극호르몬의 분비 이상, 성장장애, 사춘기 조발 현상 • 생식선: 초경 지연, 무정액증, 불임증 • 갑상선: 갑상선 기능 저하증, 갑상선 결절, 갑상선암

신경 기관	• 중추신경계: 신경인지력결핍, 백뇌질증, 경련, 마비운동장애, 방사선괴사, 뇌혈관사고, 미세혈관병증 • 말초신경계: 편측마비, 청각장애, 백내장

그 외 중요한 것이 이차 악성 종양의 발생이다. 이차 악성 종양이란 항암제나 방사선 같은 치료 수단이 암을 유발하는 현상이다. 국제소아암연구회의 연구 결과에 따르면 치료를 마친 소아암 환자를 20년 동안 관찰했을 때 3~12%에서 이차 악성 종양이 발생하였다. 이차 악성 종양 중 이차성 백혈병은 대부분 비림프구성 백혈병이며, 알킬화 제제나 에피포도필로톡신(epipodophyllotoxin)을 투여한 경우 잘 생긴다. 이차 고형 종양은 대부분 방사선치료가 원인이며 골육종 및 연부조직 육종이 가장 흔하다.

5) 관리

항암화학요법은 한 번 항암제를 맞고 끝나는 것이 아니라 주기적으로 몇 차례에 걸쳐서 시행하게 된다. 처음에는 손이나 발에 있는 말초혈관을 통해 약을 주입하지만 항암제를 주입할 만한 적당한 혈관을 찾기 힘든 경우에는 특별한 시술을 통해 육안으로 보이지 않는 중심정맥에 카테터(catheter)라는 기구를 삽입하여 항암제를 투여한다. 카테터의 종류는 약물 투입구만 피부 밖으로 보이는 케모포트(chemoport)와 일부의 라인이 피부 밖으로 나와 있는 히크만 카테터(hickman catheter)가 있다. 이러한 카테터를 삽입하게 되면 부작용이 없는 한 장기간 유치하게 되므로 적절한 교육과 관리가 필요하다.

인체의 피부나 구강점막 등에 정상적으로 살고 있는 세균은 정상적인 면역력을 가진 사람에게는 해가 되지 않으나, 항암화학요법 중의 환아들은 면역력이 저하되어 있어 정상 세균에 의해서도 해를 입을 수 있다. 따라서 환아가 여러 가지 세균에 감염되지 않도록 예방하는 것이 무엇보다 중요하다.

특히 항암제를 맞으면 골수 기능이 저하되어 백혈구 수치가 점점 떨어져 약 2주 후쯤 가장 많이 떨어지게 된다. 이때에는 면역력이 저하되므로 완전 조리된 음식(통조림, 병조림, 캔음료수, 멸균우유, 두유 등), 집에서 만든 음식, 진공 포장된 음식을 먹도록 하고, 익히지 않은 생과일, 생야채, 어육류, 치즈는 피한다.

7. 뇌종양

뇌종양은 소아암 중에서 백혈병 다음으로 흔하고 고형 종양 중에는 제일 흔하다. 뇌종양은 조직학적으로 양성이라 할지라도 위험한 부위에 있고 치료가 어려우므로 악성 종양의 범주에 포함한다. 수술과 관련된 신경외과적 발달, 방사선치료의 발달 및 항암치료의 발달에 따라 치료 결과는 점점 좋아지고 있지만, 아직도 상당수의 뇌종양은 치료가 힘들고, 치료가 되더라도 후유증이 남는다.

1) 증상

소아 뇌종양은 위치, 종류, 종양의 성장 속도, 환아의 나이에 따라 나타나는 증상이 결정된다. 두개 내에서 종양이 커짐으로써 생기는 뇌압 상승과 신경을 압박하여 생기는 국소적인 신경 증상이 주된 증상으로 나타난다.

① 두통은 아침에 더 악화되며 낮 동안에는 가볍게 나타난다.
② 경련, 발작, 오심, 구토, 허약감, 팔다리의 감각 저하가 나타난다.
③ 보행장애나 보행 시 균형 감각 저하, 비정상적인 눈 움직임, 시력 변

화가 나타난다.

④ 졸음, 기억력 변화, 인격 변화, 말투의 변화가 나타난다.

2) 진단

뇌종양으로 의심되는 환자의 평가는 응급 상황이므로, 자세한 병력과 신경학적 검사가 필요하다. MRI 검사가 표준이며, 여기에 CT 검사가 보완적으로 사용될 수 있고, 대천문이 아직 닫히지 않은 영아의 경우 초음파 검사로 진단할 수 있다. 그 외 뇌파 검사나 안과 검사, 혈청을 이용한 검사, 뇌 척수액 검사 등을 시행하기도 한다. 하지만 뇌압이 상승된 경우 뇌 척수액 검사는 위험하므로 시행하지 않는다.

3) 치료

일차적으로 수술 또는 수술과 방사선치료를 함께 주로 하지만, 조직 형태에 따라 병합 화학요법이 시도되고 있다. 치료 시작 전, 대부분의 환자들은 부종을 가라앉히기 위해 부신피질호르몬치료를 받는다. 또 경련을 예방하거나 조절하기 위해서 항경련제가 사용되기도 한다.

4) 경과 및 예후

뇌종양 환자의 생존율은 점점 더 향상되고 있는 편이지만, 상당수의 뇌종양은 아직 최적의 치료법이 확립되어 있지 않다. 생존이 증가함에 따라 후유증이 남는 환자도 많아지고 있다. 운동 및 지각 신경 장애, 간질, 뇌수정, 인식 기능장애, 정신박약, 지능장애가 초래될 수 있다. 내분비장애로 성장호르몬의 결핍, 갑상선 기능의 저하, 범뇌하수체 기능장애 등이 나타날 수 있다.

8. 악성 림프종

악성 림프종은 우리 몸의 림프계의 악성 증식으로 생기는 암으로, 소아 종양의 11%를 차지하며 백혈병, 뇌종양에 이어 세 번째로 흔한 종양이다. 악성 림프종은 생물학적 특성에 따라 호지킨 림프종(Hodgkin's lymphoma)과 비호지킨 림프종(non-Hodgkin's lymphoma)으로 나누어진다. 국내에서는 소아림프종의 80~90%가 비호지킨 림프종으로 보고되고 있다.

표 6-8 비호지킨 림프종과 호지킨병의 비교

비호지킨 림프종	호지킨병
• 인접한 곳보다는 멀리 전이된다. • 중심부와 말초 림프절 침범이 빈번하다. • 목 주위와 장간막 림프절 침범이 빈번하다. • 림프절 외의 증상이 드물지 않다.	• 순서대로 인접한 곳으로 전파된다. • 주로 중심축에 있는 림프절 침범으로 말초 림프절 침범은 드물다. • 목 주위 및 장간막 림프절 침범은 드물다. • 림프절 밖으로의 침범은 드물다.

1) 비호지킨 림프종

림프구는 크게 T세포와 B세포로 구성되어 있다. 비호지킨 림프종은 T세포와 B세포 중의 하나가 계속 자라는 것을 말한다. 비호지킨 림프종은 호지킨병과는 달리 병의 초기부터 림프절 이외의 부위에서 발병되는 경우가 많고, 내부 장기를 동시에 침범하는 경우도 있다. 또 진행되어 가는 양상이 빨라 급속히 전신으로 확산되므로 강력한 항암제 치료가 필요하다.

(1) 증상

① 가슴의 종격동에 발생: 기도를 압박하여 기침, 호흡 곤란, 흉통, 삼킴 곤란 및 상대정맥 증후군(기도의 압박으로 인한 호흡 부전, 목이나 얼굴

에 부종 및 충혈 현상)이 생길 수 있다.

② 복부에 발생: 복통, 복부 팽만, 장폐색증, 배변습관의 변화나 장 출혈을 보일 수 있다.

③ 골수를 침범: 백혈병과 같이 빈혈, 혈소판 감소증이 올 수 있다.

④ 중추신경계를 침범: 신경마비의 증상을 보일 수 있다.

(2) 진단

반드시 침범된 림프절의 조직 검사를 필요로 하는데 독립적으로 림프절만 침범한 경우에는 외과적으로 절제하거나 침생검으로 검사할 수 있다. 종격동에만 있는 경우는 종격동 내시경이나 흉곽절개술로 확인하며, 흉막액이 동반된 경우에는 흉막액으로 세포 검사나 면역표지자 검사를 시행한다.

물론 일반 혈액 검사와 단순 방사선 촬영, 컴퓨터 단층촬영 등이 필요하다. 또한 종양이 어디까지 퍼져 있는지를 확인하기 위하여, 골수 검사와 방사선 동위원소 촬영 등을 시행하게 된다.

(3) 병기

비호지킨 림프종의 병리학적 진행 과정과 주위 조직 침윤 정도에 따라 병기를 구분하면, (1기) 한 영역의 림프절이 침범된 경우, (2기) 상반신 또는 하반신만의 림프절 영역이 2개소 이상 침범된 경우, (3기) 상반신, 하반신 림프절 영역이 침범되어 있는 경우, (4기) 장기까지 침범해 있거나, 골수와 혈액 중에 악성 세포가 퍼져 있는 경우로 나누어질 수 있다.

(4) 치료

악성 림프종은 전신적인 질환으로 보아야 하며 소아의 경우 급속히 퍼져 나가므로 국소적인 치료보다는 전신적인 치료가 필요하다. 종양을 수술적으로 제거하는 것은 큰 의미는 없으나, 복부에서 덩어리로 만져지는 경우에는 수술적인 제거가 필요할 수 있다. 복부 이외의 부위에 생기는 경우는 대개 수술로 조직 검사를 하여 진단한 후 항암제를 투여하게 되며, 필요한 경우에는 방사선치료를 포함시키게 된다.

(5) 경과 및 예후

국소적인 림프종은 90% 이상, 3기 이상 진행된 경우에도 60~80%의 무병생존율이 보고되고 있다. 재발된 비호지킨 림프종은 일반적인 항암치료에 잘 반응하지 않으므로 항암치료로 관해를 유도한 후 조혈모세포 이식이나 골수 이식을 시행해야 한다.

2) 호지킨병

림프계의 악성화에 의해 일어나는 악성 종양으로 5세 이하에서 아주 드물고 소아기를 통해 점차 증가하여 30대에 가장 많이(악성 종양으로, 심각한 상태로 많이 발견된다) 나타난다. 남녀의 발생 비율은 2 : 1이며, 특히 10세 이하에서 발견되는 경우 90%가 남아에서 발견된다. 원인으로는 유전적 소인, 바이러스 감염, 면역 결핍 등이 관련이 있다.

(1) 증상

림프절 비대는 기침, 가슴 통증, 호흡장애를 유발한다. 소아기 때는 림프절 크기가 커져도 통증이 없을 수 있다. 그 밖의 증상으로는 발열, 이유 없는 급격한 체중 감소, 밤중의 발한, 피로, 피부의 가려움증 등이 있다.

(2) 진단

혈액 검사에서는 정구성 정색소성 빈혈 혹은 자가면역성 용혈성 빈혈의 소견을 보인다. 림프절 조직 검사로 진단이 이루어진 후에는 호지킨병이 어디까지 퍼져 있는지 정밀 검사가 필요하다. 단순 방사선 사진과 흉부 CT로 폐, 종격동, 림프절을 확인할 수 있고, 복부는 초음파 검사나 복부 CT로 간이나 대동맥 주변 림프절의 침범 여부를 확인할 수 있지만 진단이 확실하지 않은 경우에는 개복 수술을 하여 비장 적출이나 간조직 검사도 시행해야 한다.

(3) 병기

호지킨 림프종의 병리학적 진행 과정과 주위 조직의 침윤 정도에 따라 병기를 구분하면, (1기) 종양이 한 림프절 구역이나 한 림프절의 기관 또는 부위에 국한되어 있는 경우, (2기) 2개의 국소 림프절이 침습되었으나 횡경막을 중심으로 같은 쪽에 있을 때, (3기) 2기와 달리 횡경막을 넘어서 2개의 림프절 구역이 침범된 경우, (4기) 실질 장기에 침범된 경우(예: 간, 폐, 골수, 뼈 등)로 나누어질 수 있다.

(4) 치료

호지킨병은 방사선에 예민하여 방사선치료로 완치가 가능하다. 8세 이하에서 방사선치료를 시행할 경우 골 성장과 장기 발달에 지장이 있을 수 있어, 약물치료를 먼저 한 후 방사선치료를 나중에 시행하기도 한다. 방사선치료는 발병한 림프절 부위만 시행하며 소아에서는 25Gy의 저용량 방사선치료와 6회의 항암화학치료를 병행하는 치료가 보편적으로 사용되고 있다.

(5) 경과 및 예후

1기 및 2기인 경우에 90% 이상 완치되며, 3기와 4기의 경우 70% 이상 완치된다. 따라서 치료는 후기 합병증을 가능한 한 적게 하는 것을 고려해야 한다.

7장 겸상적혈구질환

적혈구와 헤모글로빈

겸상적혈구질환

적혈구와 헤모글로빈

1. 적혈구

적혈구(red blood cell, erythrocyte)는 가운데가 패인 원반 모양을 한 붉은색의 혈액세포다. 적혈구는 산소 운반을 위해 특화된 세포로, 세포핵이 없으며, 고도의 산소 보유능을 가진 헤모글로빈이라는 단백질을 대량 포함하고 있다. 이 헤모글로빈의 붉은색이 적혈구가 붉은색을 띠는 원인이 된다.

헤모글로빈은 적혈구 건조 중량의 약 95%를 차지한다. 적혈구는 혈액의 혈구세포 중 가장 많은 수를 차지하며, 정상 적혈구의 수명은 평균 120일이다. 혈액 $1mm^{33}$에 남자는 약 500만 개, 여자는 450만 개가량의 적혈구를 포함하고 있다. 적혈구는 직경이 7.2~8.4μm 정도이며, 두께는 가장 두꺼운 부분이 2~3μm, 중심 부위는 1μm 정도다. 포유류에서는 적혈구의 양면이 오목한 쌍요면 체형으로 되어 있어 좁은 모세혈관을 비교적 쉽게 통과할 수 있다. 적혈구는 포도당을 에너지원으로 사용하며 혈액형은 적혈구세포막의 탄수화물에 의해 결정된다.

적혈구에서 대부분의 산소를 운반하는 물질은 철이온을 가진 헤모글로빈이다. 산소에 대한 헤모글로빈의 친화도(affinity)는 혈중 수소이온의 농도와 2,3-양인산글리세르산(2,3-bisphosphoglycerate: 2,3-BPG)의 영향을 받는다. 혈중 수소이온의 농도가 높을수록(즉, pH가 낮아질수록) 산소에 대한 헤모글로빈의 친화도는 낮아진다. 이산화탄소는 체액에 용해되면 물과 반응하여 중탄산이 되면서 체액을 산성으로 만드는데, 생체조직은 산소에서 에너지를 얻고 결과물로 이산화탄소를 발생시키므로, 생체조직에서는 적혈구가 허파에서 얻은 산소를 쉽게 내놓게 된다.

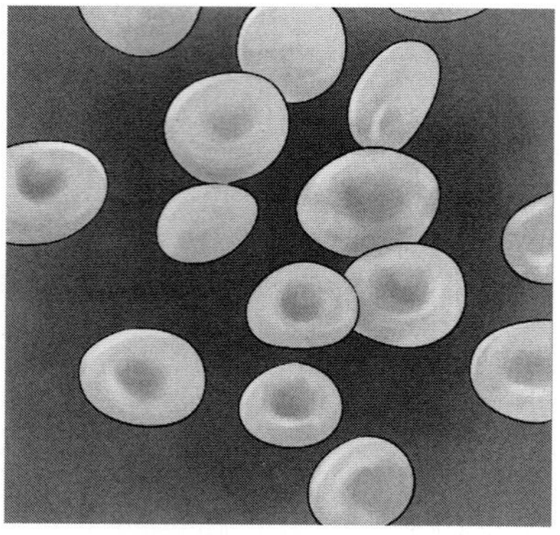

[그림 7-1] 혈액 속의 적혈구 모습

2,3-BPG 역시 산소에 대한 헤모글로빈의 친화도를 떨어뜨린다. 순수한 헤모글로빈은 산소에 대한 친화도가 매우 높다. 실제로 순수하게 분리해 낸 헤모글로빈은 오직 8%의 산소만을 해리시킨다. 이것은 일반적인 생체 환경에서 77%의 산소를 해리시키는 것과는 매우 대조적이다. 이러한 차이는 혈중에 존재하는 2,3-BPG에 의해 설명될 수 있다.

2. 헤모글로빈

헤모글로빈(hemoglobin, 혈색소)은 적혈구에서 산소를 운반하는 단백질이다. 붉은색을 띠며, 철을 포함한다. 헤모글로빈은 산소가 많은 곳, 폐에서는 산소와 잘 결합하고, 산소가 적은 곳에서는 붙어 있던 산소를 쉽게 떼어 내는 성질이 있다.

분자식은 $C_{3032}H_{4816}O_{872}N_{780}S_8Fe_4$이다. 분자식에서 볼 수 있듯이 철 원자가 4개 포함되어 있기 때문에 철이 부족하면 헤모글로빈을 잘 만들 수가 없게 되어 빈혈이 일어나게 된다. 헤모글로빈은 철을 포함한 포르피린 고리와 단백질의 일종(글로빈)을 포함한 헴(heme)이라는 구조 4개가 모여 이루어진다. 철 원자 1개에 대해 한 분자씩의 산소가 결합하므로, 헤모글로빈 한 분자에는 산소 4분자가 결합하여 생체 내에서 산소를 운반하는 일을 한다.

산소가 풍부한 폐나 아가미에서는 산소와 결합하고, 산소가 희박한 조직에 이르면 산소를 떼어 낸다. 산소의 방출은 pH가 낮아질수록 촉진되므로, 이산화탄소가 많고 pH가 낮은 말초조직에서는 산소를 보다 쉽게 떼어 낼 수 있다. 이산화탄소가 혈장 속에 녹아 폐로 운반되어 폐호흡으로 체외에 방출되면 pH는 다시 원상태로 돌아가고 헤모글로빈은 다시 산소와 결합한다.

헤모글로빈은 어류에서부터 포유동물에 이르는 척추동물의 적혈구 속에 널리 분포되어 있다. 일반적으로 1㎕에 400~500만 개의 적혈구가 있고 1개의 적혈구 안에 300만 개 정도의 헤모글로빈이 들어 있다. 골수의 적아세포에서 합성되며 간에서 분해된다. 수명은 약 120일 정도이며 헤모글로빈의 양을 기준으로 빈혈을 진단한다.

산소보다 일산화탄소(CO) 친화력이 200배 이상 좋아 일산화탄소의 농도가 높은 곳에서는 산소보다 일산화탄소를 운반하게 되므로 일산화탄소 중독이 일어날 수 있다. 이때 헤모글로빈이 산소와는 가역적으로 결합하는 것과는 달리 일산화탄소와는 비가역적으로 결합한다.

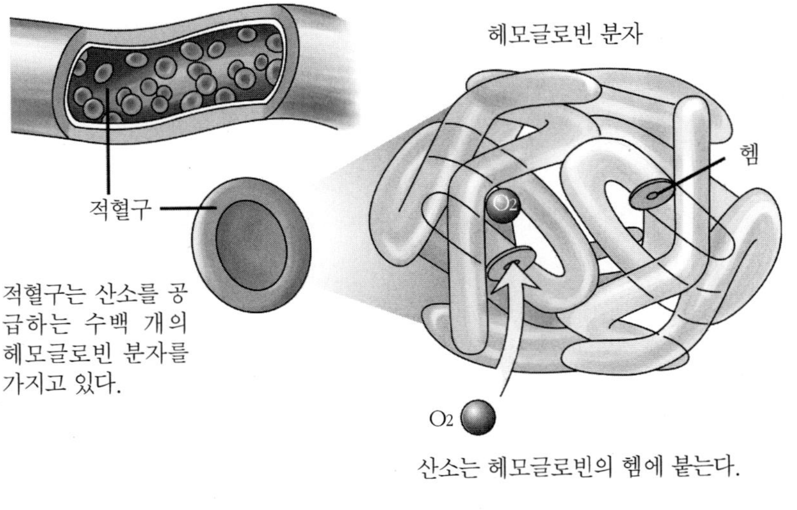

[그림 7-2] 헤모글로빈의 분자 구조

겸상적혈구질환

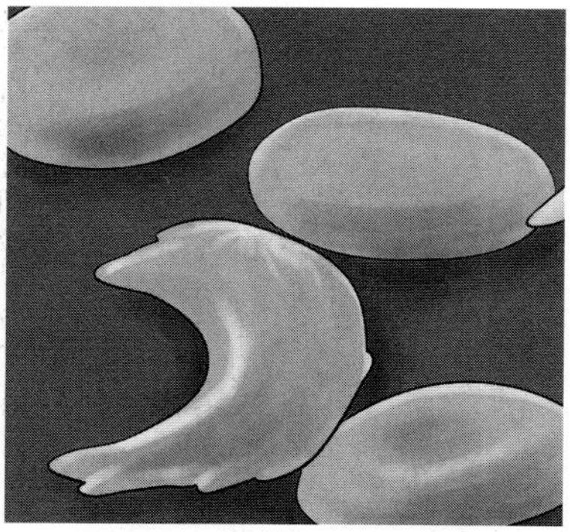

[그림 7-3] 겸상화된 적혈구

겸상적혈구질환(sickle cell diseases)은 혈색소 이상으로 적혈구가 낫 모양의 형태를 띠는 유전성 용혈성 빈혈이다. 이런 겸상화는 적혈구의 유연성을 감소시키고 다양한 합병증의 위험을 초래한다. 겸상화는 헤모글로빈 유전자의 변이 때문에 발생한다. 연구에 따르면 겸상화로 인해 남자와 여자의 기대수명은 42~48년 정도로 짧아진다고 한다. 보통 아동들에게서 나타나는 겸상적혈구질환은 말라리아가 많은 열대 지방이나 아열대 지방의 사람들에게 일반적으로 나타난다.

중부 아프리카 원주민의 1/3이 이 유전자를 가지고 있는데 이것은 이 지역이 말라리아가 일반적이고 겸상적혈구형질을 가지고 있는 것이 생존에 유리하기 때문이다. 겸상적혈구질환의 두 대립 형질 가운데 하나의 형질만을 가지는 겸상적혈구형질은 말라리아 원충의 침입이 적혈구의 겸상화에 의해 멈추어지기 때문에 말라리아에 보다 저항할 수 있게 한다.

1. 유 래

1904년 시카고 내과의사인 제임스 헤릭(James Herrick)이 빈혈이 있는 흑인 의과대학생의 혈액에서 낫 모양(겸상)의 적혈구를 발견하였다. 1923년에 겸상화(적혈구가 낫 모양 형태로 변형되는 것) 현상은 상염색체의 열성 형질로 유전됨이 밝혀졌으며, 적혈구가 낫 모양으로 변형되는 것은 산소 분압이 떨어지는 것과 관련이 있다는 것이 1927년 안(Hahn)과 걸레스피(Gillespie)의 연구에서 알려졌다.

닐(Neel)은 겸상화 현상을 유전적 원리를 통해 두 가지로 설명하였는데, 첫째는 이형접합성의 경우 주목할 만한 임상적 증상이 없는 겸상적혈구형질(sickle cell trait)로 나타나며 동형접합성의 경우는 겸상적혈구빈혈(sickle cell anemia)이 나타난다. 1949년에는 폴링(Pauling)과 동료들이 전기영동법(electrophoresis)을 통해 겸상적혈구빈혈증 환자의 헤모글로빈이 비정상적으로 느리게 이동한다는 것을 보여 주었으며 잉그램(Ingram)은 전기영동법과 색층 분석(chromatography)으로 펩타이드들을 분리하여 겸상적혈구빈혈의 생화학적 성질을 밝혀냈다.

전기영동법 전하를 갖는 물질의 용액에 전장(電場)을 가했을 때 물질이 어느 한쪽의 극을 향하여 이동하는 현상을 전기영동이라 하며, 이때 물질의 전하나 분자량의 차이에 따라 이동도가 달라지므로 그 차를 이용하여 단백질이나 핵산 등의 생체고분자의 분리 및 분석을 하는 방법이 전기영동법이다.

색층 분석(chomatography) 복잡한 혼합물을 분리, 분석하는 기법이다. 화학 분석의 한 방법으로 유리관 안에 흡착제를 채운 후 용액을 넣어 관을 통과하는 동안 용액은 고정상에 대한 흡착도에 따라서 다른 속도로 통과 이동하여, 흡착 칼럼의 다른 높이의 색층을 만들며 분리된다.

동형접합(homozygote) 한 쌍의 상동염색체 상에 존재하는 대립 유전자가 서로 동일할 때를 가리킨다(예: A라는 유전자가 있고, 이 유전자의 우성을 A, 열성을 a로 표기하면 동형접합은 AA나 aa가 된다).

이형접합(heterozygote) 한 쌍의 상동염색체 상에 존재하는 대립 유전자가 서로 다를 때를 가리킨다(예: Aa).

2. 분 류

1) 헤모글로빈의 분류

정상적인 헤모글로빈을 헤모글로빈 A(HbA)라고 하고 태아에서 존재하는 헤모글로빈을 태아 헤모글로빈(fetal hemoglobin: HbF)이라고 한다. 그리고 낫 모양의 적혈구(겸상적혈구)를 야기하는 헤모글로빈을 헤모글로빈 S(HbS)라고 하며 이는 멘델의 상염색체 열성으로 유전된다. 이후 발견되는 헤모글로빈의 변형들은 C, D, E 등의 알파벳순, 발견된 지역 등을 통해 구분되었다(예: hemoglobin C, hemoglobin D Arab).

2) 겸상적혈구질환의 분류

겸상적혈구질환은 겸상화가 만들어 내는 두드러진 임상적 증상의 발현을 의미한다. 이런 질환에는 겸상적혈구빈혈(sickle cell anemia, SS disease), $S\beta^0$ 지중해빈혈($S\beta^0$ thalassaemia), $S\beta^+$ 지중해빈혈($S\beta^+$ thalassaemia), 혈색소 SC병(sickle cell hemoglobin C disease: SC disease) 등이 있다. 겸상적혈구형질은 겸상적혈구 헤모글로빈(HbS)을 가지고 있지만 증상이 없는 경우다.

일반적으로 겸상적혈구빈혈이 겸상적혈구질환의 대표적인 질환이라고 할 수 있다.

표 7-1 겸상적혈구 혈색소병증의 구분과 특징

질환	유전자형	임상적 증상	혈색소치(g/L)	혈색소 전기영동
겸상적혈구형질	AS	없음, 간혹 무통성 혈뇨	정상	HbS:HbA=4:6
겸상적혈구빈혈	SS	비장, 폐 뇌, 신장 등의 경색과 혈관폐색, 담석 등	70~100	HbS:HbA=100:0 HbF(2~25%)
$S\beta^0$ 지중해빈혈	$S\beta^0$	혈관폐색, 발증, 무균성 괴사	70~100	HbS:HbA=100:0 HbF(1~10%)
$S\beta^+$ 지중해빈혈	$S\beta^+$	희귀발증, 무균성 괴사	100~140	HbS:HbA=6:4
혈색소 SC병	SC	희귀발증, 무균성 괴사, 무통성 혈뇨	100~140	HbS:HbA=5:0 HbC 50%

3. 유전과 분포

1) 유전

헤모글로빈의 타입은 혈액형이나 머리카락, 눈동자의 색처럼 부모로부터 유전되는 헤모글로빈 유전자가 무엇이냐에 따라 달라진다. 겸상적혈구빈혈은 양친에게서 HbS의 유전 인자를 받아 발병되며 이러한 경우를 동형접합이라고 한다. 양친 중 한쪽 부모에게서 HbS의 유전 인자만 받았을 때는 이형접합으로 겸상적혈구형질이라고 하며 HbA와 이상 HbS를 가진(AS) 임상 증상이 거의 없는 경우다. 마찬가지로 혈색소 SC병은 HbS와 HbC를 받은 경우 나타나는 질환이며 $S\beta^0$, $S\beta^+$ 지중해빈혈은 HbS와 β^0, β^+의 지중해 유전자를 받아 증상이 나타나는 빈혈이다.

동형접합체인 겸상적혈구빈혈은 가장 심각한 질환이며 이형접합체인 혈색소 SC병과 Sβ 지중해빈혈은 다소 증세가 심하지 않다. 또한 겸상적혈구형질은 임상 증상이 거의 없다. 하지만 환자에 따라 빈혈 증세가 오히려 혈색소 SC병이나 Sβ 지중해빈혈에서 심하게 나타날 수 있다.

만약 부모 중 한 사람이 SS이고 다른 한 사람이 AS라면 아동의 유전 형태는 SS, AS로 나타나고 50%의 확률로 겸상적혈구빈혈과 겸상적혈구형질이 나올 수 있다. 반면 부모가 둘 다 AS라면 자녀가 겸상적혈구빈혈증을 나타낼 확률은 25%가 된다.

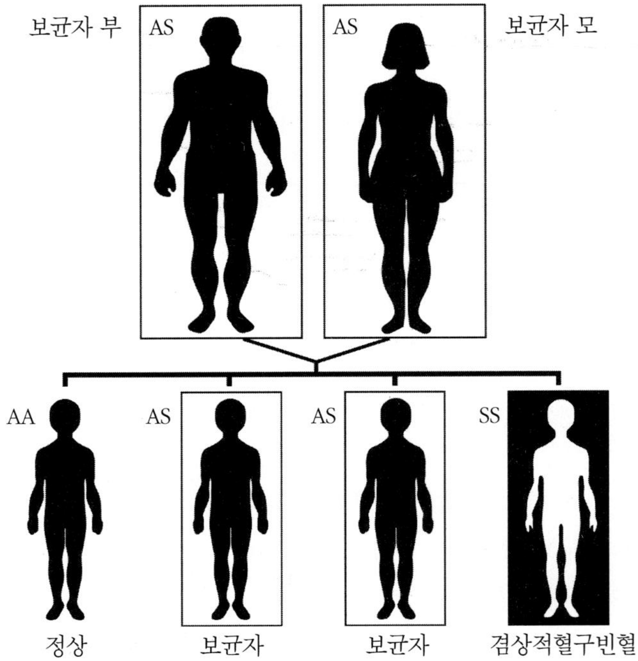

[그림 7-4] 유전과 헤모글로빈의 타입

2) 분포

말라리아 기생충은 모기에 의해 적혈구에 침입하여 적혈구 안의 헤모글로빈에 있는 산소를 이용하여 번식한 후 파괴시키고 숙주의 몸 전체에 독성 물질을 퍼뜨린다. 이 독성 물질이 말라리아의 증세인 발열과 오한을 주기적으로 일으킨다.

이 주기는 어느 종류의 병원체에 감염되었는가에 따라 48시간, 72시간 또는 그 이상이 된다. 겸상적혈구형질인 사람의 경우에는 빈혈이 나타나지 않으면서도 적혈구가 낮은 산소분압에서 낫 모양으로 변형되면 헤모글로빈의 산소 운반 능력이 떨어지고 또한 쉽게 파괴되므로 난충이 적혈구 안에서 증식할 수 없게 되어 말라리아에 저항할 수 있다. 그러나 겸상적혈구빈혈인 경우에는 말라리아에 보호받지 못하며 오히려 말라리아 증상이 더 심각해진다.

겸상적혈구 유전자의 분포를 보면 중앙 아프리카와 인도 등 말라리아의 분포와 거의 유사함을 알 수 있다. 아프리카로부터 아메리카로의 이주는 미국 내 겸상적혈구형질과 겸상적혈구빈혈을 가진 아프리카계 미국인이 발생하게 된 이유다. 겸상적혈구빈혈은 유전을 통해 보유하게 되는 것이므로 백인이나 흑인 혹은 아시아계라고 하더라도 인종에 관계없이 유전 인자를 물려받게 되면 겸상적혈구형질이나 겸상적혈구빈혈이 나타날 수 있다.

겸상적혈구빈혈의 발생 빈도는 약 10만 명당 8명으로 알려져 있으며

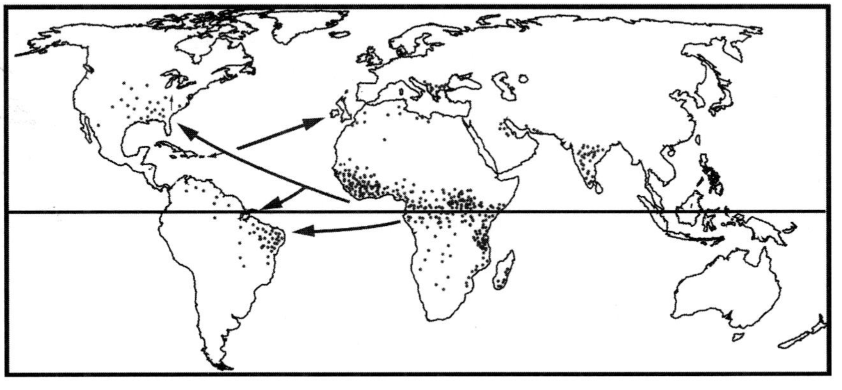

[그림 7-5] 겸상적혈구 유전자의 분포

어떤 집단에서는 이보다 훨씬 빈도가 높다. 약 72만 명의 미국인들(특히 아프리카계 미국인)이 이 질환을 가지고 있으며 비율은 아프리카계 미국인에서 약 600명당 1명, 라틴 아메리카계 미국인에서 1,000～1,400명당 1명꼴로 나타난다고 보고되고 있다.

4. 발병기전

1) 겸상화의 생화학적 원리

겸상적혈구 유전 인자를 가지고 있는 사람의 경우는 11번 염색체상에 존재하는 헤모글로빈 베타 유전자의 염기 서열 하나가 바뀌며(GAG → GTG) 아미노산 서열 중 6번째 글루탐산(glutamic acid)이 발린(valine)으로 바뀌게 된다. 이런 HbS($\alpha 2\beta$ 26GluVal)는 탈산소시 가역적으로 중합 작용하여 섬유성 중합체(polymer)의 겔상의 막을 형성하여 적혈구의 막을 경직(rigid)시키고 점도 증가(sticky) 및 칼륨 누출과 칼슘 유입으로 탈수를 일으킨다. 이러한 변화로 겸상적혈구세포는 소모세혈관을 통과하는 데 필요한 유연성이 상실되고, 변형된 점성의 막을 갖게 되어 작은 세정맥

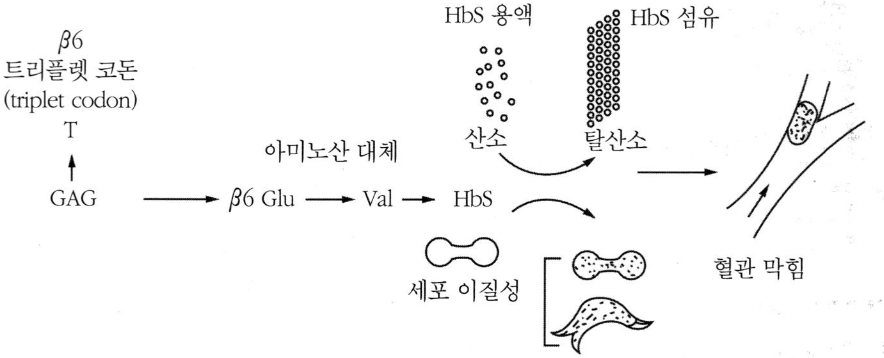

[그림 7-6] 적혈구의 겸상화 원리

내피에 비정상적으로 부착된다. 이것은 예측할 수 없는 미세혈관계 혈관 폐색 및 조기 적혈구 파괴(용혈성 빈혈)의 증상 발현을 일으킨다. 경직된 부착세포는 작은 모세혈관과 세정맥을 막아 조직 허혈, 급성 통증, 점진적인 말단기관의 손상을 일으킨다. 또한 비정상적인 적혈구는 용혈(적혈구가 파괴되는 현상)이 일어난다.

즉, 높은 산에 오르거나 비행기를 탔을 때, 혹은 심한 운동 등 산소 분압이 낮은 경우에 유전적인 문제를 가지고 있는 HbS는 원형에서 낫 모양으로 찌그러지는 것이다.

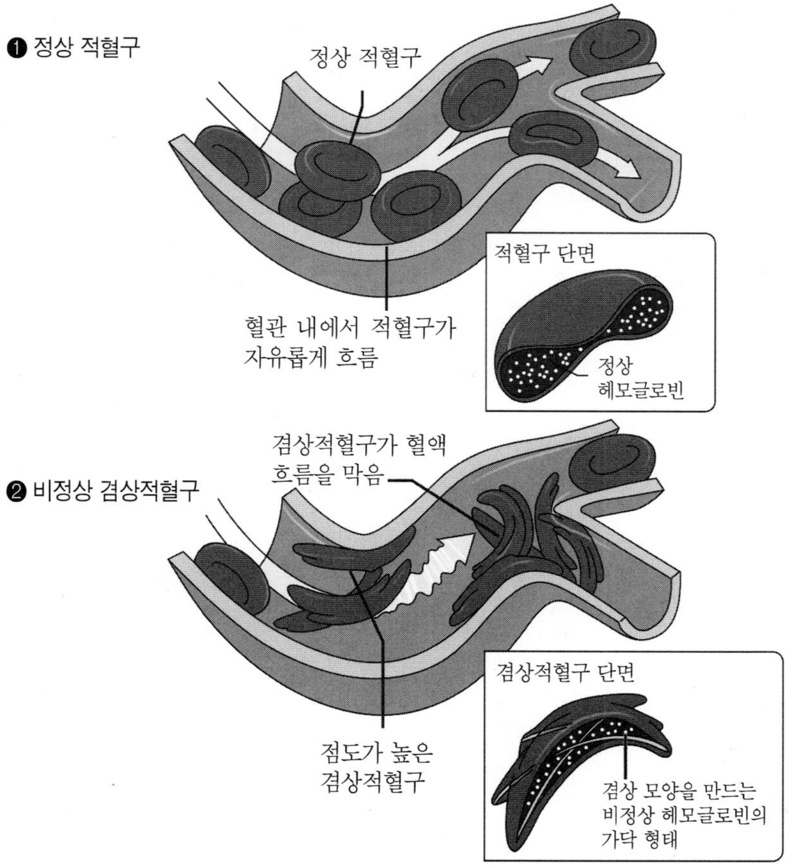

[그림 7-7] 겸상적혈구의 혈관폐색

2) 겸상화 강도의 변이성

많은 유전적, 비유전적 요소들의 영향으로 겸상화의 강도는 다양하기 때문에 출생 후에 증상이 나타나 금방 사망하는 경우도 있으며 늦은 나이에 발견되기도 한다. 겸상화 정도에 영향을 주는 요인으로는 혈액의 낮은 산소분압, 산성화(수소이온 농도 pH), 탈수 등이다. 이는 신체에 손상을 받거나, 탈수되거나, 마취에 의해서 발생하며 산에 오르거나 비행기에 탑승한 경우, 격렬한 운동 등에 의해 심해질 수 있다.

혈액이 천천히 흘러가는 비장, 간, 신장 등은 낮은 산소분압에 노출될 수 있는 확률이 높다. 또한 대사가 활발하면 혈액으로부터 산소를 많이 받아들이기 때문에 겸상적혈구빈혈을 더 악화시킨다. 이러한 조건들로 인해서 장기들이 손상을 받기가 쉬워진다.

5. 증 상

겸상적혈구질환 중 동형접합체인 겸상적혈구빈혈의 경우 증상이 제일 심하며 이형접합체인 혈색소 SC병, $S\beta^0$ 지중해빈혈, $S\beta^+$ 지중해빈혈의 경우는 증상이 가볍게 나타난다. 또한 겸상적혈구형질은 보인자 형태로 증상이 거의 없다.

신생아의 경우는 HbF(태아혈색소)에 의해 보호된다. 출생 시 HbF는 약 50~85% 정도로 출생 후 2개월부터 급속히 감소되어 생후 6개월이 되면 정상 성인치(2% 이하)가 된다. 이렇게 HbF의 수치가 감소하게 되면 겸상적혈구질환의 증상과 합병증이 나타날 수 있다. 증상의 정도는 겸상화 정도와 관련하여 탈산화 정도와 혈액 내 HbS의 농도, HbF의 양 등이 요인으로 작용한다.

겸상적혈구가 혈관을 막으면 신체의 산소 공급이 차단되어 통증을 느끼는 발증(發症, sickle cell crisis)이 오게 되는데 급성과 만성으로 나눌 수 있다. 일반적으로 갑자기 통증을 느끼는 급성의 경우가 흔한 편이며 통증도 심하며 수시간에서 수일에 걸쳐 지속되다 사라진다. 만성일 경우 수주에서 수개월간 지속되기도 한다.

연령에 따른 겸상적혈구질환의 증상은 다음과 같다.

① 유아기(생후 6개월 이후): 열, 손과 발의 붓기, 가슴 · 배 · 사지와 관절의 통증, 코피와 호흡기 감염
② 아동기: 통증이 가장 일반적이다. 빈혈, 피로, 황달, 야뇨증
③ 청소년기와 성인기: 사춘기의 지연, 극심한 관절 통증, 점진된 빈혈, 다리의 쓰라림, 잇몸질환

6. 합병증

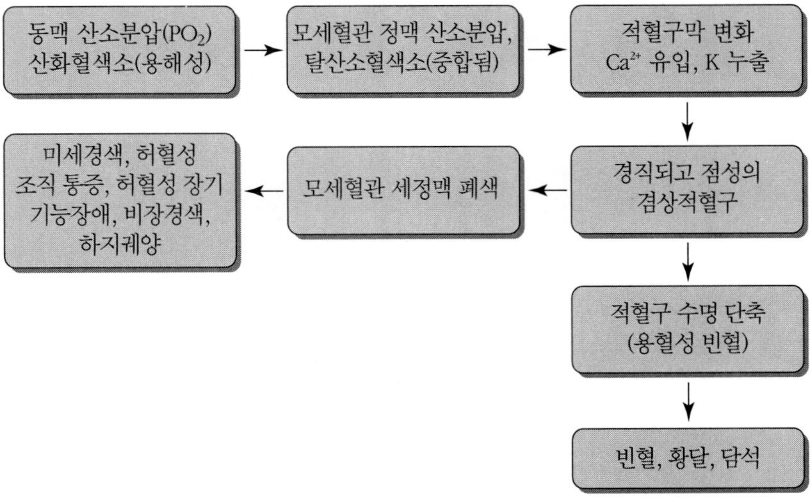

[그림 7-8] 겸상적혈구 발작의 병태생리

1) 피로와 빈혈

정상 적혈구의 수명인 120일과 비교할 때, 겸상적혈구는 혈류에서 단지 10~20일만 유지된다. 그러므로 겸상화는 비정상적으로 낮은 적혈구 수준인 만성 빈혈을 일으키며 피로를 동반하게 된다. 빈혈은 치료 없이도 대체로 안정적이며 정상 적혈구(혈색소) 수치는 6~8 정도로 정상(10~16)보다는 다소 낮다. 때때로 수혈이 필요할 정도로 수치가 떨어질 수도 있다.

2) 황달과 담석

적혈구가 죽게 되면 헤모글로빈을 방출하게 되고 헤모글로빈은 빌리루빈(bilirubin)으로 분해되는데 체내의 지나친 빌리루빈은 황달을 일으키고 담낭(gallbladder)에서 담석을 형성한다. 겸상적혈구질환 아동의 30%가, 30세에는 70%가 담석이 있다. 대부분의 경우 몇 년 동안 담석은 증상을 나타내지 않는다. 증상이 나타나기 시작하면 우측 상복부에 30여 분의 통증을 유발하게 되는데 특히 지방질이 높은 음식 섭취 후 더 심하게 되며 메스꺼움, 구토, 고열, 오한, 황달, 회색의 변을 보게 된다.

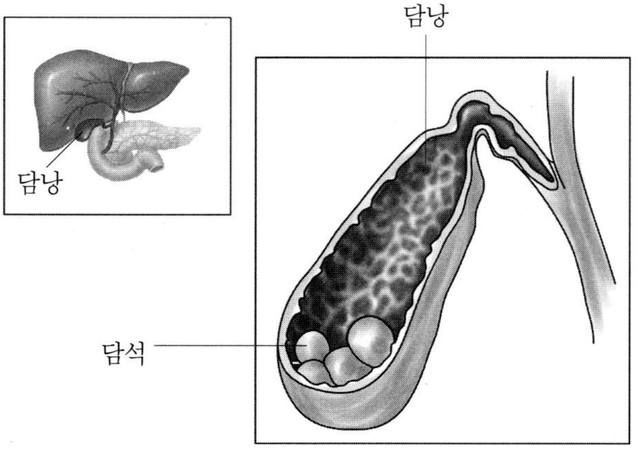

[그림 7-9] 담낭과 담석

3) 통증발작

조직에 충분한 산소 공급이 안 되기 때문에 때때로 통증이 생기는 경우다. 혈액순환장애는 겸상적혈구 때문이며 이것이 조직으로 혈액이 들어가는 것을 막아 통증이 발생한다. 암과 비교될 정도로 통증이 심하고 허리, 엉덩이, 다리, 복부 등 보통 두 군데 이상에서 나타나며 열이 동반될 수도 있다. 탈수, 감염, 손상, 추위에의 노출, 정신적 스트레스, 힘든 운동 등으로 유발될 수 있다. 예방 차원으로 이 질병을 가지고 있는 사람은 아주 춥거나 아주 뜨거운 것에 노출을 피해야 한다.

4) 하지궤양

겸상적혈구에 의해서 혈액순환이 정체되어 하지에 울혈(congestion, 혈관에 혈액이 증량되어 있는 상태)이 일어나 생기는 것으로 다리와 발목 피부의 손상은 궤양을 일으킨다. 성인에서 다리의 궤양이 잘 생기고 발목이나 다리의 옆면에 생긴다. 이러한 궤양은 심해져서 감염이 잘 일어난다. 남성이 여성에 비해 흔하며 10～50대에 흔하다. 사람에 따라 치유 과정이 빨리 진행되기도 하며, 오래 걸리고 재발이 되는 경우도 있다.

5) 지염과 관절염

손과 발의 부종과 염증이 이 질환의 초기 증상일 수도 있다. 손발의 작은 혈관들이 겸상적혈구에 의해 막히면서 손발이 붓고 통증과 함께 열이 난다. 동시에 손이나 다리에 있는 뼈에서 통증을 느끼며 손등이나 발등이 붓게 된다. 지염(hand-foot syndrome)은 주로 6개월에서 8세까지의 아동에게서 잘 나타나며, 동통, 부종, 압통, 운동장애의 증상을 보이는 관절염과 지염이 동반될 수 있다. 손가락과 발가락뿐만 아니라 무릎과 팔꿈치도 침범될 수 있다.

6) 급성 가슴 증후군과 폐고혈압

겸상적혈구가 폐에 막히게 되어 가슴 통증과 고열을 호소하는 급성 가슴 증후군(acute chest syndrome: ACS)이 나타날 수 있다. 이 증후군은 통증이 심하고 위험하며 생명을 위협할 수 있다. 38.5도 이상의 발열이나 호흡이 급하고 기침과 가슴 통증 같은 증상이 나타날 수 있다. 급성 가슴 증후군은 폐에 바이러스나 박테리아, 곰팡이균 등으로 야기되는 감염을 통해서도 나타날 수 있다. 급성 가슴 증후군에 의한 사망률은 아동의 경우 2% 정도, 성인은 4% 정도이고 이 증후군과 장기 합병증이 환자의 주요한 사망 원인이다.

또한 겸상적혈구는 폐의 작은 혈관을 손상시켜 심장에서 폐로 피를 보내는 것을 어렵게 하므로 폐의 혈압이 높아지고 숨이 가빠지는 폐고협압도 나타날 수 있다.

7) 세균 감염

폐렴은 아동에게 흔하고 병원에 입원하는 이유가 된다. 폐렴구균이 주요 원인으로 감염에 대항하는 비장이 손상되어 적절히 대응하지 못하기 때문에 발생한다. 뇌막염이나 살모넬라균에 의한 골수염 등의 위험성도 높아진다.

골수는 파괴되는 적혈구를 보충하기 위해서 적혈구를 만드는데 때때로 골수가 적혈구 만드는 것을 멈추는 경우가 있는데 이것을 재생불량성 발증이라고 한다. 이 발증은 감염에 의해서 촉진된다.

8) 무균성 괴사와 골경색

혈액순환장애로 뼈의 경색이 일어난다. 무균성 괴사 또는 국소적 뼈조직의 괴사는 산소 공급이 부족해서 생기는 것이다. 무균성 괴사는 골괴사라고 부르기도 한다. 모든 뼈가 침범당할 수가 있지만 대퇴, 다리, 팔의 뼈가 주로 영향을 받는다. 이렇게 되면 영구적으로 손상을 받거나 엉덩이, 어깨, 무릎의 변형이 올 수도 있다. 동통, 압통, 무기력 등이 무균성 괴사의 징후일 수가 있다.

9) 비장과 간의 울혈과 기능 저하

간과 비장은 비정상적인 겸상적혈구를 없애는 장기다. 이러한 과정이 갑자기 가속화될 수가 있는데 이렇게 혈액이 비장에 많이 모이는 것을 비장 울혈이라 한다. 겸상적혈구가 비장의 혈관을 막으면서 비장이 비대해지고 기능이 떨어지며 감염이 잘 일어나게 된다.

비장 울혈은 심한 빈혈을 야기하고 심하면 사망할 수도 있다. 아동들에

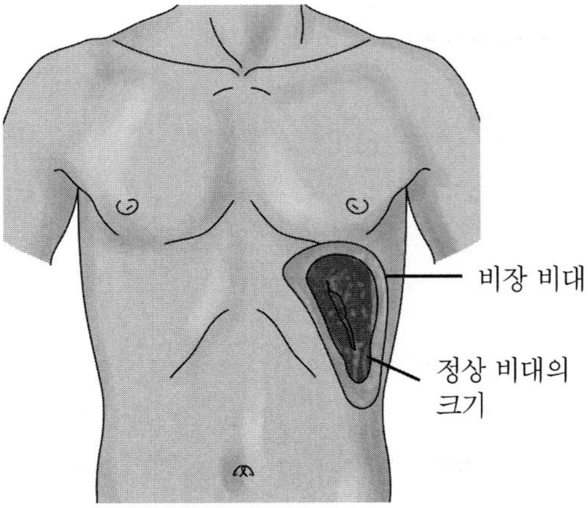

[그림 7-10] 비장 비대

게서 비장 비대가 흔하다. 급성의 비장 울혈의 경우 심한 빈혈이나 쇼크, 의식 소실이 일어난다. 혈액이 울혈되면 간 비대도 일어날 수가 있다. 간 기능이 약화되면 황달이 나타나고 담즙을 간으로 보내 주는 담낭이 담석으로 찰 수가 있다.

10) 심장의 손상

적혈구 손상으로 인해 빈혈증뿐만 아니라 모세혈관이 막혀서 생기는 조직 파괴(괴사: necrosis)가 발생할 수 있어 심장이 종종 커지고 심장에 빈맥과 잡음이 흔하다. 심근경색을 일으킬 수가 있고 적혈구에서 나온 철분이 침착될 수가 있다.

11) 눈의 손상

망막은 사물을 보는 데 아주 중요한 기관이다. 이러한 망막은 눈의 뒤에서 작은 혈관들에 의해서 혈액을 공급받는다. 이러한 혈관이 겸상적혈구로 인해서 손상받으면 망막 출혈과 망막의 분리가 일어날 수도 있다. 망막이 분리되면 시력을 잃게 되며 이런 시력 소실은 영구적이다.

12) 기타 합병증

골다공증, 신장 손상과 감염, 신경계 이상이 올 수가 있다. 골다공증은 등의 통증을 유발하고 척추뼈가 내려앉아 변형이 올 수가 있다. 신장의 손상은 소변으로의 출혈을 야기할 수도 있다. 신경계는 뇌막염이나 겸상적혈구 자체에 의해 손상받는다. 뇌로 혈액순환이 잘되지 않아 뇌졸중, 발작, 혼수가 올 수 있으며 뇌의 기능 손상을 초래한다.

어린아이들은 일반 아이들보다 키가 작으며 사춘기가 지연되나 늦은 사춘기에 상당한 성장이 일어나 성인이 되면 일반 아이들과 비슷해진다. 남성의 경우 혈관폐색으로 인한 지속발기가 일어날 수 있다.

겸상적혈구질환의 합병증은 어느 나이에나 일어날 수 있지만 폐렴구균 감염, 지염, 비장 울혈 같은 합병증은 영아에게서 발생하는 경우가 많으며 청소년이나 성인에서는 하지궤양, 무균성 괴사, 눈의 손상이 주로 일어난다.

7. 진 단

겸상적혈구질환은 특징적인 용혈성 빈혈, 적혈구 형태 및 간헐적인 허혈성 통증 발현을 근거로 쉽게 의심할 수 있다. 진단은 혈색소 전기영동 및 겸상적혈구화 검사로 확정된다. 전기영동법은 각각의 헤모글로빈의 특징적 전기력을 바탕으로 종류를 분리해 냄으로써 진단이 가능하고 산소분압이 낮은 상태에서 혈액을 도말하여 겸상 모양의 적혈구를 관찰하기도 한다. 또한 양수 검사나 융모막 융모 검사와 같은 산전 검사가 많이 이루어지고 있다. 보통 소아기에 진단되나 종종 이형접합체 상태인 경우에는 증상의 발현이 드물기 때문에 사춘기나 임신, 성인기 초기까지 증상이 나타나지 않는 경우도 있다.

검사 소견으로는 헤모글로빈 감소(대개 6~10g/100ml), 혈액 도말 슬라이드를 현미경으로 관찰 시 낫 모양의 적혈구와 유핵적혈구, 하웰-졸리(Howell-Jolly)체, 과녁세포가 관찰된다. 그리고 백혈구는 대개 약간 증가되고 소변에서 혈액이 관찰되거나 빌리루빈의 증가, 전기영동법으로 HbS를 볼 수 있다.

가족 일원 및 가능성이 있는 부모 배우자의 유전자형 검사는 유전 상담을 위해 매우 중요하다. 자세한 소아기 병력은 공격적 혹은 실험적 치료 시 예후 결정 및 적격성을 수립하는 데 도움이 된다. 이환율과 사망률의 증가와 관련된 인자로는 한 해 입원을 요하는 발증 횟수가 3회 이상, 지염의 병력, 2회 이상의 급성 가슴 증후군 발증 등을 들 수 있다. 뇌혈관 발증 병력이 있는 환자는 반복적 발증이 발생할 위험도가 높으므로 특히 면밀한 감시가 요구된다.

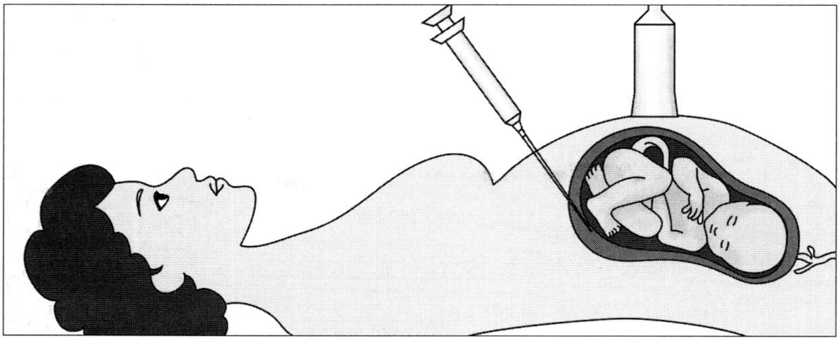

[그림 7-11] 융모막 검사

8. 치 료

치료 연구는 겸상화 과정의 화학적 생물학적 활동을 식별하는 방향으로 진행되고 있으며 현재 임상적 치료는 적혈구의 겸상화 과정에 초점을 두고 있다. 여기에는 ① 겸상화 과정을 억제하기 위한 HbF의 생산을 촉진시키는 방법, ② 세포의 탈수를 막는 방법, ③ 건강한 기증자로부터 골수나 줄기세포를 이식하여 정상적인 헤모글로빈이 생산되도록 하는 방법의 세 가지 기본적인 치료 방식이 있다.

1) HbF를 촉진시키는 약품을 통한 치료

HbF는 태아나 신생아의 헤모글로빈 형태다. 대부분의 HbF는 후에 아동이나 성인에게 존재하는 헤모글로빈으로 대체되나 약간의 HbF는 존재한다. HbF는 적혈구의 겸상화를 방해할 수 있어서 겸상적혈구질환의 아이가 HbF를 가지고 있는 동안에는 겸상적혈구 증상이 나타나지 않는다. 또한 상당한 수준의 HbF를 가지고 있는 성인의 경우라면 증상이 온화하게 나타난다. HbF의 생산을 자극하는 약물을 사용함으로써 겸상세포질환의 심각성을 줄일 수 있다.

(1) 하이드록시아

하이드록시아(hydroxyurea, 10～30mg/kg/일)는 골수에서 세포를 파괴하고 HbF를 생산하는 특별한 세포를 증가시키며, 현재 급성 겸상적혈구 발증을 막기 위해 일반적으로 사용되는 유일한 약물이다. 하이드록시아는 연 3회 이상 발증하는 성인과 청소년들을 치료하는 데 사용된다. 하이드록시아는 겸상화와 통증, 지속발기증, 수혈의 횟수, 합병증 등을 감소시킨다. 효능이 장기간 지속되나 완전히 치료하는 약물은 아니며 모든 환자가 하이드록시아에 반응하는 것도 아니다. 한 연구에 따르면 뼈와 관절, 비장의 손상을 방어하지는 못하는 것으로 밝혀졌으며, 뇌졸중이나 눈, 신장의 합병증에 대한 효과는 아직 알져지지 않았다.

하이드록시아는 아직 연구 중이다. 오늘날까지 아동과 10대에서 이 약물의 반응은 성인과 유사하며 부작용은 보고되지 않았다. 최근 연구도 하이드록시아는 신생아에게 안전하고 유익하다고 보고하고 있다. 2005년의 한 연구는 장기간의 하이드록시아 치료는 키와 몸무게, 비장의 기능을 개선시키고 급성 가슴 증후군을 감소시킨다고 한다. 이 연구에서 환자는 아기였을 때부터 치료를 받아 왔으며 4년 이상 약물을 투여했다. 하이드록시아의 부작용으로는 위장병, 두통, 졸음, 피부와 손톱의 변화, 드문 경우에 환각과 발작이 일어날 수 있다. 또한 하지궤양을 야기할 수도 있다.

(2) 시티딘 아날로그

시티딘 아날로그(cytidine analogues)는 HbF를 조절하는 유전자에 영향을 주어 HbF를 증가시킨다. 데시타빈(decitabine)은 백혈병 치료에 사용되는 약물 중의 하나다. 초기 연구에서 이 약물은 HbF의 생산을 상당히 증가시키는 것으로(특히 하이드록시아가 실패했던 환자) 나타났지만 작은 유독의 부작용도 보고되었다.

(3) 부티레이트

부티레이트(butyrates)도 HbF의 생산을 자극하는 약물로서 하이드록시아와 다르게 작용하기 때문에 전문가들은 이 두 약물의 결합 형태로 사용하기를 기대한다.

2) 통증 치료

(1) 겸상적혈구발증의 관리

겸상적혈구발증 관리의 기본적인 목적은 통증을 조절하고 수액을 공급하는 것이다. 산소는 일반적으로 급성 가슴 증후군의 경우에 제공되고 효과적인 통증 약물들이 겸상적혈구 발증의 통증을 감소시키는 데 유용하다. 많은 환자와 그들의 가족들, 의사들은 중독에 대한 두려움 때문에 공격적인 마약류 사용을 망설인다. 그러나 중독은 마약류를 투약한 겸상적혈구질환의 1～3%에게만 일어난다.

많은 환자들은 급성 통증의 경우 큰 병원의 응급실을 이용하나 기다리는 시간이 길고 지속적인 통증 관리를 제공하지 못하고 있다. 아이들은 성인과 다르게 느끼는 통증에 대해 다소 적게 표현한다는 것을 고려해야 한다. 또한 성인과 아이의 부모들은 공격적인 통증치료를 주장해야 한다. 만약 의사가 통증 후에 약물치료를 망설인다면 환자나 보호자는 더 책임있는 치료를 구하는 데 망설여서는 안 된다.

(2) 마약류

심각한 통증은 마약류의 강력한 진통제로 치료되어야 한다. 성인과 청소년들에게 구강 투여로, 아이들에게는 정맥주사로 주어지며 예외가 있지만 아이에게 구강 투여도 역시 효과가 있다.

① 모르핀(morphine, 매 3~4시간 간격 0.1~0.15mg/kg): 종종 빈번하거나 긴 통증의 경우에 사용된다. 효과가 지속되지는 않는다.

② 오피오이드 메페리딘(opioid meperidine, 매 2~4시간 간격 0.75~1.5mg/kg): 겸상적혈구발증에 사용된다. 데메롤(demerol)은 모르핀만큼 강력하지는 않으며 장기간 사용하면 경련이나 어지러움증을 야기할 수 있다.

③ 펜타닐(fentanyl, duragesic) 또는 하이드로폰(hydrophone/dilaudid): 빠른 효과와 모르핀보다 적은 부작용을 가지고 있다. 정맥주사로 어려운 몇몇의 환자에게 펜타닐은 패치 형태로 사용되지만 효과가 나타나기까지는 12시간 정도가 걸린다.

④ 트라마돌(tramadol/ultram): 강력한 경구 진통제로 마약류와 같은 특성을 가지고 있으면서 중독성이 없다. 하지만 의존성이나 남용이 보고되고 있다. 이것은 병원 밖에서 진통이 필요한 환자들에게 매우 유용할 수 있다. 호흡 기능에 작은 영향을 줄 수 있고 낮은 잠재적 중독성을 가진다. 마약류가 일으킬 수 있는 부작용은 구토, 메스꺼움, 가려움, 변비, 피부 발진, 소변 문제 등이 있다.

(3) 항염제

마약류의 심각할 수 있는 잠재적 부작용 때문에 의사들은 통증을 줄이기 위한 쉽고 안전한 방법으로 항염제를 선택한다. 전문가들은 겸상적혈구질환의 통증에 염증이 크게 영향을 준다고 믿기 때문에 항염제에 대한 연구를 꾸준히 진행하고 있다.

(4) 경막마취

경막마취(epidural anesthesia)는 척수신경이 척주(脊柱)의 경막외강을 통과하는 부분에 국소마취제를 작용시켜 자극전도 기능을 상실시키는 마취법이다.

3) 급성 가슴 증후군 치료

급성 가슴 증후군(ACS)은 집중 치료실에서 치료를 요하는 내과적 응급 질환이다. 폐수종의 발생을 피하기 위해 수분 공급을 주의 깊게 감시해야 하며 특히 동맥혈 산소포화도를 잘 유지하도록 해야 한다. 폐렴 및 폐색전증의 비전형적인 증상으로 나타나기도 하므로 면밀한 진단이 필요하며, 긴급히 필요한 시술은 적혈구 용적률을 30% 이상 유지하기 위한 수혈과 동맥혈 산소포화도가 90% 이하로 떨어졌을 때 응급 교환 수혈을 하는 것이다.

4) 감염 치료

(1) 감염 치료의 일반적 접근

겸상적혈구 환자의 열은 감염의 지표로 생각되어야 한다.

(2) 감염으로 인한 입원

겸상적혈구 환자가 감염되었을 때 그들은 즉시 입원되어 정맥주사나 세팔로스포건(cephalosporins), 세프트리악손(ceftriaxone), 세프록심(cefuroxime) 같은 항생제를 통해 패혈증을 예방하는 치료를 받는다. 환자의 체온이 38.5도 이하로 감염이나 합병증이 없는 경우에는 입원이 필요 없다. 심각한 감염의 합병증(고열, 통증, 탈수나 폐렴의 증상)이 있는 아이는 입원해야 한다.

(3) 골수염 치료

뼈에 감염이 되어 골수염이 발생한 경우 6주간의 항생치료가 필요하다.

(4) 비뇨기 감염의 치료

겸상적혈구질환의 임산부에게 비뇨기 감염은 관리가 어렵고 심각한 문제를 일으킬 수 있다. 일반적으로 세프록심과 같은 항생제 치료가 시행되고 있다.

5) 폐고혈압 치료

보센탄(bosentan)과 다양한 약물들이 이 치료에 사용된다. 하이드록시아는 그다지 도움이 되지 않는다.

6) 빈혈 치료

엽산과 철분의 보충은 겸상적혈구빈혈을 치료하는 데 도움을 준다(복합 수혈을 받는 환자는 철분이 과적될 수 있으며 이 경우 철분의 보충은 피해야 한다).

7) 신장합병증 치료

겸상적혈구질환의 환자에게 신장의 손상은 소변 내 출혈을 야기할 수 있다. 증상이 온화한 경우에는 휴식과 수분 보충으로 치료될 수 있으며 심각한 경우에는 수혈이 필요하다.

8) 지속발기증 치료

지속발기증은 몇 시간에서부터 며칠 동안 지속되는 고통스러운 발기를 야기한다. 영구적인 발기부전을 피하기 위해 36시간 내에 치료가 이루어지는 것이 중요하다. 호르몬치료가 10대 소년들의 반복적이고 긴 기간의 발기증을 방지하는 데 사용될 수 있다. 교환 수혈과 외과적 수술도 치료에 이용된다.

9) 급성 비장 격리 치료

비장절제술이 아동들에게서 종종 시행된다. 고위험환자에게서 급성 비장 격리를 방지하기 위한 선택적인 수혈요법도 있다.

10) 다리궤양 치료

다리궤양은 치료가 어렵다. 단순한 치료로는 드레싱이 보통 이루어지며 순한 궤양을 치료하기 위해서 다리를 면으로 된 거즈와 순한 비누로 씻고 드레싱을 한다. 심각한 궤양은 손상된 조직을 화학적, 수술적 방법을 통해 제거해야 한다.

11) 임신 기간 동안 겸상적혈구질환의 치료

임신한 여성은 엽산과 종합비타민, 철분을 섭취해야 한다. 임신 기간 동안 발증을 방지하는 수혈은 효과가 명확하지는 않지만 전문가들은 임신 기간 동안 잦은 합병증을 경험하는 여성들에게 추천하고 있다. 겸상적혈구질환의 여성은 임신하기 전 의사와 상담을 해야 한다.

12) 수혈치료

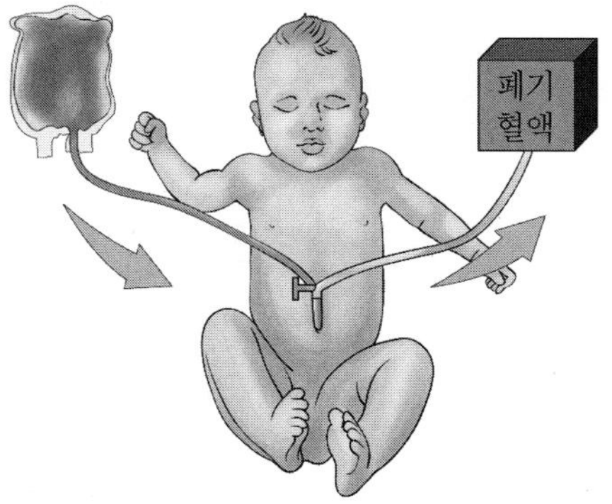

[그림 7-12] 교환 수혈

수혈은 흔히 뇌졸중이나 다른 위험한 합병증을 방지하기 위해 정기적으로 받는 치료다. 수혈은 일시적 통증과 급성 가슴 증후군을 줄일 수 있다. 단순 수혈은 기증받은 혈액을 주입하는 것이며 교환 수혈(exchange transfusion)은 혈액을 뽑아 내는 한편 같은 양의 혈액을 주입하여 혈액 내의 유독한 성분을 제거하는 치료법이다.

한두 번의 일시적인 수혈과 장기간에 걸친 수혈로도 구분된다. 일시적인 수혈은 갑작스러운 급성 가슴 증후군이나 뇌졸중, 패혈증 같은 광범위의 감염 등을 처리하기 위해, 또는 비장 제거나 적혈구 생산의 정지로 인한 심각한 빈혈을 처리하기 위해 시행된다. 장기간에 걸친 수혈은 뇌졸중 예방, 폐고혈압과 폐질환, 심장마비 등의 경우에 시행되며 철분의 과적, 면역 반작용과 뼈의 병원체 관련 위험이 존재한다. 철분의 과적은 간암이나 심장마비 같은 합병증의 위험을 증가시킨다.

13) 아르기닌

겸상적혈구질환에서는 적혈구가 파괴되는 용혈이 나타난다. 용혈은 질소산화물 생산에 역할을 하는 아미노산 아르기닌(arginine)의 결핍을 일으켜 질소산화물 부족을 일으킨다. 질소산화물은 몸의 근육을 이완시키고 혈관을 확장시키는 역할을 하며 이것의 부족은 혈관 수축과 통증을 야기한다.

14) 탈수 억제 약물

세포막 손상, 탈수, 포타슘 손실 등을 억제하기 위한 연구가 진행 중이다. 또한 적혈구의 탈수를 방해하는 아연의 효능에 대한 연구들이 있으나 아직 더 많은 조사가 필요하다.

15) 골수와 줄기세포 이식

현재 유일한 겸상적혈구질환의 실제적인 치료법은 골수와 줄기세포 이식이다. 골수는 두 종류의 줄기세포를 가지고 있다. 그중 조혈모세포(hematopoietic stem cell)는 혈액세포 생산을 담당하며, 계속 분열하여 백혈구, 적혈구, 혈소판 등이 되고 중간 엽줄기세포(mesenchymal stem cell)는 뼈를 형성하는 조골세포(osteoblast)와 연골세포(chondrocyte)로 분화할 수 있다.

겸상적혈구 환자의 병에 걸린 골수와 줄기세포를 파괴하고 유전적으로 일치하는 기부자로부터 건강한 골수를 이식함으로써 정상적인 헤모글로빈이 생산될 수 있다. 임상적인 연구는 매우 성공적인 결과를 보고하고 있다. 유전자형의 일치 조건을 충족하는 환자의 80～85%가 치료가 되었으나 불행하게도 조건을 충족시키는 경우는 7% 정도다.

골수 이식은 합병증의 위험이 존재한다. 골수 이식을 받은 약 10%가 사망하며 매칭되지 않은 골수 이식의 경우 환자의 조직이 공격받아 치명적인 합병증이 발생하며 출혈이나 폐렴, 심각한 감염 등이 나타날 수 있다. 골수 이식으로 치료가 되지 않은 환자들은 이식에 사용된 약물 또는 질환 그 자체에 의해 장기간의 문제에 직면하게 된다. 치료가 된 사람이라고 하더라도 암이나 불임의 큰 위험이 있을 수 있다.

최근 미국 연구팀이 피부세포로 만든 유도만능줄기세포(iPS)로 불치의 유전질환인 겸상적혈구빈혈에 걸린 쥐를 완치시키는 데 성공했다. 과학

저널 『사이언스(*Science*)』 인터넷판에 따르면, 미국 화이트헤드 생의학연구소의 제이컵 헤나(Jacob Hena) 박사팀은 겸상적혈구빈혈에 걸리도록 유전자를 조작한 쥐의 꼬리에서 피부세포를 떼어낸 뒤 네 가지 유전자를 주입해 유도만능줄기세포를 만들어 이를 골수줄기세포로 전환시켰다. 이후 병든 쥐의 골수줄기세포를 방사선으로 모두 죽인 뒤 유도만능줄기세포로 만든 골수줄기세포를 주입했다. 헤나 박사팀은 "이 같은 과정을 거친 쥐는 완치되었고, 비정상 적혈구 탓에 손상되었던 신장 기능도 모두 회복됐다."라고 밝혔다. 겸상적혈구빈혈은 현재까지 안전한 치료법은 없지만 이런 유전자치료법이 계속 연구 중이며 이런 연구는 완치의 가능성을 한층 높였다고 할 수 있다.

골수 이식

골수 이식은 악성 혈액질환을 앓는 환자에게 건강한 사람에게서 뽑아 낸 골수세포를 주입하여 치료하는 방법이다.

백혈병이나 재생불능성 빈혈, 악성 종양 등의 질병을 가진 환자에게 사용하는 방법으로, 먼저 대량의 화학요법이나 방사선요법 등을 실시해 환자의 병든 골수를 완전히 파괴한다. 그런 다음 환자의 골수조직형과 일치하는 건강한 사람의 골수세포나 환자 자신의 건강한 골수를 채취하여 환자의 정맥 내로 주입하여 골수에 이식시킨다. 이식된 골수세포들은 혈액을 따라 골수의 공간까지 이동한다. 골수세포가 공간에 자리 잡고 성장해서 골수를 채우는 것을 생착이라 하는데, 보통 3~4주가 걸리고 새로운 골수가 자라는 동안 환자에게는 감염과 출혈의 위험이 따른다. 골수 이식에는 환자 자신의 골수를 이식하는 자가골수 이식, 유전적으로 환자와 완전히 일치하는 일란성 쌍둥이에게서 얻을 수 있는 동형골수 이식, 형제나 그 밖에 조직적합항원(HLA)이 같은 공여자에게서 얻을 수 있는 동종골수 이식이 있다. 최근에는 골수 대신 말초혈액에서 조혈모세포를 얻어 같은 목적으로 사용하는데, 골수나 조혈모세포 치료를 통틀어 조혈모세포 이식이라 부르기도 한다.

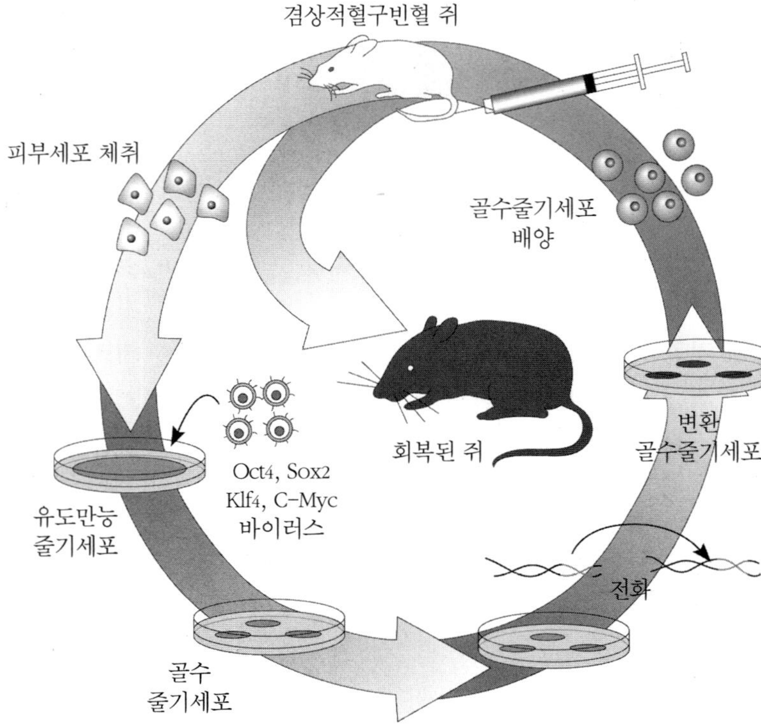

[그림 7-13] 쥐의 줄기세포를 이용한 겸상적혈구빈혈 치료

9. 예방 및 관리

1) 일반적인 예방

합병증을 줄이거나 예방하기 위한 대책들은 일반적으로 다음과 같다.

① 3∼6개월마다 정기적인 검사를 받을 것
② 주기적인 안구 검사
③ 충분한 휴식과 수분 섭취(산소분압의 감소와 탈수의 위험을 예방)

④ 사람이 분비는 장소를 피하여 감염의 위험을 줄일 것
⑤ 산소 소비를 증가시키는 과도한 행위를 피하고 낮은 수준의 운동을 통해 다리와 힙의 근력을 유지할 것(환자는 반드시 의사와 운동 프로그램에 대해 상의할 것)
⑥ 가능한 한 높은 고도(altitude)를 피하고 비행이 필요하다면 항공기가 충분한 산소를 공급하는지 확인할 것
⑦ 흡연을 하지 말고 간접흡연의 노출을 피할 것(흡연은 급성 가슴 증후군을 일으킬 수 있다.)

2) 감염의 예방

겸상적혈구 환자들은 폐렴쌍구균백신 접종이 필요하며 이 외에도 모든 일반적인 감염에 대한 정기적인 예방접종을 해야 하며 아동들도 일련의 백신을 맞아야 한다.

겸상적혈구 아동에게 예방접종과 더불어 폐렴이나 다른 심각한 감염에 대한 예방적인 항생제도 필요하다. 신생아가 겸상적혈구질환으로 진단받으면 생후 2개월부터 5세까지 항생제가 필요하며 페니실린도 알레르기가 없다면 보통 받게 된다.

3) 식이요법

충분한 영양은 일반인과 마찬가지로 겸상적혈구질환자에게도 매우 중요하다.

① 수분 공급은 무엇보다도 중요하다. 환자들은 탈수를 막기 위해 가능한 한 매일 충분한 양을 마셔야 한다.
② 적당한 칼로리와 지방, 비타민과 미네랄의 공급이 필요하다. 환자와

가족들은 의사와 비타민과 미네랄 보충에 대해 상의해야 한다.

③ 환자는 매일 엽산과 비타민 B12, 비타민 B6을 섭취해야 한다. 비타민 B6은 겸상화를 막는 특성을 가지고 있다. 육류, 가금류, 곡류, 콩, 아보카도, 수박, 바나나, 땅콩 등에 포함된 비타민을 섭취하도록 해야 한다.

④ 수혈을 받는 겸상적혈구질환자는 철분 과적을 고려하여 철분이 든 음식을 주의해야 한다.

4) 감정적, 사회적 관리

이 질환에 대한 감정적, 사회적 영향을 간과해서는 안 된다. 가족뿐만 아니라 환자 자신도 통증 자체뿐만 아니라 언제 나타날지 모르는 통증과 죽음에 대한 두려움, 학교나 직장에서의 고립 등의 감정적인 압박과 긴장을 견디고 있다. 이런 문제는 매년 계속되고 있으며 아이나 성인 모두 흔히 우울증을 겪는다.

연구에 따르면 대부분의 겸상적혈구질환 환자들은 발증이 일어났을 때 발생하는 여러 가지 위험 요소들과 통증을 줄이기 위한 가장 기초적인 치료 지원도 받지 못하고 있는 실정이다. 스트레스를 줄이는 기술, 행동인식치료요법, 온라인 지원, 협회의 지원 등은 환자들에게 도움을 줄 수 있을 것이다.

10. 겸상적혈구질환 아동의 교육

겸상적혈구질환은 사람의 지능에 영향을 주지는 않는다. 겸상적혈구질환 아동은 보통 학교에 출석할 수 있으며 일상적인 활동에 참가할 수 있다. 학교는 아이들이 쉴 수 있는 조용한 곳이 좋고 단순한 진통제 등을 갖추고 있어야 한다.

교사는 겸상적혈구질환에 대해 인식하고 질환 아동이 음료를 자주 마시고 세면장을 이용하기 쉽도록 하고, 통증을 야기할 수 있는 격렬한 운동이나 추위로부터 아동을 보호하도록 한다. 교사는 부모와의 원활한 소통을 유지하여 아동이 통증이 있을 때 집으로 보내 주도록 하고 통증이 있거나 지쳐 있을 때, 심한 빈혈이 있을 때는 집중하기 어렵다는 것을 이해해야 한다.

아동은 병원에 가거나 발증이 있는 경우 수업에 빠지게 되고 학교를 잠시 쉬어야 할 것이다. 이런 상황들로 아동이 학업에 뒤처지게 될 수 있기 때문에 교사들은 이 점을 이해하고 가정에서 할 수 있는 숙제를 주어 수업을 따라갈 수 있도록 도와준다. 부모들 또한 오랫동안 학교에 가지 못하게 되면 학교와 접촉하여 가정이나 병원에서 교육이 이루어지게 하고 지속적으로 수업에 관심을 갖도록 격려해야 한다.

8장 아동 학대

아동 학대

아동 학대

1. 정 의

우리나라의 아동복지법에서는 아동 학대를 "보호자를 포함한 성인에 의하여 아동의 건강 · 복지를 해치거나 정상적 발달을 저해할 수 있는 신체적 · 정신적 · 성적 폭력 또는 가혹 행위 및 아동의 보호자에 의하여 이루어지는 유기와 방임"이라고 정의하고 있다(아동복지법 제2조 제4호).

아동 학대는 연구자에 따라 다양하게 정의되고 있으며, 시대와 문화적 배경에 따라 기준과 범위가 다르다. 그러나 크게 광의와 협의로 구분하여 살펴볼 수 있다.

협의의 개념은 학대를 신체적 학대로 제한하고 있다. 피학대아동 증후군(The Battered child syndrome)이라는 용어를 처음 사용한 켐프(Kempe et al, 1962)는 아동 학대를 '부모나 양육자의 행위 또는 태만으로 인하여 초래되는 비우발적인 신체적 상처'라고 정의하였다. 이 정의는 신체상에 드러나는 손상 부위 및 정도에 따라 학대의 유무를 판정할 수 있으므로 비교적 기준이 명확하나 심리적 학대의 중요성과 심각성을 간과하고 있다.

아동 학대의 광의의 개념은 아동의 발달과 욕구를 충족시켜 주지 못하는 모든 환경을 포함한다. 길과 헬퍼(Gil & Helfer, 1970)는 '아동의 평등한 권리와 자유를 박탈하거나 아동의 적절한 발달을 저해하는 행위나 방임 상태, 그리고 개인이나 제도, 사회의 행위나 태만'을 모두 아동 학대라고 정의하였다. 우리나라 아동복지법에서는 광의의 관점에서 정의 내리고 있다.

아동 학대 사례

1 미국의 가장 유명한 약물 남용(마약) 희생자 아이는 토크쇼 진행자 오프라 윈프리다. 그녀는 미시시피 코지어스코에서 태어나 어머니와 함께 6세부터 13세까지 약물 남용(마약) 및 성추행으로 고생하면서 살았다. 그 후 그녀는 그녀의 아버지와 함께 매주 독후감을 쓰도록 엄격한 교육을 받으면서 살았으며, 오늘날 그녀는 유명한 오프라 북 클럽(Oprah Book Club) 방송의 선봉자다. 1978년 이후로 그녀는 처음에는 볼티모어, 후에는 시카고에서 토크쇼를 진행해 오고 있다. 그녀의 프로덕션 회사는 HARPO 프로덕션을 소유하고 1986년 이래로 오프라 윈프리 쇼를 제작하며 그녀를 미국의 가장 부유한 사람 중에 한 사람으로 만들었다.

2 정아(가명, 9세 여아)는 한시도 마음대로 움직일 수 없다. 언제나 아빠와 계모가 자신의 행동을 트집 잡기 때문이다. 아침 7시에는 무조건 일어나야 하고 아침밥을 먹을 때까지 방 한쪽에 무릎을 꿇고 조용히 있어야 한다. 엄마는 학교에서 화장실에 자주 가면 안 된다며 국이나 물까지 강제로 못 먹게 한다. 정아는 준비물을 한 번도 스스로 사 본 적이 없다. 아빠가 직접 학교에 가서 사 주기 때문이다. 아빠는 또한 중고등학생들이나 읽을 수 있는 책을 사 주며 읽으라고 강요한다. 학교에서 조금이라도 늦게 끝나는 날은 초조하고 불안하다. 또 혼나기 때문이다. 부모에게 하루 종일 끔찍한 욕설을 듣고 모든 행동에 통제를 받아야 하는 정아는 언제나 우울하고 친구도 없이 지내는 외톨이다.

2. 유 형

아동 학대는 신체적 학대(physical abuse), 성적 학대(sexual abuse), 방임(neglect), 정서적 학대(emotional maltreatment)의 네 가지 유형으로 구

분할 수 있다.

1) 신체적 학대

신체적 학대란 보호자를 포함한 성인이 아동에게 우발적인 사고가 아닌 상황에서 신체적 손상을 입히거나 또는 신체 손상을 입도록 한 모든 행위를 포함하며, 손, 발, 주먹 등의 몸이나 여러 가지 도구에 의해 고통을 당하는 상태를 말한다. 또한 연령이나 성에 적합하지 않는 일을 함으로써 신체적으로 착취를 당하는 상태도 포함된다. 생후 12개월 이하의 영아에게 가해진 체벌은 어떠한 상황에서도 심각한 신체 학대로 간주된다.

신체적 학대의 예로 흔들린 아이 증후군(shaken baby syndrome)이 있다. 부모나 어른들이 아기를 심하게 흔들어 생기는 질병으로 안구출혈이나 뇌출혈 등을 유발하는 것을 말하며, 검사를 통해 보통 발견된다.

- 물건을 던지는 행위
- 떠밀고 움켜잡는 행위
- 빰을 때리는 행위
- 벨트 등 도구를 사용하여 때리는 행위
- 발로 차거나 물어뜯고 주먹으로 치는 행위
- 뜨거운 물이나 물체, 담뱃불 등으로 화상을 입히는 행위
- 무기(칼, 도끼, 망치 등)로 위협하거나 무기를 사용하는 행위

2) 성적 학대

성적 학대는 부적절한 접촉과 성적 행동을 관찰하도록 강요하고 접촉하는 것을 포함한다. WHO의 정의에 의하면, 아동 성 학대는 아동이 충분히 이해되지 않는 상태에서, 성행위에 대하여 동의를 표현할 수도 없는 상황 또는 동의를 할 만큼 충분히 발달하지 않았거나 불법적이고 사회적으로 금기시되는 상황에서 이루어지는 성적 활동에 노출되었을 때를 의미한다. 법적 제재를 받게 되는 성적 학대의 대표적인 경우는 다음과 같다.

- 아동에게 불법 성행위 계약을 유도 및 강요하는 것
- 아동에게 윤락행위나 그 외 불법 성행위를 강요하는 것
- 음란행위나 음란행위를 위한 수단으로 아동을 이용하는 것

국립서울병원에서는 성 학대에 다음과 같은 행위가 포함된다고 명시하였다.

- 성인이 아동에게 자신의 성기나 신체를 접촉하게 하거나 아동의 성기를 만지는 행위
- 아동 앞에서 옷을 벗으며 자신의 성기를 만지는 행위
- 아동의 옷을 강제로 벗기거나 키스를 하는 행위
- 포르노 비디오를 아동에게 보여 주거나 포르노물을 판매하는 행위
- 아동 매춘이나 매매를 하는 행위

3) 정서적 학대

정서적 학대는 아동에게 보호자가 공포, 모욕, 수치심을 줌으로써 외롭게 만들 수 있고, 신체적 및 성적 학대를 동반할 수 있다.

정서적 학대는 부모가 자녀를 무관심하게 대하는 상태를 넘어서 의도적인 말과 행동으로 자녀에게 차별, 멸시, 증오, 위협, 무시 등을 행하는 상태를 말하며 언어적, 정신적, 심리학적 학대라고도 불린다. 이는 보호자나 양육자가 아동을 대할 때 부정적인 태도로 임하며, 아동의 정서 발달이나 사회성 발달에 심각하게, 경우에 따라서는 치명적인 손상을 가져올 수 있을 정도로 언어적 또는 정서적으로 공격하는 것이기 때문이다. 아동이 공포를 느낄 정도로 고립시켜 두거나 아동이 감당할 수 없는 모욕을 주는 것 등이 정서적 학대에 포함되는데, 정서적 학대는 눈에 보이는 것도 아니고, 당장 그 결과가 나타나지 않기 때문에 일반인들이 그 심각성을 모르는 채 지나칠 수도 있다는 점에 그 심각성이 있다.

- 비방하거나 위협하여 희생양을 만드는 행동
- 필요한 발달적 자극을 주지 않는 태만 행동
- 아동에게 욕설을 퍼붓는 행위
- 감금행위
- 집 밖으로 내쫓겠다고 하거나 원망적, 거부적인 언어를 사용하는 행위
- 아동 발달 수준에 적절하지 않은 비현실적인 기대로 아동을 괴롭히는 행위
- 삭발을 시키는 행위
- 아동이 보는 앞에서 부부 싸움을 하거나 다른 아동과 부정적으로 비교하는 행위

이러한 정서적인 학대는 독립된 형태의 학대이기도 하지만, 한편 신체적 학대와 성적 학대에 수반되는 학대이기도 하다. 왜냐하면 이러한 학대를 통해 마음의 상처를 입기 때문이다. 심리적 학대는 신체적 학대보다 더욱 많이 세대 간 전달(intergenerational transmission)이 일어날 수 있다는 의견도 있다(Fortin & Chamberland, 1995).

4) 방임

아동 방임은 학대보다 더 빈번한 태만의 문제이며, 신체적 학대가 사건적이며 시간 제한적인 데에 비해 방임은 만성적이며 지속적이다. 학대가 아동에게 하지 않아야 하는 어떤 행동을 하는 것이라면 방임은 부모나 보호자가 아동에게 해 주어야 할 어떤 것을 해 주지 않는 것이다.

방임은 영양, 거주 공간, 의료, 관리 감독(보호)에 대한 결여이며, 무관심과 영양실조, 부모의 약물 남용과 알코올의 영향도 포함된다. 특히 약물 중독과 알코올, 흡연은 아동의 정신지체의 요인이 될 수 있다. 아스피린, 페노바르비탈(수면제의 일종), 키니네, 인슐린, 여성 호르몬제, 코카인,

표 8-1 태아 알코올 증후군(FAS)과 태아 알코올 영향(FAE)의 특징 비교

태아 알코올 증후군(미국: 3명/1,000명)	태아 알코올 영향(미국: 1명/100명)
선천선 기형	매우 충동적이고 강박적이다.
미간이 얇다.	원하는 것은 무엇이든 가져야 한다.
코가 낮고 짧다.	사회화가 어렵다.
인중이 표시가 거의 없다.	추상적 사고가 어렵다.
윗입술이 얇다.	수학 능력이 떨어진다.
행동발달장애, 학습능력장애, 정신장애	기억력, 주의력, 판단력에 문제가 있다.
주의력결핍 및 과잉행동 장애	행동 결과에 책임감을 느끼지 못한다.

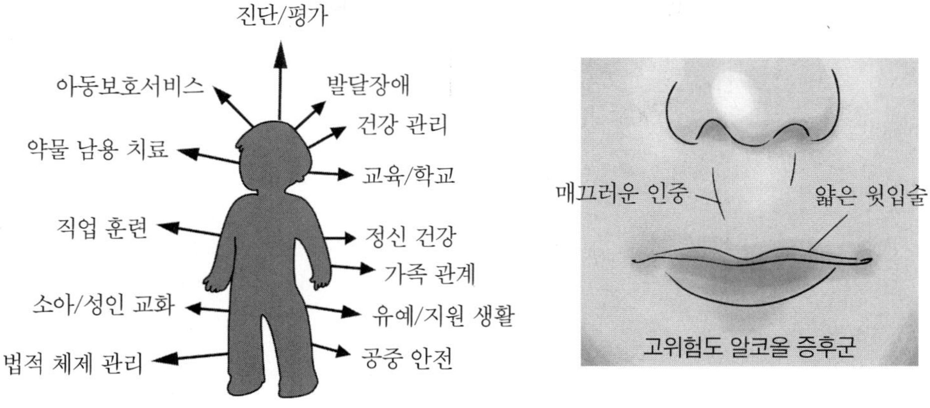

[그림 8-1] 태아 알코올 증후군의 관리와 특징

타르, 니코틴 등이 직간접적으로 정신지체를 유발할 가능성을 높인다고 주장되고 있으며, 담배에서 나오는 니코틴과 타르는 태아에게 산소 공급을 제한하여 간접적으로 무산소증의 원인이 될 수 있다.

또한 알코올 중독의 임산부에게서 태어난 아이의 40~60% 정도가 정신지체를 가지고 태어날 가능성이 있다고 제기된다(Baroff, 1986: Landesman-Dwyer, Ragozin & Little, 1981).

태아 알코올 증후군은 임신 전, 임신 중 알코올로 인한 육체적 건강 상태의 복합 문제로 발생할 수 있다. 증후군은 특징적인 안면 표정, 발달(성장 발육)지체, 학습장애 등의 세 가지 요소를 가지고 있고, 태아 알코올 영향은 세 가지 결과 중에 두 가지를 포함하고 있다.

방임된 아동들은 크게 신체적 방임, 식생활 방임, 의생활 방임, 주생활 방임, 의료적 방임, 정서적 방임과 도덕적 방임을 포함하는 교육적 방임 및 성적 방임으로 구분된다. 그리고 식생활 방임, 의생활 방임, 주생활 방임, 도덕 및 교육적 방임 및 성적 방임을 받은 모든 아동들은 정서적 방임을 수반한다.

한편 방임의 형태를 보면, 가족 유형이 방임에 영향을 미치는데 한부모 가족은 가정 경제와 아동 양육이라는 이중적 부담을 짊어지고 있기 때문에 아동을 유기하거나 방임할 확률이 높다는 연구 결과들이 있다. 그리고 방임과 신체 학대는 다시 발생할 확률이 높고 후속 사례까지 걸리는 시간이 짧은 편이다.

(1) 신체적 방임

아동의 위생 상태가 불결한데도 그대로 방치해 둔 상태를 말한다.

- 몸이 더럽고, 악취가 난다.
- 머리 모양이 단정하지 못하고, 손톱, 발톱이 너무 길다.
- 몸이 짓물러 있고, 욕창이 있다.

(2) 식생활 방임

아동의 신체 발달에 필요한 적절한 양의 음식을 시간에 맞춰 먹이지 못하거나 주지 않는 상태를 의미한다.

- 힘이 없고 자주 어지럽다고 말한다.
- 나이에 비해 지나치게 키가 작고 말랐다.
- 자주 배고프다고 말한다.
- 간식이나 점심을 늘 더 달라고 한다.

(3) 의생활 방임

성별, 연령, 계절, 날씨 등을 고려하지 않은 의복이나 신발을 착용한 상태를 말한다. 또한 신체 보호에 필요한 장신구를 제대로 챙겨 주지 않거나 옷을 갈아입히지 않는 경우도 포함한다.

- 기저귀를 갈아 주지 않아 욕창이 나 있다.
- 계절이나 날씨에 맞지 않은 옷을 입고 있다.
- 너무 크거나 작은 옷, 신발을 신고 있다.

(4) 주생활 방임

위험한 주거 환경에서 아동이 생활하도록 방치하는 상태를 말한다. 주변 환경이 열악하며 집도 좁고 누추할 뿐만 아니라 집 근처에도 적당한 놀이터가 없다.

- 전기, 수도, 가스 등의 사회 기반 시설의 노후로 인해 안정성이 결여된 장소에서 아동이 생활하고 있다.

(5) 의료적 방임

정기적인 의료 검사는 커녕, 아동이 신체적, 정신적 아픔을 호소해도 적절한 조치를 받지 못하고 내버려진 상태를 의미한다.

- 예방접종이 되어 있지 않다.
- 상처가 치료되지 않은 상태에서 방치되어 있다.
- 충치가 많은 편이다.

(6) 도덕 및 교육적 방임

주 양육자에 의해 교육 활동에 필요한 정신적, 물질적 지원을 제대로 제공받지 못하는 상태를 말하며 교육적 방임에는 도덕적 방임도 포함된다. 학교에 무단 결석해도 고의적으로 방치하거나 취학 연령이 되었음에도 학교에 보내지 않는 행위, 숙제 및 준비물을 챙겨 주지 않는 행위가 해당된다.

- 자주 지각을 해도 신경 쓰지 않는다.
- 욕을 해도 가만히 둔다.
- 거짓말을 해도 내버려 둔다.
- 돈이나 물건을 훔쳐와도 내버려 둔다.

(7) 성적 방임

부모 및 성인 가족이 성적 행위를 하는 모습을 아동에게 보이거나, 불건전한 성관계를 다룬 매체를 방치해 놓거나, 아이들이 지나친 성적 놀이나 말을 하는 등의 행동을 해도 아무런 조치를 취하지 않고 방치하는 것을 말한다.

- 성에 어울리지 않는 옷차림을 하고 있다.
- "어른들이 옷을 벗고, 소리를 지르며, 이상한 짓을 하는 것을 보았다."라고 자주 말한다.

(8) 정서적 방임

주 양육자로부터 적절한 관심과 사랑을 받지 못하여 정서적으로 황폐한 상태에 놓이는 것이다. 아동과 대화를 하지 않거나 안아 주는 등 아동이 필요로 하는 애정 표현과 정서적 지지를 제공하지 않고, 신체적 접촉을 피하며, 약속에 무관심하는 등 정서적 결핍을 주는 행위를 의미한다.

- 매사에 무관심하고 멍하니 있다.
- 깜짝깜짝 놀란다.
- 눈치를 많이 본다.
- 교구나 장난감을 마구 집어 던지고 부순다.
- 대부분의 친구들이 웃는데도 웃지 않는다.
- 누가 자신을 미워 한다고 자주 말한다.

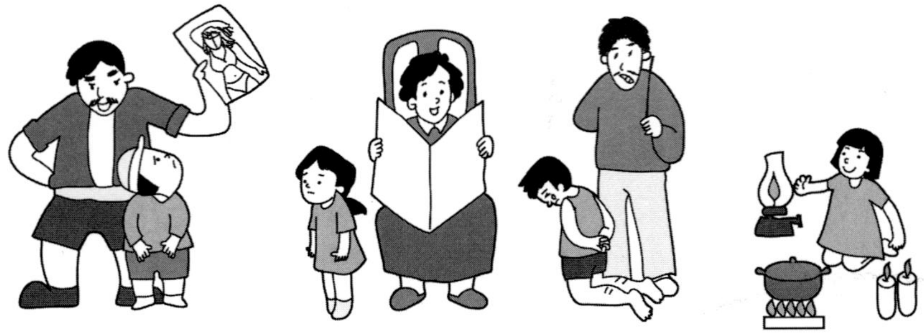

[그림 8-2] 아동 학대 유형

3. 원인과 징후

1) 원인

아동 학대의 발생 요인은 학대의 유형에 따라 다르나 일반적으로 학대의 주 가해자가 되는 부모, 학대를 받는 아동, 학대가 발생하는 가정, 사회 요인 등에서 찾아볼 수 있다.

표 8-2 아동 학대의 요인과 내용

요인	내용
부모 요인	부모의 미성숙: 나이가 어리고 안정되지 못한 부모, 감정 조절의 미성숙
	아동 양육에 대한 지식부족: 아동 발달 특성, 양육, 건전한 가족관계 등에 대한 지식 부족
	아동에 대한 지나친 기대
	잦은 가정의 위기: 경제적 어려움, 실직, 작은 병치레, 가정 불화
	정서적 욕구 불만(부모의 욕구 불만, 스트레스)

부모 요인	어릴 적 학대받은 경험
	알코올 중독, 약물 중독, 낮은 자아존중감, 우울, 불안, 정신 질환
	부모의 그릇된 아동관: 아동을 소유물로 생각
	원치 않던 자녀
가정적 · 사회적 요인	가족관계 문제(가족 구성원 간 갈등, 약한 상호작용)
	가족 구조의 문제(미성년 가족, 한부모 가족, 이혼, 재혼 가족)
	사회적 고립, 지지 체계 부족
	아동을 존중하지 않는 문화
	폭력에 대한 가치와 규범
	신체적 체벌에 대한 가치와 규범
아동 요인	미숙아, 기형아, 발달 지연
	급 · 만성 질환아
	까다로운 기질
	문제 행동을 보이는 아동

2) 징후

다음과 같은 행동적 징후의 일부 또는 여러 가지가 나타날 경우에 아동이 학대를 당하였다고 볼 수 있다. 그러나 다음과 같은 징후가 모든 것을 다 말해 주는 것은 아니라는 점에 유의해야 한다.

(1) 신체적 학대의 징후

- 어른과 접촉하기를 꺼린다.
- 다른 아동이 울 때 두려워한다.
- 공격적이거나 위축된 극단적 행동을 한다.
- 부모를 두려워한다.
- 집에 가는 것을 두려워한다.

- 위험에 대해서 지속적으로 경계한다.
- 옷을 갈아입는 것을 싫어하거나 더운 날씨에도 옷을 벗는 것을 싫어한다.

(2) 정서적 학대의 징후
- 특정한 물건을 계속 빨고 있거나 물어뜯는다.
- 행동장애가 나타난다(반사회적이고 파괴적인 행동).
- 신경성 기질장애가 나타난다(수면장애, 놀이장애).
- 정신신경성 반응이 나타난다(히스테리, 강박, 공포).
- 극단적 행동, 과잉 행동, 발달 지체가 나타나거나 자살을 시도한다.

(3) 성적 학대의 징후
- 나이에 맞지 않는 성적 행동을 보인다.
- 동물이나 장난감을 대상으로 해서 성적 관계를 맺는다.
- 수면장애를 보인다.
- 유뇨증이나 유분증을 보인다.
- 위축, 환상, 유아적 행동(퇴행 행동)을 보인다.
- 충동적이고 산만하고 주의 집중을 못한다.
- 혼자 남아 있기를 거부한다.
- 특정 유형의 사람들을 두려워하거나 특성 성에 대해 두려워한다.
- 우울하거나 사회적으로 관계를 맺지 않는다.

(4) 방임의 징후
- 수업 중에 잔다.
- 음식을 구걸하거나 훔친다.
- 비행에 가담하거나 도둑질을 한다.
- 학교에 일찍 등교하고 집에 늦게 귀가한다.

4. 현 황

보건복지가족부와 중앙아동보호전문기관에서 발행한 전국아동학대현황보고서(전국 43개 아동보호전문기관으로 상담신고 접수된 9,570건의 사례분석 보고서)에 따르면, 2008년 우리나라에서 발생하고 있는 아동 학대에 대한 상담신고는 2001년부터 2008년까지 약 2.3배, 학대 피해 아동 보호건수는 약 2.6배 증가하였다.

그러나 우리나라의 경우 선진국과 비교할 때, 아동 인구 1,000명당 학대 피해 아동이 현저히 낮게 나타나고 있어 아직 발견되지 않은 잠재적인 학대 사례가 많을 것으로 추정되고, 미국, 일본 등 선진국의 경우에도 학대 피해 아동 보호사업의 초기에는 그동안 가정 내에 은폐되어 있던 아동학대가 노출되며 아동 학대 사례가 증가하는 경향을 보였다.

1) 학대 피해 아동

아동 학대 사례로 판정된 5,578건 중 피해 아동의 성별에 따른 비율은 [그림 8-3]과 같이 남아가 2,801건(50.2%), 여아가 2,777건(49.8%)으로 매우 근소한 차이를 보였다.

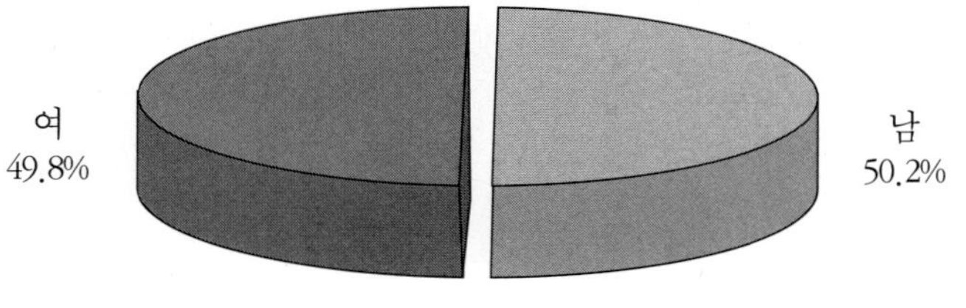

[그림 8-3] 학대 피해 아동의 성별에 따른 비율

출처: 보건복지가족부, 중앙아동보호전문기관(2009).

아동 학대 사례 유형에 따른 피해 아동의 성별 분포는 성 학대를 제외한 모든 학대 유형에서 남아와 여아가 비슷한 분포를 보였고, 성 학대의 경우에는 남아가 9.0%, 여아가 91.0%로 약 10배 정도 여아의 비율이 높았다.

피해 아동의 연령 분포를 살펴보면, 초등학생에 해당하는 연령인 만

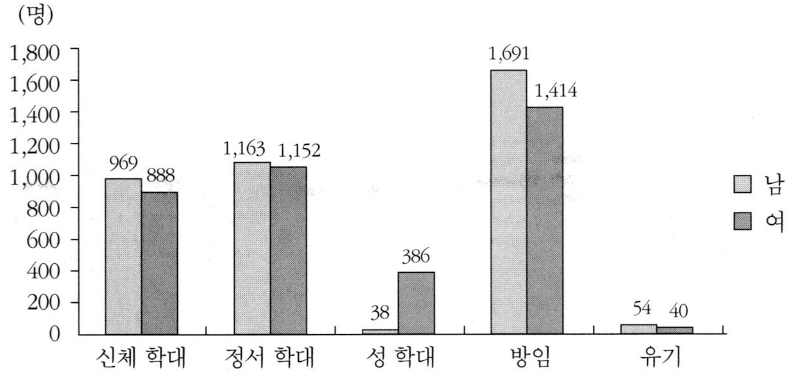

[그림 8-4] 학대 유형에 따른 피해 아동의 성별 분포

출처: 보건복지가족부, 중앙아동보호전문기관(2009).

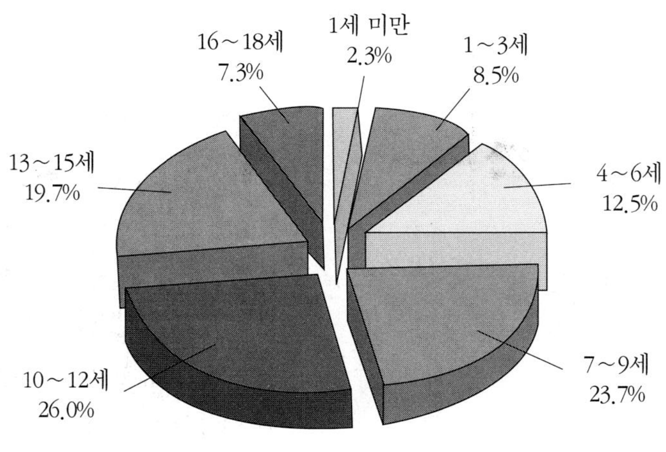

[그림 8-5] 학대 피해 아동의 연령별 분포

출처: 보건복지가족부,중앙아동보호전문기관(2009).

7～12세 사이의 아동이 피해 사례 전체의 46.6%를 차지하였는데 초등학생의 경우 영유아와는 달리 학교 등 외부에 노출되어 있는 시간이 많아 가정 내에서 발생한 학대 흔적이 비교적 쉽게 발견되고, 청소년기에 비해 아동의 자기 보호 능력이 낮기 때문인 것으로 판단된다.

학대를 경험한 피해 아동은 장애, 가출, 음주, 흡연, 사회성 문제 등 다양한 특성을 드러낸다. 이러한 피해 아동의 특성은 아동이 본래 지니고 있는 특성일 수도 있으나, 학대의 경과로 나타나는 양상일 수도 있다. 여기서는 학대 피해 아동의 특성을 크게 장애, 정서·정신건강 특성, 적응·행동 특성, 발달·신체 건강으로 구분하였다. [그림 8-6]을 보면 학대를 경험한 아동들에게서 나타나는 주된 특성은 적응·행동 특성으로 전체의 41.9%를 차지하였다.

한편 중복 학대를 별도로 구분하지 않고 각각의 아동 학대 사례 유형을 살펴보았을 때 방임이 3,105건(40%)로 가장 높은 비율을 차지하였고, 정서 학대, 신체 학대, 성 학대, 유기 순으로 나타났다. 지난 8년 동안의 연도별 추이에서도 방임과 중복 학대가 매년 가장 많은 비중을 차지하고 있

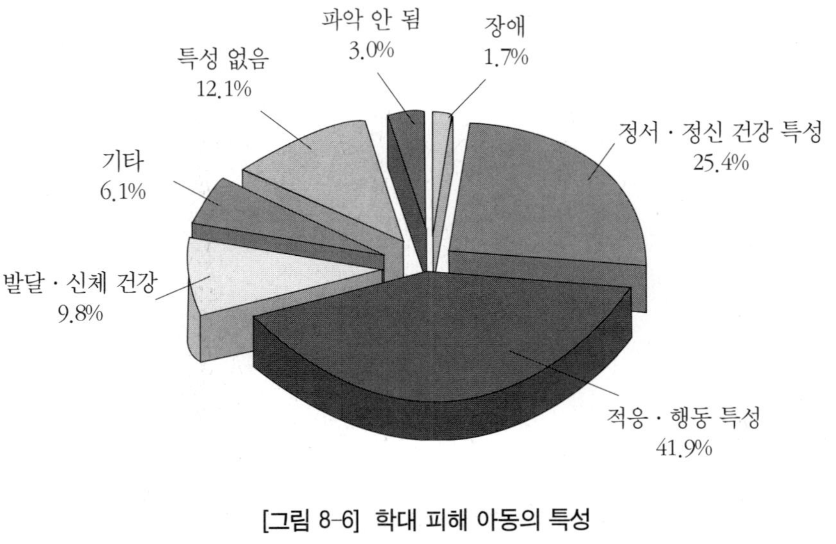

[그림 8-6] 학대 피해 아동의 특성

출처: 보건복지가족부, 중앙아동보호전문기관(2009).

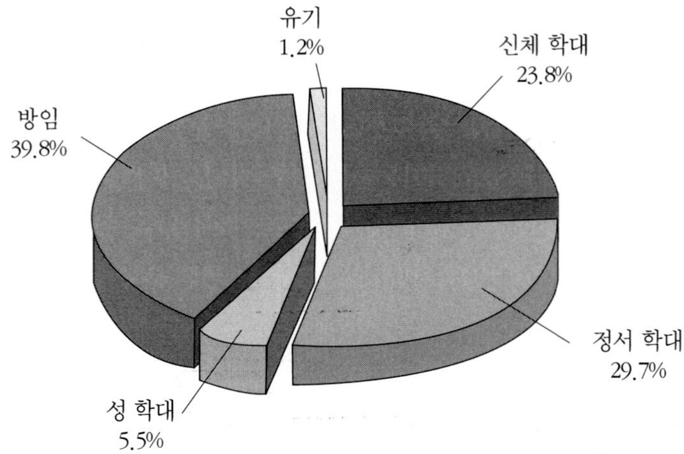

[그림 8-7] 아동 학대 유형 분포

출처: 보건복지가족부, 중앙아동보호전문기관(2009).

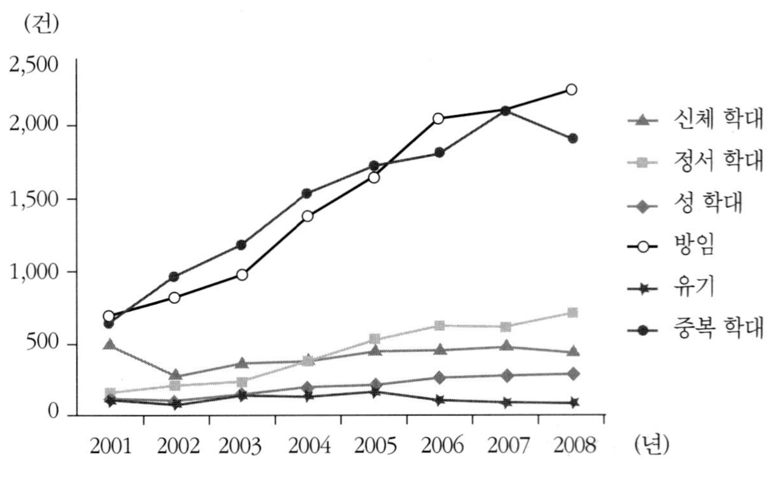

[그림 8-8] 연도별 아동 학대 유형 추이

출처: 보건복지가족부, 중앙아동보호전문기관(2009).

는데, 특히 방임의 경우 전체 보호건수 중 차지하는 비중이 매년 증가하고 있다.

아동 학대 발생 빈도는 학대가 거의 매일 발생한 경우가 50.0%로 가장 많았고, 2～3일에 한 번 발생한 경우가 11.3%로 나타났다.

전체 학대 피해 아동 중 2008년 사망 아동 수는 8명이며, 2001～2008년까지의 평균 사망 아동 수도 약 8명이다.

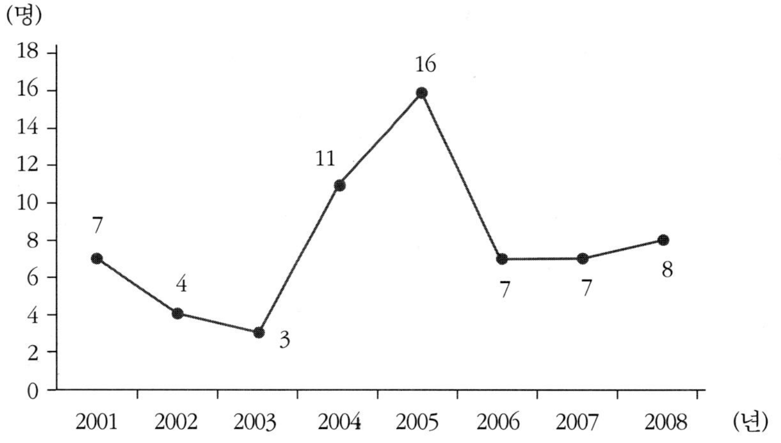

[그림 8-9] 연도별 학대 피해 아동 사망자 수

출처: 보건복지가족부, 중앙아동보호전문기관(2009).

2) 학대 행위자

학대 행위자와 피해 아동과의 관계를 부모, 친인척, 타인, 파악 안 됨, 기타의 5개 그룹으로 구분하여 아동 학대 사례 유형별 통계를 분석한 결과 다음과 같이 80% 이상이 가정에서 부모에 의해 이루어졌다.

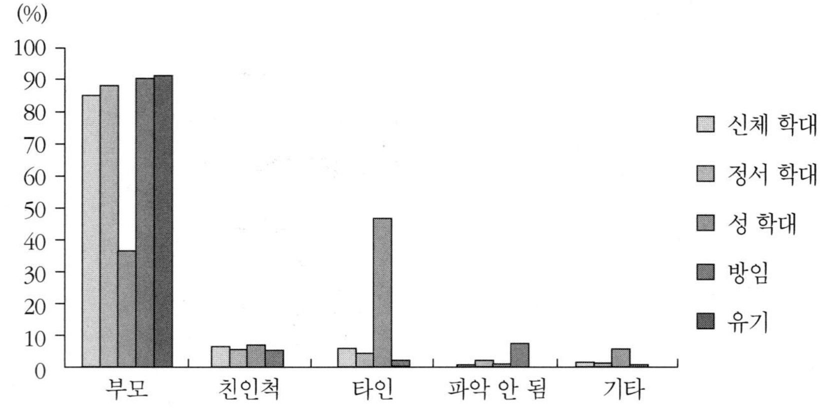

[그림 8-10] 학대 행위자와 피해 아동과의 관계

출처: 보건복지가족부, 중앙아동보호전문기관(2009).

5. 후유증

아동 학대는 아이들의 정상적이고 건강한 발달을 방해하며, 다양한 후유증이나 문제 행동을 초래하는 경우가 많다. 신체 학대는 멍이나 타박상 같이 시간이 지나면 치유되는 비교적 가벼운 손상에서부터 심각한 뇌 손상이나 정신지체, 언어장애, 심한 경우 사망까지 다양한 결과로 나타날 수 있다. 영아기에 적절한 양육을 받지 못한 아동은 성장 발달이 지연되는 성장지체로 인하여 지속적으로 고통을 받으며, 체중 및 체격 면에서 일반 아동들에 비해 현저히 미달하고 언어 및 지능 발달이 지체될 수 있다.

성 학대의 경우에는 요로 감염, 생식기 관련 질환이나 손상, 성병 감염, 원치 않는 임신 등의 결과가 나타난다. 특히 성 학대는 시간의 경과에 따라 행동의 변화를 보이는데, 학대를 받은 직후에는 일종의 스트레스 반응으로서 수면장애, 신경질, 가해자에 대한 공포심 등의 불안 증세가 두드러진다. 시간이 흐르면서 급성기의 증상이 가라앉으면 나이에 맞지 않는 성행동, 이성의 관심을 끌기 위한 선정적 행동이 나타나기도 하고, 극단적으로 이성을 기피하는 경우도 있다. 청소년기에는 성에 관한 혼란된 행동이나 성적 방종, 고독, 우울, 슬픔 등 자아 개념의 손상과 관련된 행동 변화가 나타난다.

아동 학대로 초래될 수 있는 신체적, 심리적 후유증은 다음과 같다.

1) 신체적 후유증

(1) 신체적 손상

신체적 손상은 맞아서 생긴 피부에 멍든 상처부터 물린 자국, 회초리나 벨트에 의한 자국, 목 졸린 흔적, 피부 결손 및 좌상, 신체 일부분의 변형 및 절단, 화상, 골절, 안구 출혈, 기타 내부 장기 파열, 두뇌 손상까지 매우 다양하다.

(2) 성장 실패

방임된 아동에게서는 가장 흔히 성장 실패가 관찰된다. 부적절한 양육과 부족한 영향 섭취로 인하여 체중이 증가하지 못하고 성장이 지연되는 것을 말한다.

(3) 생리 기능의 변화

스트레스와 관련 있는 노아드레날린(noradrenergic), 도파민(dopaminergic), 글루코코르티코이드(glucocorticoid) 체계에서 이상이 관찰되고 있고 이들 신경전달체계의 이상은 대개 학대 아동에게 나타나는 과각성 상태를 반영하는 것으로 추정된다.

2) 심리적 후유증

(1) 인지 기능

① 지능 및 자아 기능의 손상: 전반적으로 지적 및 인지 기능의 결함과 관련되고, 높은 발달 지연과 중추신경계 장애를 갖는다. 이들은 과잉 행동, 충동적 행동이 많고 외부 위험에 집착하면서 학습과 자기 계발에 필요한 에너지를 고갈시킨다.

② 중추신경계 손상: 머리를 심하게 흔들어 두뇌에 미세한 출혈을 반복적으로 유발하는 것, 방임, 영양 결핍, 모성 결핍 등 여러 가지가 두뇌(중추신경계) 발달에 악영향을 주는 것으로 알려져 있다.

(2) 정서 기능

① 감정 조절 기능의 저하/이상: 학대를 통해 아동들은 감정적으로 자기를 조절하는 능력이 저하되고, 적응하는 데 필요한 감정 조절이 부족하게 되어 양육자와의 상호작용에 방해를 받거나 혹은 양육자로부터 부정적인 반응을 유도하게 된다. 즉, 위축되거나, 즐거움을 느끼지 못하거나, 예측할 수 없거나, 애매모호하거나 혹은 얄팍한 감정을 나타내며 심한 스트레스로 불안, 우울감, 절망감을 나타낸다.

② 자기 개념의 손상: 가장 특징적인 것이 무력감으로 아동들은 대개 슬픔에 빠지고, 기가 죽으며, 자기 멸시에 빠진다. 이 같은 부정적 자기 개념은 만성적인 신체 및 정서적 손상에서 기인한다.

③ 애착 형성의 붕괴: 학대받은 아동들은 생후 초기 발달에 폭력과 거부에 노출되어 기본적 신뢰감 형성에 결함을 갖는다. 양육자가 있는 상황에서 움직임이나 표정을 멈추거나, 얼어붙거나, 지나친 걱정과 같은 부적절한 증상을 보인다. 이 같은 증상은 아동기 후기에 거쳐 성인기까지 지속하여 대인관계에 어려움을 초래하는 것으로 연구되었다.

④ 충동 조절 능력의 저하, 또래관계의 이상: 학대 피해 아동들은 집에서 혹은 학교에서 공격적, 파괴적이라는 말을 많이 듣고 또래나 형제 관계에서 다른 사람을 괴롭히고 싸움을 거는 등 공격 행동이 많다. 어린 아동에게서는 안절부절못하며 과잉적인 행동이 많이 나타나고 좀 더 나이 든 아동이나 청소년에게는 반사회적 행동 혹은 비행이 많이 보인다.

⑤ 자학적 자기 파괴 행동: 자살 시도 및 위협, 자해 행동 등을 흔히 나타낸다.

⑥ 학교 부적응: 집중력이 짧고, 부산하고, 정서적으로 안정이 안 되어 학업 수행이 저조한 경우가 많다. 공격행동이나 참을성이 없음으로 해서 또래나 교사들과의 관계에서도 문제가 일어난다.

⑦ 정신병리: 외상 후 스트레스 장애(posttrauma stress disorder: PTSD), 정신과적 장애 및 우울증이 나타날 수 있다. 또한 생리적 반응의 이상, 감정 조절 기능의 저하/이상, 자기 개념의 손상, 애착관계의 이상, 충동 조절 능력의 저하와 또래관계의 이상, 자학적 행동, 자기 파괴 행동, 학교 부적응을 초래한다. 이같이 발달 과정에서의 지장이 반복되면 결국 정신병리 현상을 초래하게 된다. 즉, 청소년 비행, 범죄, 약물 남용, 학교 부적응을 가져오며 반항장애, 외상 후 스트레스장애의 빈도가 높게 나타나고 성인기에는 우울증, 스트레스장애, 다중인격장애가 나타난다.

6. 예방과 중재

1) 예방 프로그램

(1) 1차 예방 프로그램

아동 학대가 발생하지 않은 일반인을 대상으로 프로그램을 실시하여, 사전에 학대를 예방하고 아동이 건강하게 성장 · 발달할 수 있도록 지원한다.

① CES(Child Empowering Service, 아동 힘 키우기 서비스): 유치원 및 초등학교 저학년 아동, 아동의 양육과 교육을 담당하고 있는 부모와 교사에게 아동의 보호받을 권리를 정확히 알려 주어 아동 학대를 예방하고, 아동에게는 스스로 자신의 권리를 정확히 표현할 수 있도록 훈련하는 통합교육 프로그램이다.

② PAPCM(Participatory Activity for the Prevention of Child Maltreatment, 참여활동

성 학대 예방 수칙

- 누군가 성폭력을 가한 후 말하지 말라고 위협하면 부끄러워하거나 무서워하지 않고 곧장 어머니나 선생님에게 사실을 이야기한다.
- 낯선 사람의 차를 타지 않고 낯선 사람을 따라가지 않는다.
- 집에 혼자 있을 때 누군가 찾아오면 문을 열어 주지 않는다.
- 공공화장실에 가거나 엘리베이터를 탈 때는 반드시 친구나 어른과 함께한다.
- 어디를 갈 때는 부모님과 보호자에게 누구와 함께 가는지를 꼭 알린다.
- 혼자 있을 때 위급한 상황을 대비하여 부모님에게 직접 연락이 가능한 연락처를 외우고 있거나 쉽게 볼 수 있는 곳에 적어 둔다.
- 낯선 사람이 자꾸 따라오거나 무섭게 위협하면 주위 어른들에게 큰 소리로 도움을 청한다. "도와주세요."

을 통한 아동 학대 예방 교육): 초등학교 고학년 아동들의 아동 학대 예방을 위한 프로그램으로 자기 보호 훈련, 부모를 위한 자녀 양육 기법 훈련, 교사를 위한 신고의무자 교육으로 구성된 참여활동 프로그램이다. 특히 아동, 부모, 교사가 주체가 되어 지역사회 내의 아동 학대 예방 캠페인을 실시, 아동 학대에 대한 인식과 예방을 증진시키는 참여활동을 통한 통합적 접근 프로그램이다.

(2) 2차 예방 프로그램

아동 학대에 노출될 위험이 큰 집단을 대상으로 프로그램을 실시하여, 사전에 학대를 예방하고 아동이 건강하게 성장 · 발달할 수 있도록 지원한다(방학 교실, 방과 후 교실).

(3) 3차 예방 프로그램

학대가 이미 발생한 가정의 아동 학대에 개입하여 치료할 뿐 아니라 아동 학대의 재발 방지를 막는 프로그램이다. 3차 예방은 가해자 및 피해자에 대한 원조와 치료를 제공하고, 치료 중심의 재활(일시 격리, 상담치료, 재활 프로그램)과 아동 학대 가정을 대상으로 재발이나 가족 해체를 막기 위한 서비스를 제공(재발 확인을 위한 가정 방문 서비스, 부모교육, 스트레스 관리 훈련, 아동 행동 조절 훈련)한다.

2) 신고

우리나라 아동복지법에 의하면, 일반인은 누구든지 아동 학대를 알았을 때 아동보호전문기관 또는 수사기관에 신고해야 한다. 가령, 다음과 같은 경우에는 신고해야 한다.

- 기본적인 의식주를 제공받지 못하는 아동
- 상처와 부상을 반복적으로 입은 아동
- 아동의 보호자가 아동의 상처와 질환에 대해 치료를 거부할 경우
- 아동이 결석을 자주 하거나 보호자가 아동을 학교에 보내지 않으려 할 경우
- 근친상간, 매춘 등의 성적 학대가 의심되는 아동

특히 초 · 중등 교원, 보육시설의 종사자, 유치원의 장 · 교직원, 아동복지시설의 종사자, 구급대의 대원, 의료업을 행하는 의료인 등은 그 직무상 아동 학대를 알게 되었을 때 즉시 신고해야 한다.

7. 교육과 전망

1) 교육

교육을 통하여 교사, 상담가, 기타 보호자들은 아이들과 상호 교감하는 적절한 방식으로 올바른 지침서를 동반할 수 있다. 예를 들어, 아이들과 접촉하기 전에 무엇을 할 것인지 말하고, 필요하다면 먼저 동의를 구하며 신체적 접촉은 필요한 경우에만 하는 것으로 국한되어야 한다.

치료자는 아동이 학대와 방임에 관련된 문제를 직면할 수 있도록 돕고, 아동에게 성인-아동의 적절한 관계가 어떤 것인지 보여 주는 역할 모델을 제공할 수 있다. 이는 아동이 긍정적이고 생산적인 또래관계 및 지지체계를 형성하는 데 도움을 줄 수 있다. 교사, 다른 성인, 그리고 그 외 다른 여러 아동들과의 애정을 통한 적절한 활동을 계획하고, 놀이를 활용하여

관계를 증진시킬 수 있도록 한다. 또한 자존감을 증진시키기 위해 아동의 능력을 칭찬한다.

아동을 위해 적절한 행동과 그렇지 못한 행동에 대해 정의를 내릴 필요가 있고, 부적절한 행동은 강화시키지 않도록 한다. 왜냐하면 모든 아동은 다른 사람의 관심을 받고자 부적절한 행동을 반복해서 할 수 있기 때문이다.

아동 학대와 무관심의 희생자인 청소년과 성인은 보통 대학으로 이어져 교육을 받을 수 있으며 많은 경우가 좋은 결과를 얻고 있다. 하지만 심각한 알코올 증후군 아이들(FAS, FAE)은 고등학교 교육이 가능하지 못한 심각한 학습장애를 종종 나타내고 미숙아 또는 부적절한 사회적 능력, 학습장애 등 전반적인 어려움(지역사회 또는 다른 사회 학습 적응에서)을 나타내기도 한다.

2) 보조공학과 서비스

지침서를 통한, 아이들을 이끌어 갈 수 있는 기초적 교육과 사회 생활 능력 향상 기술을 제공하는 특별한 프로그램(special software)은 FAS 또는 FAE를 가진 아이들을 도울 수 있다. 하지만 보통의 아동들에게 적용하는 일반적 프로그램은 이러한 아이들에게 특히 잘 맞지 않는다.

3) 직업

아동 학대와 방임의 피해를 입은 사람들에게 특별히 직업과 관련된 제한은 없다. 하지만 FAS 또는 FAE를 가진 사람은 반복적인 특정한 일에 제한을 받을 수 있다. 이들은 신경생리학적 그리고 정신적 반응 능력에 따라 반복적인 일(예: 호텔, 레스토랑, 기타 기관 직업)에 부적절한 일 처리 능력을 보일 수 있다.

4) 독립 생활

아동 학대와 방임 피해자들을 위해서 많은 활동들이 이루어지고 있다. 특히 FAS 또는 FAE를 가진 개인들은 독립 생활 시 보호자들의 깊은 주의와 관심이 필요하고 당사자 스스로도 안전규칙을 숙지하고 준수해야 한다.

9장 보장구 의존증

보장구 의존증

1. 정 의

보장구 의존증(medical fragile/technology dependent)의 범주는 계속적으로 입원이 필요한 희귀질환들의 범위를 포함한다. 보장구 의존 아동은 죽음을 예방하고 혹은 장애의 진전을 예방하기 위해 한 가지 혹은 그 이상의 보장구를 사용해야 한다.

이런 보장구들은 아이들의 건강을 관리하고 스스로 먹고 호흡할 수 없는 아이들에게 음식과 산소를 제공한다.

2. 보장구의 종류

1) 인공호흡기계 또는 다른 산소기계

인공호흡기계 또는 다른 산소기계 등은 스스로 호흡을 못하거나 호흡량이 부족한 사람에게 인공적으로 산소를 공급하는 장치다. 인공호흡기에는 지정된 시간 동안에 공기를 넣어 주도록 설계된 시간설정호흡기(time-cycled ventilator)와 미리 지정해 놓은 환기량이 기도에 전달되면 흡기가 완료되는 형태의 용량설정호흡기(volume-cycled ventilator)가 있는데 이 호흡기의 경우 일정한 환기량을 전달할 수 있는 장점이 있다. 또 미리 지정해 놓은 압력이 기도 내로 전달되면 흡기가 완료되는 형태의 호흡기로 폐를 팽창시키는 데 상당히 큰 압력이 요구되는 단점이 있는 반면에 조작이 간편하고, 값이 싸다는 장점이 있는 압력설정호흡기(pressurecycled ventilator)와 가스의 유속이 미리 설정해 놓은 수준으로 감소하면 호흡 주기의 변화가 생기는 유속설정호흡기(flow-cycled ventilator)로 분류할 수 있다. 이와 같은 인공호흡기계 등을 통해 치료를 받는 환자는 기도 내 흡인뿐만 아니라 구강으로부터의 감염을 방지하기 위한 구강 내 관리에도 신경을 써야 하며 호흡기의 배액을 원활하게 하기 위하여 주기적인 체위 변화나 흉부물리치료 등을 적절히 시행해 주어야 한다.

2) 기관절개 흡입술

기관절개 흡입술(tracheostomy suction)은 피부 표면에서 기관의 안쪽으로 구멍을 내어 호흡할 수 있도록 하는 외과적 치료 방법으로, 기관튜브는 은 대신 각도를 더 정확하게 만들 수 있고 실내온도에서 부드러워지며 기도의 외형을 잘 맞출 수 있는 실라스틱을 사용한다. 기관절개 후 출혈이나 부종, 흡인, 흉강 내로의 공기 흡수 등의 합병증이 발생하지 않도록 잘 감시해야 하며 기도를 유지하고 폐 분비물을 효과적으로 제거해 주어야 한다. 또한 주변 습도는 높게 유지하고 항상 내관의 청결을 유지하며 관이 형성된 후에는 5일에 한 번씩 튜브를 교환해야 한다.

3) 도뇨(요도카테터 삽입)

도뇨(urethral catheterization)는 대부분 요정체, 하복부 종양, 실금 등으로 자연 배뇨가 불가능한 경우와 외음부 창상으로 자연 배뇨 시 소변의 여러 가지 균에 의해 감염 우려가 있는 경우의 만성 질환 환자들에게 활용이 된다. 장기간 카테터를 삽입하고 있어 카테터가 침전물을 형성하거나 또는 소변이 막혀서 안 나오게 되면 카테터의 교환이 필요하고 항상 균에 대해 주의를 하고 청결 관리를 해야 한다.

4) 투석

투석(dialysis)이란 확산(diffusion), 삼투(osmosis), 여과(filteration) 작용에 의하여 반투과성 막을 이용하여 혈액 중에 쌓인 노폐물과 과다한 전해질 및 과잉 수분을 제거하는 방법으로 만성 신부전증이나 급성 신부전증처럼 신장의 기능이 떨어져서 체내의 불순물을 제거할 수 없을 때 또는 약물 중독 등으로 체내에 특정 불순물이 있을 때 이를 제거하기 위하여 이용된다. 일시적으로 실시되는 경우와 영속적으로 실시되는 경우가 있으며, 혈액을 여과하는 혈액 투석(hemodialysis)과 수술된 도관을 통해서 투석액을 복강 안으로 주입하고 투석액이 복강 안에 머물러 있는 동안 혈액 내의 노폐물과 과잉 수분이 복강으로 모아지면, 다시 도관을 통해서 배출하는 복막 투석(peritoneal dialysis)으로 분류할 수 있다.

5) 정맥주사 영양 요법

정맥주사는 정맥 속에 주사바늘을 넣어 혈관 속에 직접 약을 주입하는 방법으로 약효가 신속하고 반응이 확실하다. 하지만 약이 갑자기 몸속에 들어가기 때문에 주사액이 너무 강하거나 몸에 맞지 않으면 몸 상태가 안 좋아질 수 있고 극단적인 경우 목숨을 잃을 수도 있다. 보통 정맥주사를 맞는 부위는 손등이나 팔목, 팔꿈치 안쪽 핏줄의 혈관이며, 정맥주사가 일반적이지만 동맥주사도 사용된다. 동맥주사는 동맥에 직접 약을 주입하는 것으로, 악성 종양 치료와 같은 특별한 경우에 이용된다.

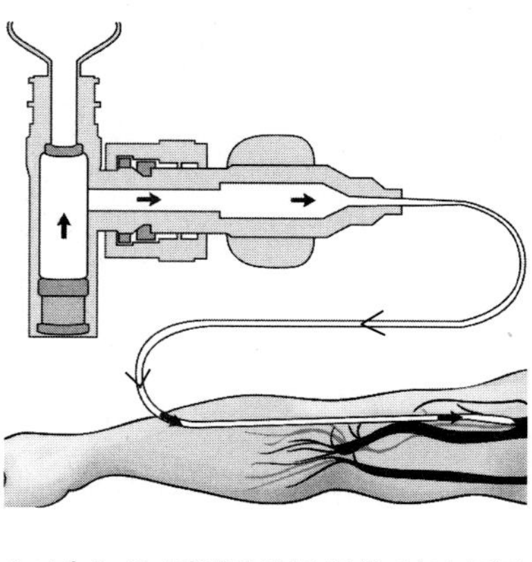

[그림 9-1] 정맥주사를 통한 영양 공급

6) 비강 영양법

비강 영양 튜브는 코를 통해 위까지 쉽게 삽입이 될 수 있도록 가늘고 길며 부드러워 쉽게 구부러진다. 비강 영양법은 음식물과 물을 스스로 섭취하지 못하는 환자들에게 액체 음식을 통해 영양 공급을 하기 위하여 사용되며, 필요에 따라 약물 투입 시에도 활용되고 있다.

3. 원인과 빈도

희귀유전질환이나 최근에는 조산이나 난산이 원인이 되어 아이들이 보장구 의존 아동이 될 수 있다. 2007년의 한 연구에 따르면 미국 캘리포니아 주에서 사고로 인한 의료적 보장구 지원을 필요로 하게 된 환자의 수는 한 해 17,737명, 그리고 만성 질환에 의해 증가한 보장구 의존증 환자 수는 23,582명에 달했다.

4. 영 향

보장구 의존 환자들은 갑자기 목숨이 위급한 상황을 겪을 수가 있다. 그런 이유 때문에 그들은 종종 개인별 간호를 필요로 하고 있다. 또한 24시간 내내 의료기기를 사용해야 한다. 의료기기에 의존한 정도는 병의 종류와 환자의 상태에 따라 다양하고 광범위하다. 간호사 혹은 기계와 계속적으로 동반해야 하는 위급한 상황들은 아이들에게 많은 영향을 미치며, 그들의 학교 생활과 사회 생활에 장기적으로 큰 영향을 미친다.

5. 일반적인 이차적 증상

우울증이 발생하기 쉽다. 보장구 의존 아동들은 사회에서 그들의 삶이 어렵게 영위되고 있는 몇 안 되는 사람이라는 사실을 발견하면서 우울증과 경험 상실증의 이차적 증상을 나타낸다. 또한 개인의 연약함으로 환경의 영향을 받아 많은 건강상 문제들이 야기될 수 있는데, 예를 들면 그 사람의 생명을 유지시키는 장치들이 폐렴이나 다른 합병증을 일으키는 박테리아나 바이러스를 키우는 장소의 역할을 할 수도 있다. 몇몇의 사람들은 간질 발작을 일으키기도 한다.

6. 보장구 의존 환자의 요구

전문적인 의료 보호 계획과 국제 응급 프로그램이 보장구 의존 아동과 성인들에게 필요하다. 이 계획에는 응급 상황 처리 관리와 재입원에 대한 과정까지 포함되어야 한다. 학교 관계자들, 특히 양호 교사 및 다른 교사들은 사전에 이에 대한 교육을 받도록 요구된다. 이상적으로는 아이가 학교에 입학하기 전까지 1년 혹은 그 이상의 계획이 병원과 학교 관계자들에게서 이루어져야 한다.

7. 중재 방법

학교, 병원, 집이 유기적인 관계를 유지하는 것이 필수적이다. 보장구 의존 아동은 호흡과 식사를 위한 보장구들이 필요하며 아이를 돌보는 사람들은 집에서 하듯이 학교 생활에서도 실제적으로 아이를 주의 깊게 관찰해야 한다.

초기 단계의 중재나 취학 전의 특수교육 프로그램에서 가족과 전문가들의 연계가 중요하게 다뤄지는 이유는 24시간 환아를 보호해야 하는 가족들에게도 여유와 휴식을 줄 수 있어야 하기 때문이다. 만성 질환을 가진 아이를 포함해서 보장구 의존 아동의 부모들에게 가정에서의 간호를 유지할 수 있도록 교육하는 일은 전문가들의 책임이다.

기관절개술과 흡입술

1. 기관절개술

기관절개술(tracheostomy)은 과거와 달리 호흡기 폐색과 같은 응급 시에 기도를 개방시킴과 동시에 예방적인 측면에서도 시행한다. 환기 유지 및 증진, 분비물 축적으로 인한 저산소증의 예방 및 완화, 중증의 허약한 대상자의 호흡 곤란을 감소시키는 등의 기능을 한다.

기관절개술은 다음과 같은 경우에 시행한다.

- 기관 내 삽관이 7~10일 이상 요구될 때
- 인공기도가 요구될 때
- 기관지 흡인이 필요할 때
- 효과적인 기침과 분비물 배출이 어려울 때
- 후두절제술이나 근치경부절제술을 했을 때
- 기관이나 인두의 종양으로 상기도 폐쇄 시

기관절개술과 흡입 적용 시 발생할 수 있는 합병증은 다음과 같다.

- 주위 기관 및 혈관의 손상
- 무호흡
- 기관의 천공
- 기관 식도루
- 피하기종
- 감염
- 기도점막의 미란
- 기흉
- 심정지
- 출혈
- 기관 협착
- 무기폐
- 기도 내 흡입

2. 흡입술

1) 목적

스스로 호흡기계의 분비물을 배출하지 못하는 환자(혈흉, 기흉, 농흉, 수흉 등의 흉부질환, 개흉술을 받은 환자)에게 흡인기구를 이용하여 축적된 분비물을 제거하는 과정으로 다음과 같은 목적으로 수행된다.

- 분비물과 이물을 제거하여 기도를 유지
- 분비물로 인한 감염이나 무기폐 등을 방지
- 산소, 탄산가스 교환을 증진
- 점막을 자극시켜 기침을 촉진
- 검사물의 채취

2) 흡입 시 주의 사항

구강(oral), 비강(nasal), 기관 내(endotracheal)의 청결 유지와 기관절개술의 무균술 유지의 두 가지 종류가 있고, 흡입기, 개구기, 설압자, 소독

수, 흡입 팁(suction tip), 거즈 또는 화장지 등의 준비물을 필요로 한다. 실시 과정에서의 주의 사항은 다음과 같다.

- 흡입을 하지 않을 때는 조절기를 잠가 놓도록 한다.
- 매 환자마다 환자와 수집병을 연결하는 관은 잘 닦아 소독액을 통과시킨 후 완전히 말린 것을 사용한다.
- 수집병은 1/2 이상 차기 전에 비운다.
- 항상 흡입 전후로 손을 깨끗이 닦는다.
- 흡입 장갑 처리는 위생적으로 분리한다.
- 흡입 전에는 고농도 산소를 먼저 제공한다.
- 흡입 팁을 삽입할 때는 항상 흡입이 되지 않도록 끝을 막고 흡입하며 적절한 압력으로 부드럽게 흡입하여 저산소증을 예방한다.
- 흡입 시간은 10~15초 이상을 넘지 않도록 하여 저산소증을 예방한다.
- 흡입 시 항상 환자의 상태를 관찰하면서 주의 깊게 한다.

*구강 흡입 시 주의 사항

- 에어 웨이(air way)를 꽂았다면 이를 따라 인두까지 카테터(catheter)를 밀어 넣는다.
- 에어 웨이를 꽂지 않았으면 혀를 내밀어 인두까지 분비물이 고여 있는 데까지 흡기 시에 더 밀어 넣는다.

장루, 요루 장애 관리

1. 장루의 형태적 분류

장루란 대장의 종양이나 외상, 염증성 질환, 선천성 기형 등으로 정상적인 배변이 어려운 환자에게 일시적 혹은 영구적으로 복부의 피부 표면에 구멍을 내어 장을 노출시켜 배변하는 것을 통틀어 말하는데, 스토마(stoma) 혹은 인공항문이라고도 한다. 이 스토마의 형태는 질병의 성격과 수술 방법에 따라 몇 가지 유형으로 형성될 수 있다. 또한 일반적으로 장루는 수술 직후에서부터 3개월여 후까지 점차적으로 그 크기가 줄어들어 완전한 형태를 갖추게 되며, 완전한 모형을 갖춘 장루의 보편적인 크기는 직경이 2~5cm, 높이가 0.5~3cm 정도인데 수술 기법과 개인적 특성에 따라 상당한 차이를 보이게 된다.

1) 일반적 장루

가장 보편적으로 형성되는 장루로서 대부분 기존 항문을 완전 봉합한 영구적 장루 시술에 많이 적용되는 형태다.

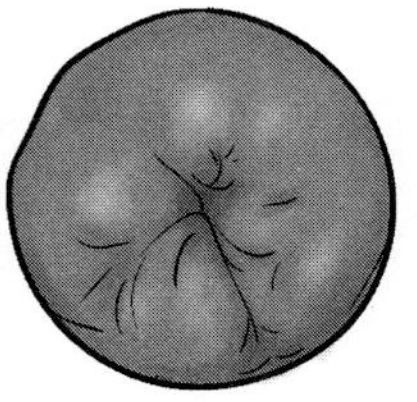

2) 환영루

환영루(loop colostomy)는 상행 및 횡행 결장루에 주로 적용되는 형태로서 결장을 그림과 같이 구멍을 낸 복벽 외부로 고리를 이용해 관을 꿰듯 걸어 올린 다음 절반 정도만을 절개하여 복벽에 고정시키게 되는데 소장

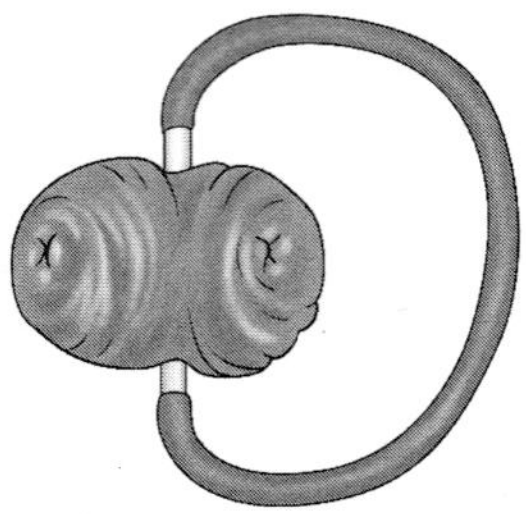

쪽으로 연결된 누공에서는 배변이 이루어지며, 기존 항문과 연결된 누공에서는 쉬고 있는 장의 점액이 가끔씩 배출된다.

이 환영루는 기존 항문의 복원을 위한 경우와 부득이한 임시변통의 필요시에 주로 시행되지만 경우에 따라서는 영구적 상태로 둘 수도 있다. 그림과 같이 걸려진 고리는 통상 10~15여 일 지나면 제거하게 된다.

3) 이중원통루

이중원통루(double-barrel colostomy)는 결장질환을 고치기 위한 외과적 치료를 수행하는 일시적인 결장절제술의 한 형태로 복부 절개를 통해 고치기 위하여 결장 앞쪽의 정상분절을 가져오는 것과 복부 위에 그것을 봉합하는 것이다. 이는 근본적인 병의 해결 후 다시 전환되며 고리결장절제술이라고도 한다.

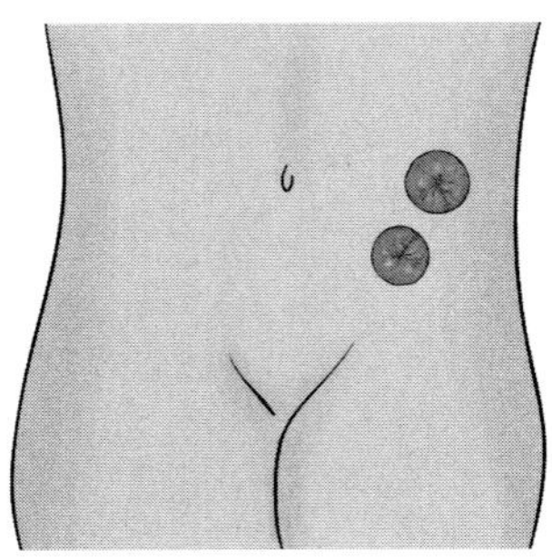

※ 측면에서 본 장루의 형태

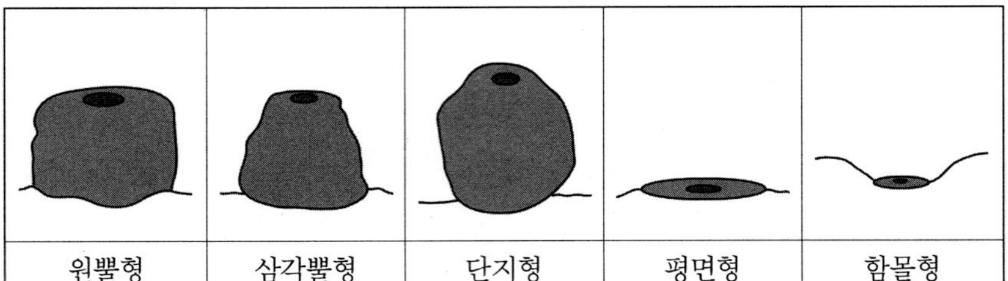

2. 장루의 위치 및 기능에 따른 분류

1) 결장루

대장을 이용해 형성된 장루를 결장루(colostomy)라고 하며 장루가 형성된 대장의 위치에 따라 다섯 가지 유형으로 분류할 수 있다.

(1) 상행결장루

상행결장루(ascending colostomy)는 장루가 우측 복부의 세로선상에 위치하는 상태로서 환영루 형태가 많으며, 상행결장의 일부만이 정상 기능을 함에 따라 수분 섭취의 미비로 묽은 변이 수시로 배출되므로 장루 주변 피부 보호에 세심한 주의가 필요하다. 종종 시간이 지남에 따라 활동 중인 대장의 기능이 강화됨으로써 굳은 변을 배출시키는 사례를 보이기도 한다.

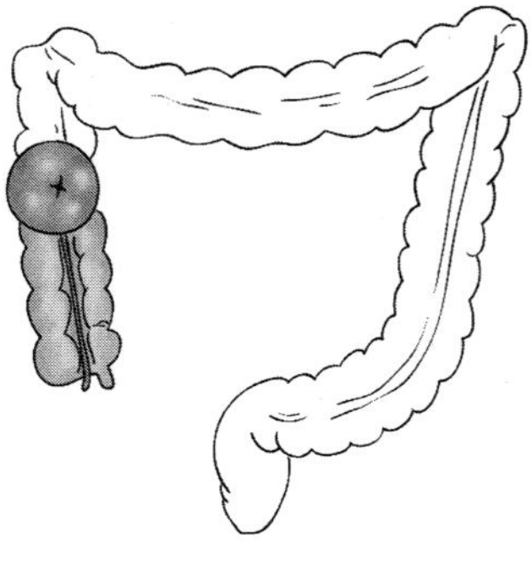

(2) 횡행결장루

횡행결장루(transverse colostomy)는 장루가 배꼽 위 가로선상에 위치하여 대장의 절반 정도만이 정상 기능을 하는 상태로서 환영루 형태가 많다. 배설되는 변의 성상은 비교적 굳은 편이나 음식물에 따라 쉽사리 묽

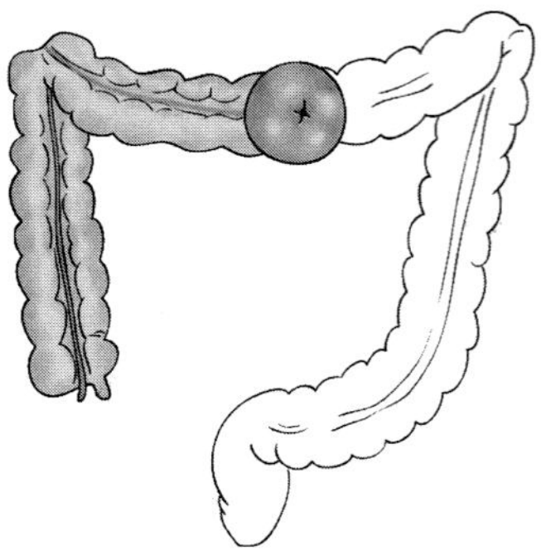

은 변이 배출될 수 있으므로 평상시 음식 섭취에 유의해야 한다.

(3) 하행결장루

하행결장루(descending colostomy)는 장루가 배꼽 우측 세로선상에 위치하는 장루의 가장 일반적인 상태로 대장의 대부분이 정상 기능을 하여 배출되는 변은 매우 굳고 드물게는 매우 규칙적인 배변도 가능하게 된다. 따라서 조금만 주의를 기울여도 피부 등의 관리에 별다른 애로를 느끼지 않을 수 있다.

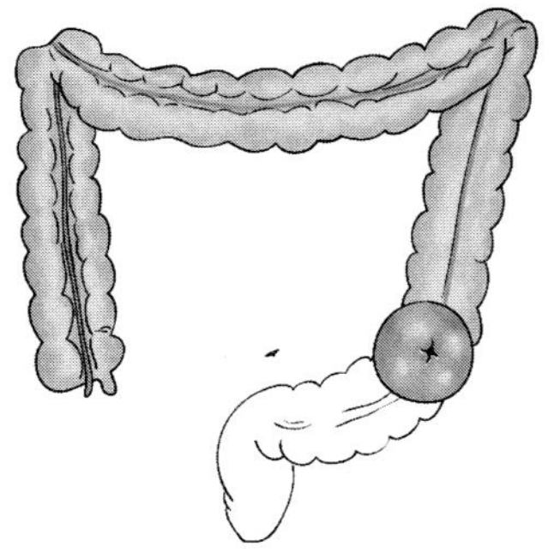

(4) 에스(S)상 결장루

에스(S)상 결장루(sigmoid colostomy)는 하행결장루보다 더 많은 대장을 사용하게 되는 상태로 S-결장 부위의 장을 돌출시켜 조성하기 때문에 장루는 배꼽의 좌측 아래에 위치하게 된다.

(5) 맹장루

맹장루(cecostomy)는 대장을 그대로 남겨둔 채로 대장의 시작 부분인 맹장의 일부를 절개하여 돌출시킨 상태로 실제 시술되는 경우가 매우 드문데 응급 상황에서 복압을 낮추기 위한 임시변통으로 시술하는 경우가 대부분이다. 맹장의 위치에 따라 장루는 우하복부에 위치하게 되며, 변의 성상이 매우 무르고 소화효소가 다량 함유되어 있기 때문에 피부 보호에 각별한 주의를 필요로 한다.

2) 회장루

회장루(ileostomy)는 주로 대장의 전체적인 폐질 시에 대장을 모두 절제해 내고 시술하는 상태로서 복벽 외부로 소장(회장)을 직접 둘출시켜 장루를 조성한 상태다. 위치는 대부분 회장의 말단부와 동일한 우하 복부가 되나 드물게는 좌측에 만들어지는 경우도 있다.

변의 상태는 수분 흡수의 미비로 매우 묽은 상태로 배변되는데 회장루의 변에는 다량의 소화효소가 중화되지 않고 함유되어 있어 쉽게 피부를 손상시킬 수 있으므로 배변 관리에 매우 세심한 주의가 필요하다.

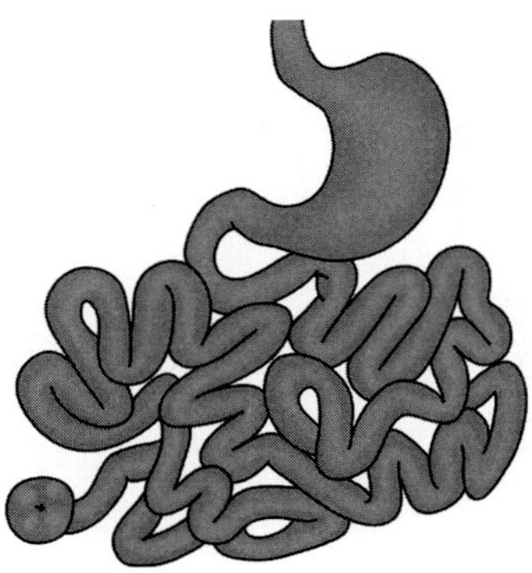

(1) 일반적 회장루

회장을 아무런 변형 없이 복벽으로 돌출시키거나 그림과 같이 변이 잠시 모일 수 있는 주머니를 일부 회장을 이용하여 몇 가지 형태로(J형 등) 만들어 장루를 형성시켜 줌으로써 수분 흡수의 효율을 높여 주고 어느 정도 배변 간격을 늘려 주는 효과를 기대할 수 있다.

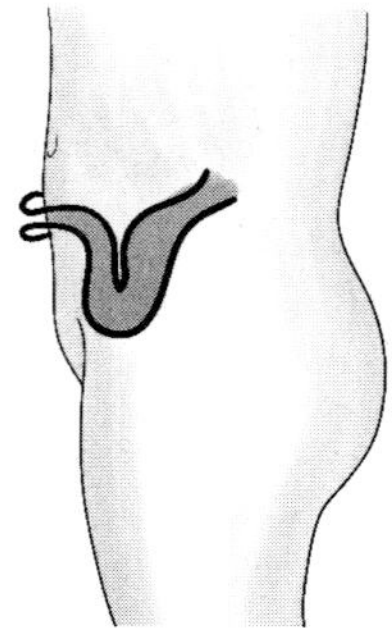

(2) 저장형 회장루

저장형 회장루(continent ileostomy)는 그림과 같이 회장의 일부를 이용해 변 보관 주머니를 만들고 그 배출구에 밸브를 설치해 줌으로써 변이 외부로 누수되는 것을 막아 수분 흡수 등에 유익을 줌과 아울러 배변용 튜브를 이용해 규칙적으로 변을 배출시킬 수 있도록 하기 위해 만들어지는 유형이긴 하나 자주 시술하지 않는 형태이며, 때로는 요루 시술 시에 적용되기도 한다.

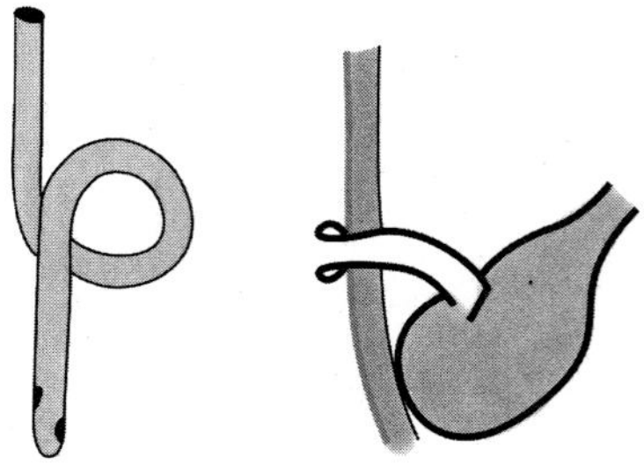

3) 요루

요루(urostomy)는 원인 질병에서 언급된 이유로 인해 배뇨기 계통의 기능이 상실되었을 때 복벽 등에 시술하는 인위적 배출구를 말하는데, 대부분 회장의 최말단부를 이용한 '회장도관 문합 요루술'로써 시술하기 때문에 요루의 위치는 거의 회장의 끝단이 위치하는 우하복부로 돌출되며, 때로는 결장의 일부를 이용하여 시술하기도 하다.

(1) 회장도관 문합 요루술

① 회장의 일부를 기존의 혈액공급선과 신경선 등을 그대로 보존시킨 상태로 분리시켜 놓는다.

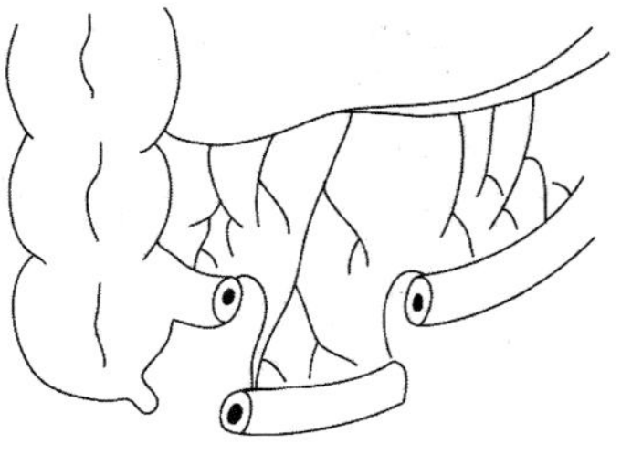

② 중간이 절단된 회장은 떼어 낸 부분만큼 짧아진 채로 다시 연결되어 소화 기능을 담당하게 된다.

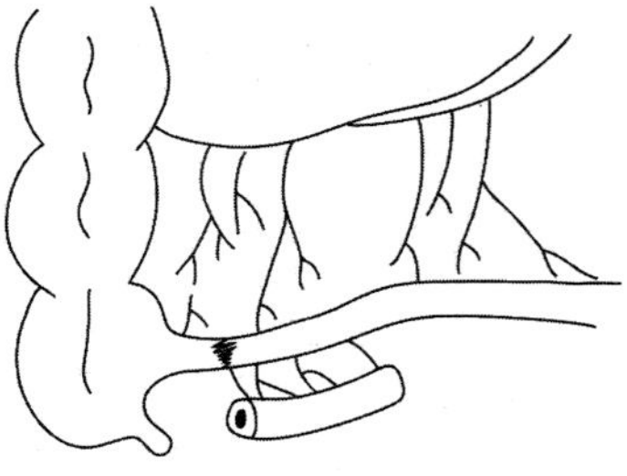

③ 분리된 회장의 절개면 또는 외벽에 방광으로부터 분리된 도뇨관을 이식한 다음 열린 회장의 한쪽 단면을 복벽 외부로 돌출시켜 장루를 형성한다.

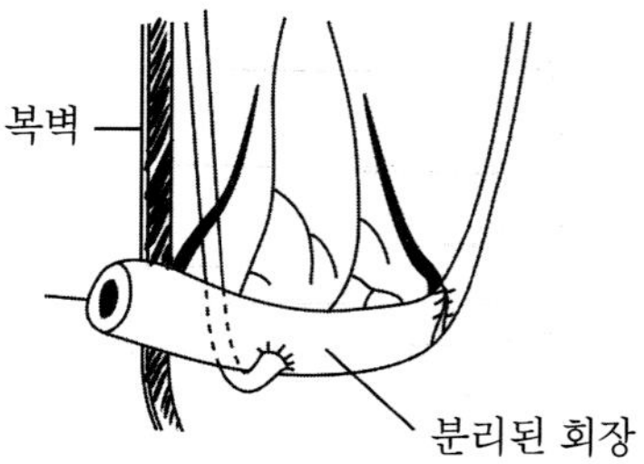

④ 요루 시술이 끝난 뒤의 복강 내 상태다.

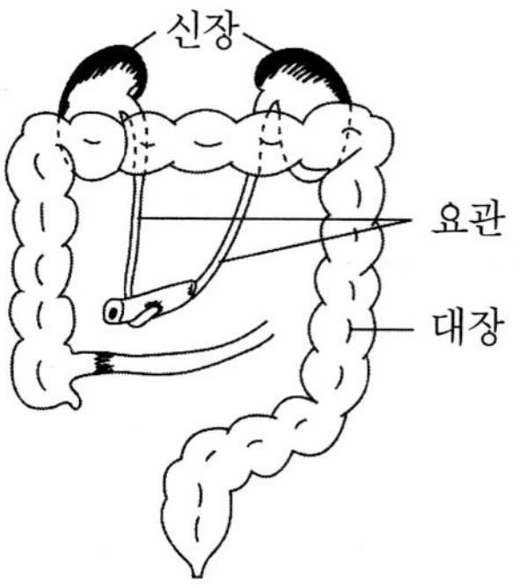

(2) 요관루의 유형

요관루(ureterostomy)는 병 치료를 목적으로 방광의 일시적 휴식을 위해 혹은 정상 요루의 시술이 어려울 시 부득이하게 시술하는 요루의 한 형태로서 다음의 세 가지 유형으로 시술될 수 있다.

① 일측성 요관루: 한쪽 요관만 또는 한쪽 요관을 다른 쪽 요관에 이식하여 하나의 요관루를 형성한다.

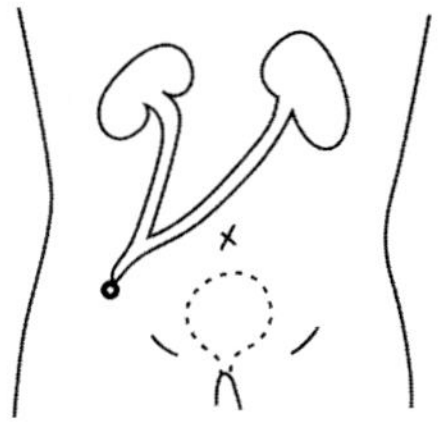

② 양측성 요관루: 양쪽 요관을 별개로 2개의 요관루를 형성한다.

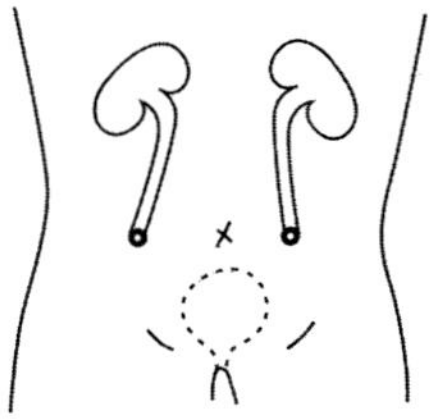

③ 환형 요관루: 요관을 절단하지 않고 루프로 걸어 올려 요관루를 형성한다.

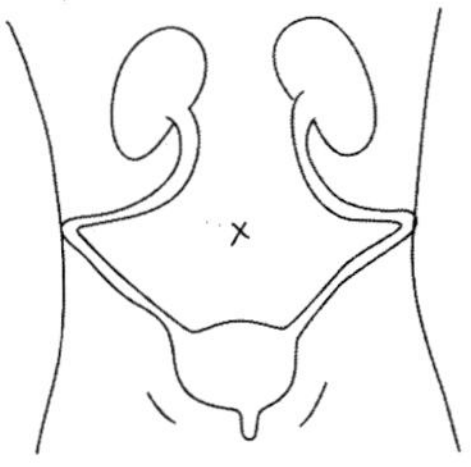

(3) 방광루

방광루(vesicostomy)는 방광의 전면부를 절개하여 요루를 형성시킨 형태인데 병 치료를 위한 일시적 시술의 경우가 많다.

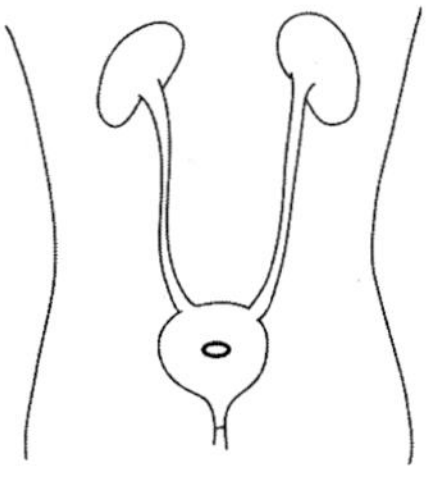

(4) 신누설치술

신누설치술(nephrostomy)은 요관의 전체적인 손상으로 인해 인공 도뇨관을 신장에 직접 삽입하여 대부분 등 쪽으로 돌출시키는데 상태에 따라 영구적 혹은 일시적일 수 있다.

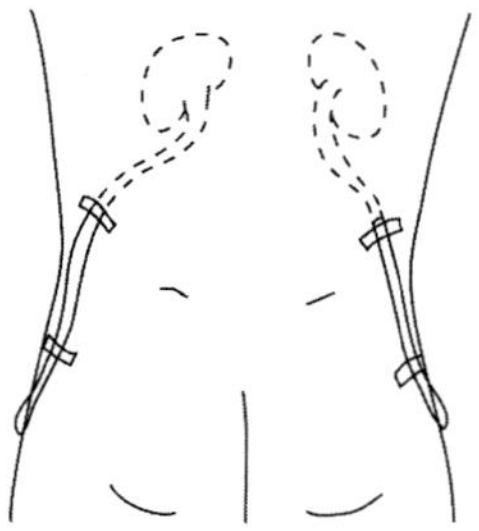

3. 장루의 관리

장루의 크기는 개인적 차이가 매우 크며 통상 수술 직후의 것이 자신의 평생 중 가장 큰 상태의 것으로 시간이 지남에 따라 점차 줄어들어 수술 후 7~8주 후면 거의 영구적 크기로 고정되는데 수술 초기의 크기보다 작게는 1/2 정도까지 크게는 3/4 정도의 크기까지 줄어들게 된다. 장루의 일반적 크기는 직경이 2~5cm 정도이며, 높이는 0.5~5cm 정도이나 장의 움직임에 따라 그 크기는 매우 유동적이며, 시술 방법과 체질에 따라서 이보다 훨씬 작거나 클 수 있다.

장루의 색깔은 수술 직후에는 적갈색을 띠게 되는데 장이 정상적인 수축 이완 작용을 시작하면서 점차 입속 점막 같은 선홍색을 띠어 가는 것이 정상이며, 때로는 일시적으로 연한 핑크 빛을 보이기도 한다. 그러나 장루의 색깔이 암갈색으로 변하여 선홍색으로 회복되지 못하고 있다거나 핏기 없이 부은 상태로 진액의 배출이 늘어난 때에는 즉시 전문의의 진단을 받아야 한다.

장루의 외부에서 발생되는 가벼운 출혈은 장루의 관리상 평생 볼 수 있는 것이며 즉시 지혈되므로 염려할 것 없으나 누공 속에서 배출되는 다량의 혈액이나 장루가 깊게 상처를 입어 지혈되지 않고 지속적으로 출혈되는 상황일 때는 바로 병원을 찾아 검사 및 치료를 받아야 한다.

또한 알아 둘 것은 장루에 둘러쳐 있는 흰 곱 같은 점액은 정상적이고도 필요한 것이므로 굳이 닦아 내지 않는 것이 바람직하다. 목욕 시 장루가 노출될 온도는 너무 찬 것도 너무 뜨거운 것도 좋지 않으나 장루에 기구 또는 거즈 등 보호막을 한 상태라면 사우나 등에서 접하는 일반적인 목욕물에 잠기는 것에는 별다른 문제가 없다. 수술 초기에 많이 염려하는 것인데 장루를 막지 않은 상태에서 강이나 바다 등에서 수영을 해도 장 내부 압력에 의해 물이 장내로 유입되지 않으므로 염려할 것이 없다.

1) 누공의 관리

누공이란 변이 배출되는 장루의 구멍을 말하는 것으로, 결장루와 회장루에서는 무척 드물지만 누공의 협착으로 배변이 이루어지지 않는 어려움을 겪는 사례가 있으므로 결장루 및 회장루 보유자들은 1주일에 한두 번씩 손가락에 외과용 비닐장갑이나 손가락 삭지 또는 위생 비닐장갑 등을 끼고 윤활제를 묻혀 구멍을 넓혀 주는 작업을 해 줄 필요가 있다. 이는 구멍을 계속 더 넓게 해 주는 개념이 아니라 기존의 구멍 크기를 유지한다는 개념으로 이해해야 하며, 협착 사례를 보면 주로 뱃살이 많은 사람에게서 나타나는 경우가 더 많으므로 이러한 경우 보다 세심한 주의를 기울여야 할 것이다.

2) 피부 관리

수술 후 가장 민감한 반응을 보이고 관리에 어려움을 호소하는 문제로서 매우 세심한 주의가 필요한 부분이다. 피부 관리에서 무엇보다 중요한 것은 예방이다. 처음부터 자신의 피부에 적합한 제품을 선택하여 바르게 사용하고 배출되는 변을 잘 처리한다면 별다른 문제는 없을 것이다. 피부 손상의 원인은 주로 기구 접착제 또는 변에 의한 자극이 주 요인으로 손상의 원인과 증상 및 정도에 따른 치료법은 다음과 같다.

(1) 접착제에 의한 손상

접착제에 의한 손상은 두 가지 유형이 있는데 그 첫 번째는 접착제 알레르기 반응이고 두 번째는 (피부보호제가 첨가되지 않은 일부 제품에 국한되지만) 접착제 강도에 의한 표피 손상이다.

① 접착제 알레르기 반응: 증상은 기구를 착용하고 얼마 지나지 않아 피부의 따끔거림과 함께 참기 어려운 가려움증이 수반되는 자극이 느껴지고, 접착판을 떼었을 때 접착판 밑으로 변의 침투가 거의 없음에도 장루 가까운 곳뿐만이 아니라 장루로부터 먼 곳의 피부까지 붉게 발진되어 있는 것을 볼 수 있다. 이에 대한 치료로, 장루 전문 용품을 이용해 상처를 직접 치료할 수 있고, 아울러 다양한 여러 가지 제품 중 본인의 피부에 적합한 접착제로 만들어진 제품으로 교체할 수 있는데 장루 전문 간호사 등 전문가와 상담이 필요하다.

② 접착제 강도에 의한 피부 손상: 기구를 부착하고 있는 동안은 별다른 증상이 없다가 기구를 교체하기 위해 접착판을 피부에서 떼어 낼 때 심한 자극이 느껴지며 접착판이 붙어 있던 피부 전반이 발진되고 피부의 표피가 벗겨지는 등의 증상이 나타난다. 이를 예방하기 위해서는 보다 약한 접착제로 만든 제품을 선택하거나 접착판을 피부에 붙이기 전 접착판 자체를 다른 쪽 피부 또는 보푸라기가 없는 옷감 등에 먼저 붙였다 떼어 내어 접착 강도를 약화시킨 다음 사용하면 된다.

(2) 변 자극에 의한 손상

대변 중 특히 묽은 대변에는 변 자체의 독성뿐만이 아니라 음식을 소화시키는 소화효소가 다량 함유되어 있기 때문에 피부를 쉽게 손상시킬 수 있으며 소변 또한 알카리성을 띠고 있을 때 피부 손상이 많이 나타난다. 이를 예방하기 위해서는 오로지 변이 피부에 닿지 않도록 조치하는 것밖에는 별다른 대안이 없으므로 기구의 바른 착용법을 익혀 변이 피부로 침투되는 것을 철저히 방지하며 대변의 경우 설사 억제에 중점을 두고 소변의 경우 섭취 식품의 변화를 통해 소변의 산성화에 역점을 두어야 한다.

변에 의한 피부 손상의 증상은 기구의 부착 당일이나 2～3일 안에는 아무런 자극이 없다가 기구를 갈아 줄 시기가 되었을 때 자극이 느껴지거나 대변이 묽을 때 그 정도가 심해지며, 접착판을 떼었을 때 변이 침투된 부위 및 장루 가까운 둘레를 중점으로 피부 손상이 보인다.

3) 생활 수칙

(1) 옷 입기

대부분 인공항문은 허리띠 선 바로 아래에 위치하는데 수술 초기의 상처로 인한 자극만 해소된다면 자기 관리 능력에 따라 평소 입던 일반적인 의상을 그대로 입을 수 있다. 그러나 장루의 위치가 허리띠 선상에 위치한다거나 장루 주위의 탈장 증상이 심하다면 기존에 즐겨 입던 꼭 맞는 하의는 부적합하므로 남성은 상단이 길고 폭에 여유가 있는 앞주름 잡힌 바지를 입고 여성은 주름바지 또는 주름치마를 입어 주면 별다른 불편이 없으며, 필요에 따라서는 허리띠 대신 멜빵을 이용하면 보다 편이할 수 있다.

상의는 구애받을 것 없이 어느 것이나 입을 수 있는데 탈장 증상이 심하여 외부로 표시가 나는 경우에는 바지 밖으로 내어 입을 수 있는 헐렁한 남방이나 블라우스, 티셔츠 등을 입거나 점퍼나 양장 등의 겉옷을 입어 줌으로써 아래의 약점을 가릴 수 있다.

속옷은 어떤 특별한 것을 입을 필요는 없으나 개인의 기호와 필요에 따라서는 여성의 거들과 같은 스타일의 타이트한 내의를 입어 장루의 표시를 줄일 수도 있다. 이때 거들 및 코르셋 등이 주는 어느 정도의 압력은 변의 자연스러운 배출에 별 문제가 되지는 않지만 장루가 너무 오랫동안 눌려 있는 것은 바람직하지 않으므로 특히 자연 배변을 하고 있는 사람은 가급적 너무 꼭 끼는 것보다는 자신의 치수보다 한 치수 큰 거들 등을 입어 주는 것이 좋다.

(2) 식사

인공항문 보유 자체는 질병이 아니므로 어떠한 다른 질병 때문에 식사 제한을 받지 않는 상태라면 장기적으로 보아 별다른 식이법이 필요 없이 과량의 동물성 지방을 함유한 음식의 섭취만 조금 줄이고 평소 즐기던 음식을 그대로 즐기면서 모든 음식을 골고루 섭취하는 것이 제일 바람직하다. 다만 음식이 소화에 미치는 영향은 개인적 차이가 크기 때문에 대부분의 모든 음식은 개인적 기호와 경험에 의해 구분되고 가려지게 된다.

수술 초기 및 항암치료 기간 중에는 빠른 건강 회복과 원만한 체력 유지를 위해 부드러운 고단백류의 음식 섭취가 필요하며, 수술 초기든 건강 회복 후든 불필요한 단식이나 과식은 삼가야 하고 특히 알코올 등의 자극성 식품은 금해야 함은 물론 배변의 규칙성을 위해 보다 규칙적인 식사 습관이 필요하다. 건강이 회복되어 가면서 식사의 양과 종류를 늘려 가게 되는데 회복 초기에는 심한 공복감을 느껴 과식을 하는 예가 많으므로 매우 조심하여 음식의 양은 아주 서서히 정상량으로 늘려 가야 한다. 또한 음식의 종류에 있어서도 수술 전에 즐기던 것이라 해도 수술 초기에는 소화불량이나 설사 등의 부작용을 보이는 예가 많으므로 소량씩 섭취하여 상태를 잘 살펴보고 받지 않는 음식은 당분간 삼갔다가 다시 섭취하는 식으로 점차 늘려 주어야 한다.

① 결장루의 식사: 특별히 제한할 음식류는 별로 없으나 변비가 유발될 수 있는 음식(감, 바나나 등)이나 설사 유발 음식(우유, 두유, 회, 튀김 등)은 체질을 살펴 경험적으로 가려 섭취해야 한다. 장기적으로는 병의 유형에 따라 조금의 차이는 있을 수 있으나 보편적으로 장 기능 강화를 위해 알카리성 및 고섬유질 음식(잡곡 및 야채류)의 섭취를 늘리고 유산균류를 섭취하는 것이 도움이 될 수 있다. 다만 개인적 차이가 무척 크기는 하나 고섬유질 음식의 경우 너무 질기고 억센 것은 장폐색이나 장유착을 유발시킬 수 있으므로 섭취에 유의해야 한다.

② 회장루의 식사: 회장루에 있어서도 어떤 음식이든 입에서 충분히 잘 씹어 섭취한다면 특별히 제한할 음식이 별로 없지만 대장이 없어 설사 유발의 예가 많으므로 체질상 맞지 않는 설사 유발 음식은 가급적 피해야 한다. 질긴 섬유류 음식(옥수수, 열무, 양배추, 샐러리, 콩나물 등)의 과다 섭취는 덩어리를 형성하여 부분적인 장폐색을 일으키기 쉬우므로 섭취가 용이하게 아주 잘게 썰어 요리한 것을 다른 음식과 함께 소량씩 섭취하는 것이 바람직하다. 수분 흡수의 미비로 인한 탈수 증상이나 전해질 결핍증, 신장결석 등을 예방하기 위해 충분한 양의 물(하루 1,000cc 이상)을 섭취해 줄 필요가 있으며, 수분과 영양의 흡수 및 소화력을 높이고 배변의 규칙성을 위해 필요 영양분을 함축시킨 적은 양의 식사를 보다 자주 규칙적으로 섭취하는 것이 도움이 된다.

③ 요루의 식사: 일반적으로 요루는 소화 기능에 아무런 변화가 없으므로 다른 이유로 식사의 제한을 받지 않는 한 건강 회복과 아울러 평소 즐기던 모든 음식을 정상적으로 섭취할 수 있다. 다만 소변의 알카리화로 인한 배뇨기관의 세균 감염, 악취 발생, 피부 손상 등을 예방하기 위해 평소의 섭취량보다 많은 충분한 양의 수분 섭취를 습관화해야 하고 아울러 산성류의 음식(곡류, 육류, 생선, 달걀, 자두, 크랜베리 등) 섭취를 늘려 주는 것이 좋다. 이때 산성 소변이 문제시되는

체질이나 질병을 지닌 사람은 전문의와의 상의가 필요하다.

(3) 활동(운동)

수술 후 특별한 후유증이나 합병 증상이 없고 방사선이나 화학요법 등 항암치료를 마치고 건강이 회복된 때부터는 정상적 활동에 별다른 제약을 받지 않는다. 오히려 규칙적인 운동 등은 건강 유지에 상당한 도움을 주므로 취미와 체력에 맞는 운동을 찾아 즐기는 것이 좋다. 다만 상대와 신체 접촉이 심한 운동(축구 농구 등의 단체 구기 운동, 태권도, 권투 등의 격투기 운동, 씨름 등)이나 복근을 무리하게 사용하는 운동, 노동, 즉 무거운 것을 무리하게 드는 활동 등은 장루에 상처 또는 탈장과 탈출 등을 유발할 수 있기 때문에 삼가야 한다. 이 외의 신체 접촉이 없는 어떤 운동도 가능한데 이러한 운동을 할 때도 순간에 가해지는 복근력이 클 수 있으므로 가급적 복대를 착용하고 활동하는 것이 안전할 수 있다.

(4) 목욕(수영)

목욕은 수술 상처가 완전히 아물고 방사선치료가 끝난 상태라면 언제라도 가능하며, 목욕 시에는 장루를 노출시킨 상태에서 주변 피부를 깨끗이 씻어 주는 것이 제일 좋으나 대중탕 등에서는 위생과 외관상의 이유로 특수 거즈나 스토마캡 등을 착용하고 목욕을 즐길 수 있다. 다만 회장루와 요루 보유자는 수시의 배변이 있을 수 있기 때문에 공중탕에서는 변이 충분히 담길 수 있는 주머니를 착용하고 목욕을 하는 것이 바람직하다. 수영 또한 마찬가지이긴 하나 체력의 뒷받침이 필요하므로 항암치료가 완전히 끝나고 체력이 정상 회복되었을 때쯤부터 시작하는 게 좋으며 건강 유지를 위해 매우 유익한 운동이므로 마음껏 즐겨도 문제없다.

(5) 여행

생활의 활력을 위해서는 여행이 필요하며 장루를 보유하였다고 해서 여행이 제한될 이유는 전혀 없다. 다만 만약을 위한 충분한 양의 기구와 설사 등에 필요한 응급약제를 준비하고 현지에서 새롭게 만나는 음식을 조심해야 하는데 이러한 것만 유의한다면 기성 숙박시설에서뿐만 아니라 수일간의 야영 생활도 즐길 수 있다. 그러나 주의해야 할 사항 몇 가지는 언제라도 기구를 사용할 수 있도록 반드시 자신의 손이 쉽게 닿을 수 있는 곳에 기구를 보관해야 하며, 음식 변화에 따른 소화상의 장애가 있을 수 있으므로 음식 섭취에 유의하고 물은 끓인 것이나 밀봉된 생수를 마시는 것이 안전하다. 그리고 항공 여행 시에는 공기압 차로 주머니의 공기가 쉽게 팽창될 수 있으므로 탑승 전 공기를 완전히 제거시켜 주거나 가스 배출 필터가 부착된 주머니를 착용하는 것이 도움이 될 수 있다.

(6) 수면

변의 누수를 방지할 수 있도록 기구를 견고하게 착용하였다면 숙면에는 별다른 지장이 없다. 다만 회장루는 변 배출 습관에 따라 수면 중 한 번쯤 주머니를 비우기 위해 일어나야 할 경우가 있으며, 요루 또한 수면 중 최소 한 번은 주머니를 비워 주어야 하나 침상을 높이고 아래쪽에 별도의 보관 주머니를 마련하여 착용한 주머니와 호수로 연결해 주면 수면 중 잠을 깰 필요 없이 숙면을 취할 수 있다.

(7) 이성관계(성생활)

수술로 인해 부득이한 성기능상의 장애가 발생되지 않았다면 부부관계에 있어 문제 될 것은 없다. 다만 변 배출구가 앞쪽으로 있다는 자격지심과 착용된 주머니로 인해 부담을 가질 수 있는데 이는 생각하기 나름으로 장세척법을 실시하고 있는 결장루 보유자들은 작은 반창고 스타일의 제품을 사용할 수 있으므로 전혀 문제 될 것이 없으며, 회장루와 요루 보유자들 또한 차용된 주머니의 이질감과 소음을 없애기 위해 부부관계 시 주머니를 접어 올린 상태에서 부드러운 복대를 착용하게 되면 전혀 문제 될 것이 없다.

만약 장루 수술이 문제가 되어 기존의 이성관계 또는 부부관계에 문제가 생겼다면 이들의 관계는 진정한 사랑이 결여된 이해 타산적 관계로 장루가 아니었다 해도 언젠가는 다른 이유로도 결별될 가능성이 농후하였다고밖에 달리 해석할 수 없을 것이다. 그러나 이성 간에 있어 육체적 관계도 큰 비중을 차지하므로 특히 수술 이후 성기능장애를 겪고 있는 남성이라면 담당 의사와 상의하여 해결책을 강구해야 한다. 심리적 압박감으로 인해 일시적인 성기능 약화를 겪는 사례가 많은데 이러한 경우는 남녀를 불문하고 스스로 심리적 자신감을 갖고자 노력하는 것이 제일 중요하다.

(8) 여성의 임신

일반적으로 장기(소장, 대장, 방광 등)만의 초기 질병으로 장루를 시술받았을 경우에는 폐경기의 여성이 아닌 다음 임신에 직접적인 제약을 받지 않는다. 다만 복강 내의 구조 변화로 태반이나 자궁 내부에 변화가 초래되었거나 혹여 자궁 등의 생식기 계통의 질병으로 인한 장루 시술이었다면 정상적 임신에 어려움이 따를 수 있다. 그러나 어떠한 경우에든 임신의 가능성이 완전히 상실된 것은 아니기 때문에 장루 시술 후 임신을 원한다면 주치의 및 산부인과 전문의들과 상담을 해 보는 것이 좋다. 실제 임신이 어렵다고 진단된 경우에도 산부인과 전문의와 본인들의 노력으로 임신에 성공한 사례들이 있기 때문이다.

(9) 냄새

매우 민감하고 중요한 문제로 변에서 냄새가 나는 것은 당연한 것이겠으나 체질에 따라, 음식물에 따라, 사용 기구의 종류와 관리 방법에 따라 많은 차이를 보이므로 냄새 방지를 위해 노력해야만 한다. 다행히 요즘의 배변 주머니는 방취력이 뛰어나기 때문에 본인의 관리 능력에 따라 평상

시에는 변의 냄새가 전혀 문제되지 않을 수 있으며, 보다 완벽을 기하기 위해서는 주머니에 넣을 수 있는 탈취제를 사용하기도 하며, 변 냄새를 근원적으로 차단하기 위해 냄새 발생 요인을 체내에서 억제시켜 주는 기능성 보조 식품을 섭취할 수도 있다.

(10) 가스

방귀로 배출되는 가스의 대부분은 호흡 또는 음식 섭취 시에 흡입된 것이므로 평상시 안정된 마음을 가지고 음식 섭취 시에는 입을 다문 채로 여유를 갖고 천천히 섭취하며 가급적 빨대를 이용하지 말고 껌 등을 씹지 않는 것만으로도 상당히 억제할 수 있다. 가스 다발성 식품을 구분하고 있기는 하나 체질적 차이가 매우 크므로 음식물에 의한 가스 발생은 개인적, 경험적으로 구분해야 할 것이다. 그리고 장루를 통한 가스 배출의 소음은 팔이나 손으로 장루를 가볍게 눌러 줌으로써 많이 경감시킬 수 있다.

(11) 배변

① 설사

- 정상인에게 설사는 '묽은 변의 잦은 배변'이라고 간단히 정의할 수 있겠지만 결장루와 회장루에서는 장루의 위치에 따라 사용되는 장의 길이가 차이가 나므로 배출되는 변의 상태에 서로 간 큰 차이를 보인다.
- 하행결장루나 S상 결장루는 정상인과 거의 같은 점성의 변이 정상적 배변이라 할 수 있으나, 횡행 · 상행결장루로 가면서 변의 점성이 보다 질어지고 회장루에서는 걸죽한 죽 상태의 변이 정상적 변 상태라 말할 수 있기 때문에 장루의 위치를 고려한 개인적인 관찰을 통해 자신의 정상적 배변 상태를 기준 잡아 기억해 둠으로써 수시로 변의 변화를 점검할 수 있어야 할 것이다.

- 설사는 건강 유지와 피부 보호를 위해 유의해야 할 현상으로 그 원인에는 여러 요인이 있으나 음식물에 의한 것이 가장 많으므로 경험적인 구분을 통해 음식물로 인한 설사에 유의해야 한다. 또한 설사는 정신적 스트레스, 화학요법 및 방사선치료, 감염 등에 의한 질병으로도 유발될 수 있음을 알아두고 병의 치료로 인한 설사는 치료가 끝나면 곧 멎게 되므로 염려할 것은 없지만 치료 중 설사 시에는 체력 손실이 가중되기 때문에 충분한 수분 및 영양 섭취에 보다 적극적으로 대처해야 한다.
- 음식물 등으로 인한 일반적인 설사는 충분한 휴식과 아울러 탈수로 인한 전해질 결핍을 방지하기 위해 지방질이 없는 부드러운 음식과 물, 이온음료 등을 자주 섭취하고 의사 처방에 따른 지사제를 복용해 주면 곧 멎게 되지만, 심한 복통을 동반한 지속적인 설사이거나 구토증과 아울러 음식 찌꺼기가 보이지 않는 물 같은 변만 배변된다면 부분적인 장폐색 등을 의심할 수 있으므로 곧바로 전문의의 진단을 받아야 한다. 특히 유의할 것은 자가 진단에 의한 가정 처방을 할 경우에라도 담당 의사의 처방이 있지 않은 지사제의 남용은 절대 삼가야 한다는 것이다.

② 변비

- 설사와 함께 유의해야 할 증상으로 심한 변비가 발생되면 복부 팽만감과 함께 경우에 따라서는 복통도 수반될 수 있어 때로는 장폐색이나 유착으로 오인할 정도가 되기도 한다. 변비는 S상 결장루와 하행결장루에서 많이 발생되지만 가끔 횡행결장루에서도 증상을 볼 수 있으며, 회장루의 경우에도 정상적 점성보다 굳어진 변에 의해 자연스러운 변 배출에 어려움을 느낀다면 이러한 경우도 변비로 이해할 수 있다.
- 변비의 원인은 음식물 섭취의 불균형이 주요한 원인이 되지만 때로

는 정신적인 스트레스나 운동 부족 등이 큰 영향을 줄 수 있으므로 평상시 긴장 완화의 생활화와 규칙적인 운동 등으로 상당 부분 예방할 수 있다. 일단 변비 증상이 나타나면 수분 섭취를 늘리고 충분한 수면과 적당한 운동을 하면서 섬유질이 많이 함유된 음식물을 꾸준히 섭취한다. 그러면 대부분의 변비는 해소되는데 심한 변비의 경우에는 의사 처방에 따라 변비치료제나 관장을 실시할 수도 있다. 드물게 보이는 증상이나 복통이 있으면서 배변이 전혀 이루어지지 않고 가스의 배출 또한 없으며 배가 불러오는 등의 증상이 있거나 장기적 변비증으로 고통이 심할 경우에는 반드시 전문의의 진단을 받아야 한다.

③ 배변 관리법

- 자연 배변법: 장의 리듬에 따라 배변습관을 자연적으로 조절하는 방법으로, 체질과 장루의 위치, 생활습관 등에 따라 배변이 하루에 여러 번 이루어지는데 하행결장루 중 조절이 잘 된 사람의 경우에는 하루에 단 한 번의 배변이 수분 동안에 이루어지기도 한다.
- 튜브 삽입법: 회장루나 요루에서 저장형 장루를 시술받은 사람들이 사용하는 특이한 배변 방법으로, 회장루는 하루에 3~4회 정도, 요루는 보다 자주 누공 속으로 배변용 튜브를 직접 삽입하여 변을 배출시키게 된다.
- 세척법(관장법): 세척법이란 정해진 시간대에 규칙적으로 별도의 관장기구를 이용하여 적당량의 물을 직접 장내로 주입함으로써 대장 내에 보관된 변을 인위적으로 배출시키는 방법인데, 변의 배출 원리는 단시간에 주입된 물로 인해 대장이 팽창됨에 따라 일어나는 장의 반사적 배출 연동 운동을 이용하는 것이다. 북유럽 및 북미 각국에서는 오래전부터 사용되었는데 우리나라에서도 인공항문 보유자의 삶의 질을 높인다는 측면에서 하행 및 S상 결장루에 국한되기

는 하나 근래 들어 빠른 속도로 확산되고 있는 배변 방법이다. 세척법의 유용성은 규칙적 배변을 인위적으로 유도할 수 있어 수시로 있을 변 처리의 불편함으로부터 자유로울 수 있다는 점과 기구 사용에 있어 기구 착용을 하지 않거나 줄일 수 있어 활동의 편이성과 아울러 경제적 부담을 줄일 수 있다는 점이다. 세척법은 하행결장루 보유자 대부분에게 가능하나 수술 방법과 병의 상태, 치료 스케줄 등에 따라 제한되는 경우도 있으므로 반드시 주치의의 지시에 따라 협회 등을 통해 교육받을 수 있도록 한다.

신장장애 관리

1. 동정맥루 관리

1) 수술 전 관리

① 수술할 부위의 팔이나 다리에서는 검사할 피를 뽑거나 주사를 맞거나 혈압을 재서는 안 된다.
② 수술할 부위의 혈관 운동을 미리 시작한다(단, 압력기 이용).

2) 수술 후 관리

① 수술 후 처음 1~2일에는 팔이 아프고 쑤실 수 있지만 점점 통증은 사라지며 수술한 팔은 부종의 방지를 위하여 가능한 한 심장보다 높인다.
② 수술 부위 치료는 첫 24시간 동안은 출혈이 심한 경우 외에는 하지

않는다.

③ 수술 부위가 붓고 분비물이 나오면 간호사에게 알린다.

④ 수술 후 3주 동안은 심한 운동이나 무거운 물건(약 7kg 이상)은 운반하지 않는다.

⑤ 수술 후 약 2주가 지나면 실밥을 뽑는다.

⑥ 수술 받은 팔로는 혈압 측정, 채혈, 정맥주사 등을 해서는 절대로 안된다. 이는 동 · 정맥류의 기능을 유지하기 위해서다.

3) 수술 후 운동 방법

혈관을 확장시키고 강하게 하기 위하여 팔 운동을 열심히 해야 한다. 수술 후 출혈이 없으면 약 2일 정도 지나서부터 운동을 시작한다.

① 팔을 펴서 베개 등으로 받쳐 약간 올리고 정구공 같은 작은 공을 주무른다. 20회 한 후 쉬고, 이것을 하루에 5회 이상 반복한다.

② 팔 운동을 할 때 수술 부위를 제외한 윗부분에 더운 물수건으로 찜질을 하면 더욱 효과가 좋다. 이때 화상을 입지 않도록 주의해야 한다.

③ 1주일 정도 지나면 채혈 시 쓰는 고무줄을 상박에 감고 주먹을 쥐었다 폈다 한다(60～90초 동안, 하루 3～4회). 고무줄을 감고 운동을 할 때는 수술한 동정맥루 전체에 찌릿찌릿한 느낌이 들며 청진상 혈류의 흐름이 들려야 한다.

④ 팔 운동을 할 때는 통증이 없는 것이 정상이므로 통증이 있으면 운동을 중단하고 간호사실에 알린다.

⑤ 인조혈관은 운동할 필요가 없다.

4) 투석 후 관리

① 수술 후 보통 4~8주 후에 투석을 하게 된다.
② 투석 후 약 10분간 바늘 구멍에 거즈를 눌러 지혈시키고 1회용 밴드를 붙인다. 6시간 정도 지난 후에 밴드를 떼어도 되나 출혈이 있으면 완전히 멎을 때까지 다시 눌러 준다.
③ 바늘 구멍을 눌러 지혈시킬 때는 손가락 밑에서 맥박이 뛰는 느낌을 감지하면서 누른다. 너무 세게 누르면 맥박이 뛰는 느낌이 없어지면서 혈관이 막히는 수가 있으므로 유의해야 한다.
④ 투석 중 혈관이 터져 팔이 부으면 그 당일에는 찬물로 찜질하고 그 다음 날부터 더운물 찜질을 하여 부종을 가라앉힌다.

5) 주의 사항

① 동정맥루 수술 자리를 늘 깨끗하고 건조하게 유지한다.
② 하루에 한 번은 동정맥루의 찌릿찌릿한 전율이 느껴지는지 만져 본다.
③ 혈관의 찌릿찌릿한 느낌이 없거나 동정맥루가 빨갛거나 붓고 아프면 즉시 인공신장실로 연락하고 병원으로 와야 한다.
④ 동정맥루가 있는 팔은 혈액이 많이 흐르므로 다치지 않도록 주의하고 만약 다쳐서 출혈이 있으면 출혈 부위를 누르고 즉시 병원에 가야 한다.
⑤ 동정맥루가 있는 팔에 혈압을 재지 않는다.
⑥ 동정맥루가 있는 팔에 검사를 위한 혈액 채취, 정맥주사 주입을 하지 않는다.
⑦ 동정맥루가 있는 팔로 무거운 물건(7kg)을 들지 않는다.
⑧ 동정맥루가 있는 팔에 장신구를 하거나 손목이 조이는 옷은 피한다.
⑨ 동정맥루가 있는 쪽으로 팔베개를 하지 않도록 한다.

⑩ 동정맥루가 있는 팔에 면도칼을 사용하지 않는다.
⑪ 동정맥루가 있는 팔에 생긴 딱지를 함부로 떼어 내지 않는다.

2. 혈액 투석 중 부작용 관리

1) 저혈압

혈액 투석을 하는 도중 혈액의 양에 비해 많은 양의 수분이 제거되어 혈압이 혈액 투석 전보다 급격히 떨어지기도 한다. 너무 체중이 많이 늘거나 적절한 체중을 맞추지 못해 단시간에 많은 수분을 제거할 때 일어날 수 있고 혈압 약을 혈액 투석 전에 복용하여 혈관 수축이 되지 않아서 나타날 수 있다. 증상으로는 식은땀, 어지러움, 구역질, 복통, 근경련 등이 있으며 아무것도 느끼지 못할 수도 있다. 즉시 베개를 빼고 간호사에게 연락해야 한다. 특별한 처방을 제외하고는 혈액 투석 일에는 혈압 약을 복용하지 않는 것이 좋다.

2) 근경련

주로 저혈압과 함께 나타나며 건체중(평소에 유지하는 혈액 투석 후의 체중) 이하로 너무 체중이 많이 빠졌을 경우나 염분이 적은 투석액을 사용할 때 나타날 수 있다. 즉시 의료진에게 연락해야 한다. 건체중이란 혈압이 떨어지지 않고 근육경련이 일어나지 않은 상태로 몸 속에 축적되었던 필요 없는 수분이 거의 또는 모두 제거된 혈액 투석 후의 목표 체중치를 말한다.

3) 부정맥

심장전도에 많은 영향을 주는 이온들의 혈중 농도가 자주 비정상 상태이거나 투석 전후로 심한 변화를 나타내기 때문이다. 예방을 위하여 혈액투석 전 몸무게가 너무 많이 늘거나 혈중 칼륨 농도가 너무 오르지 않도록 식이조절이 필요하다.

4) 흉통

협심증, 심낭염 등 많은 원인이 있으므로 진단이 필요하다.

5) 발열 반응

혈액 투석 중 나타나는 미열은 감염이기보다는 투석액 때문에 나타나는 발열 반응인 경우가 많다. 혈액 투석이 끝나면 저절로 열이 사라진다. 감염인 경우는 이와 상관없이 열이 지속된다.

3. 복막 투석 부위 관리

1) 청결 유지

① 효과적인 복막 투석을 위해서 카테터 청결을 철저히 하고, 기능이 잘 유지될 수 있도록 관리하는 것이 중요하다.

② 수술 직후 정상적인 출구: 카테터 삽입 후 며칠 동안은 피부 출구가 통증이 있고 약간 빨갛게 보이며 혈액 장액성의 배출액이 있을 수 있지만 고름은 없는 것이 정상이다.

③ 완전히 회복된 정상적인 출구: 수술 후 2~4주 후에는 피부 출구가 깨끗하고 건조하며 통증과 발적이 없고 배출액이 없는 상태가 된다.

2) 건강한 출구 부위의 유지

① 카테터와 출구를 관찰할 때는 반드시 손을 씻는다.
② 카테터와 피부 출구를 매일 조심스럽게 관찰한다.
③ 출구 부위 소독은 하루 1회씩 병원에서 처방한 소독약을 이용하여 소독한다.
④ 복강 카테터를 고정 테이프로 잘 고정해서 꼬이거나, 잡아당겨지거나, 밀리지 않게 주의한다.
⑤ 출구 부위가 닿는 속옷은 항상 깨끗이 한다.

4. 복막 투석 환자의 식이요법

1) 단백질

복막 투석의 경우는 작은 투석으로 단백질이 소실되므로 혈액 투석에 비해 고단백 섭취가 필요하다. 단백의 1일 필요량은 체중 1kg당 1.2g이다. 만약 영양실조 상태라면 1kg당 1.5g의 단백질을 섭취해야 한다.

2) 열량

칼로리 요구량은 사람마다 다른데 복막 투석의 경우는 체중 1kg당 35~42kcal 정도의 섭취가 적당하다. 그리고 현재 사용하고 있는 투석액에는 고농도의 포도당이 포함되어 있어 투석 시 1일 600~800kcal 정도가 체내 자연 흡수되므로 열량 처방 시 이를 고려해야 한다.

3) 나트륨과 칼륨

복막 투석을 하는 환자는 나트륨을 적절히 제한할 필요가 있다. 모든 식품에 첨가되어 있는 나트륨은 설사나 구토에 의한 수분 균형을 조정하는 중요한 역할을 하여 체중의 변화 혹은 혈압과 밀접한 관계가 있다. 다행히도 복막 투석 환자는 나트륨 제한이 비교적 적은 편이지만 급격한 체중 증가나 혈압의 상승 시 적절히 제한되어야 한다.

복막 투석 환자는 칼륨의 관리가 용이하여 일반적으로는 정상 수준을 유지하므로 특별히 제한할 필요는 없다. 오히려 어떤 경우에는 과도한 투석으로 인하여 칼륨 농도가 기준 이하로 떨어져 그 섭취량을 늘려야 할 때가 있다.

4) 수분

복막의 경우 하루 3~4회의 용액 교환으로 일반인과 비슷한 정도의 수분 제거 효과를 기대할 수 있다. 그러므로 수분과 염분의 섭취 기준을 특별히 정하지는 않았으나 총 배설량이 섭취량에 못 미치거나 몸에 부종이 생길 때는 섭취량을 제한하도록 한다. 이때는 총량보다 조금 적은 양을 섭취해야 한다.

5) 지방질

신부전 환자 중에 흔히 나타나는 고중성지방혈증은 복막 투석을 하는 환자에게서 문제가 된다. 이것은 투석 중에 손실되는 단백질과 탄수화물의 과다 섭취(투석액으로부터 포도당의 흡수량이 증가)로 인한 체내 중성 지방의 축적에 기인하는 것이다.

또한 지방질의 체내 과다는 혈관벽에 축적되어 동맥경화를 유발하기도 한다. 그러므로 이러한 고중성지방혈증이나 도화를 방지하기 위하여 탄수활물을 통한 열량 섭취를 50% 이하로 낮추고 불포화지방산이 많은 식품을 섭취하도록 한다.

6) 기타 영양소의 관리

복막 투석은 24시간 계속되어 끊임없이 노폐물이 제거되므로 다른 음식의 제한은 거의 필요하지 않지만 투석 중 물에 용해되는 수용성 비타민(특히 비타민 B와 C)은 복막을 통해 쉽게 배출되므로 이러한 비타민의 섭취를 늘려야 한다.

- 비타민 B 함유 식품: 우유, 계란, 쇠고기, 생선, 조개류
- 비타민 C 함유 식품: 녹색채소류, 감, 귤, 레몬, 감자, 풋고추

배변, 방광 관리

1. 배변 관리

1) 정기적인 배변습관 유지

매일 같은 시간에 배변을 시도하여 20분 이내로 변기에 앉거나 배변을 위한 행동을 취한다. 아침 식후가 위-대장 반사가 가장 강한 시간으로 효과적이나 환자의 신체적인 상태와 도와주는 가족의 상황에 따라 또는 일

상생활에 미치는 영향 정도에 따라 적절한 시간을 선택한다.

2) 신체 운동

신체 운동은 변비와 완만한 장 운동을 방지한다. 장기간의 침상 안정 상태에 있다면 가능한 한 많은 활동, 즉 침대에서 돌아눕기, 둔부 들어올리기, 목욕, 관절 운동, 심호흡, 휠체어 타기 등을 시행하고 복벽 마사지를 적극적으로 한다.

3) 복벽 마사지

우측 하복부에서 환자의 위치를 따라 시계 방향으로 부드럽게 문질러 준 뒤 서서히 좌측으로 옮겨 가며 문지른다. 배를 충분히 문질러 준 다음 손을 포개어 오른쪽 아래 → 윗배 → 아랫배까지 조금씩 눌러 주는 방법으로 마사지한다. 1일 100회가량 자주 해 주는 게 좋고 배변을 시도하기로 한 시간, 즉 아침 식후에 하기로 했다면 식사 후 따뜻한 물을 한 잔 마시고 시행하면 효과적이다.

4) 수분 섭취

적어도 하루 2,000cc의 수분 섭취가 변을 부드럽게 유지하는 데 도움을 준다.

5) 적절한 식이 섭취

신체적인 상태와 환자의 식이에 대한 선호도를 고려하여 고영양과 균형 있는 다양한 음식을 섭취하고 고섬유질 식이를 섭취하도록 한다. 섬유질은 장내에서 젤의 형태로 물과 혼합되어 대변 내용물이 많아지고 부드러워 장을 통과하는 시간을 빠르게 하고, 섬유질이 풍부한 식품으로 가공하지 않은 곡류, 빵(통밀빵), 녹색채소, 과일, 버섯, 고구마, 해초류 등이 있다. 견과류는 변을 부드럽게 해 준다. 저잔사물 식품은 쌀, 국수, 과자, 가공치즈, 계란, 살코기 등이다.

6) 지두자극법

지두자극(digital rectal stimulation)법은 손가락 촉진으로 직장반사를 자극하여 배변을 돕는 방법으로, 복부 마사지 후 시행하는 것이 효과적이다. 검지 손가락에 손가락 장갑을 끼고 글리세린 등의 윤활제를 묻힌 다음 손가락 한 마디를(1인치가량) 항문 속에 넣어 둥글게 문지름으로써 배변을 자극하며, 2분 이내 실시하고 필요시 반복한다. 직장 감각이 완전하여 통증을 일으키면 피해야 하나 변의를 느끼지 못하는 경우 시행하고 변을 효과적으로 배출하지 못하고 직장 내에 있는 경우는 지두 제거(finger enema)를 한다. 항문벽의 손상을 막기 위해 손톱을 짧게 깎아야 하고 치질이 있는 경우는 주의를 요한다.

2. 방광 관리

1) 수분 관리

- 1일 세끼 모두 섭취 ⇒ 약 1,200cc
- 아침 기상 시 200cc + 아침 식후 200cc + 점심 후 200cc = 600cc ⇒ 1,800cc
- 오전 6시 ~ 오후 8시까지 섭취하며 특히 오후 2시가 지난 후는 저녁

식사와 투약 시 소량의 수분 섭취로 제한한다.

- 알코올, 커피, 차, 탄산음료, 흡연은 삼가고 사과, 크랜베리, 체리 주스 등 과일 주스를 권장한다.

2) 배뇨 관리

- 시간 관념을 철저히 하여 정해 놓은 시간에 배뇨하도록 한다.
- 평가 시 배뇨량, 배뇨 간격을 점진적으로 늘리므로 배뇨 지연 및 배뇨 간격을 늘린다. 1시간 내외로 배뇨한 대상자라면 1시 이후를 다음 예정 배뇨 시간으로 정해 참도록 한다.
- 초기에는 2～3시간으로 정하나 수면 시간에는 강요하지 않는다.
- 배뇨 시 충분한 시간을 허락하고 배뇨 환경을 보장해 준다.

3) 요정체 시 배뇨 관리

요정체란 소변이 정상적으로 생성되지만 방광에서 배설이 여의치 않은 것으로, 요의가 있지만 배뇨하기 어려울 때, 잦은 배뇨, 음부의 불쾌감, 수분 섭취량보다 극히 적은 소변량 등이 증상이다. 다음은 요정체 시 배뇨를 도울 수 있는 방법이다.

- 배뇨를 촉진시키는 방법
  - 사생활을 도와 편안한 마음을 가질 수 있도록 한다.
  - 자연스러운 배뇨 자세를 취하도록 한다(여성: 앉은 자세, 남성: 서 있는 자세).
  - 따뜻한 물을 마시도록 한다.
  - 변기를 따뜻하게 해 준다.
  - 물 흐르는 소리를 들려준다.

- 회음부 주위에 따뜻한 물을 붓는다.
- 손을 따뜻한 물에 담근다.
- 음경을 만지거나 음모를 잡아당긴다.
- 치골상부 두드리기: 방광 요관 역류 시는 금기이며 자연 배뇨를 먼저 시도한 후 손바닥을 약간 오므린 후 손가락에 힘을 빼고 치골상부를 15초 두드리고 10초 쉬는 방법을 반복한다.
- 발살바(valsalva): 고혈압, 심장질환 환자는 주의를 요하며, 배변 시와 같이 힘을 주며 30초~1분 정도 쉬었다 반복한다.
- 크레데 방법(crede' s method): 손바닥으로 방광 부위를 꼬리뼈 쪽을 향하여 짜내듯 누른다.

• 청결 혹은 무균 도뇨의 시행: 카테터를 사용하여 방광 안에 있는 오줌을 배뇨시킨다.

4) 요실금 시 배뇨 관리

• 기저귀나 안심팬티 등은 사용하지 않는다.
• 2~3시간마다 즉각 배뇨법을 사용하여 배뇨를 유도하고, 실금하지 않은 경우 칭찬으로 자신감을 높여 준다.
• 회음부 운동이나 케겔(kegel) 운동을 시행한다. 배뇨를 멈출 때처럼 근육을 5초 동안 수축한 후 배뇨 시작처럼 근육 이완을 한다. 횟수는 아침 오후에 15회, 저녁에 20회 하여 배뇨를 조절하는 근육을 강화시킨다.
• 환자에게 스스로 자가 간호와 배뇨 훈련을 실천하도록 도와주는 것이 중요하며 변화 있는 환경을 제공하고 의욕을 북돋운다.
• 건조하고 깨끗한 상태를 유지하여 피부 자극으로 인한 욕창이 발생하지 않도록 한다.

부종, 욕창 관리

1. 부종 관리

① 몸 중심부로 손에서 심부 쪽으로 마사지를 한다.

② 세심하게 피부 관리를 한다. 깨끗이 씻고 완전히 건조하게 유지한다.

③ 적절하게 체위 관리를 한다.

④ 장기적으로 부동 상태일 경우 부종을 악화시킬 수 있으므로 규칙적인 운동을 한다.

⑤ 심한 부종으로 피부가 늘어나지 않도록 하는 탄력붕대법을 이용하되 붕대는 너무 꽉 조이는 것을 피하고 한 번 감았다 푸는 시간은 1시간 정도로 한다.

⑥ 간헐적인 공기 압력을 준다. 단 감염, 항응고제 치료 시 혈전증이 있는 환자는 피한다.

⑦ 정신, 심리적인 스트레스를 풀고 가능하면 스트레스를 받지 않는다.

⑧ 부종 예방을 위한 식이 관리

- 변비 해소를 위해 식이섬유가 풍부한 음식을 섭취한다.
- 식염, 수분, 자극성이 있는 음식은 제한한다.
- 술과 담배는 금한다.
- 날음식은 섭취하지 않는다.
- 지나친 흥분과 분노는 삼간다.

2. 욕창의 예방

1) 피부 관리

① 피부는 항상 건조하고 유연하게 유지하고 자극을 피하며 공기가 잘 통하도록 한다.

② 순한 비누와 미지근한 물로 피부를 잘 씻고 오일 마사지를 한 후 완전히 마를 때까지 잘 두드려 준다. 강한 알카리성 비누를 사용한다거나 아스트리젠트 등 알코올이 함유된 것은 사용하지 않는 게 좋다. 땀, 소변으로 젖었을 때, 음식물을 엎질렀을 때, 비에 젖었을 때는 곧바로 옷을 갈아입거나 말리도록 한다. 땀띠분은 덩어리가 되거나 습기를 품어서 압박을 증가시키고 곰팡이가 자랄 수 있으므로 사용하지 않아야 한다.

③ 뜨거운 음식을 무릎에 올렸다가 화상을 입거나 얼린 물건으로 동상을 입지 않도록 주의하고 난로나 뜨거운 온돌방바닥에서도 주의를 요한다.

④ 피부가 건조해지거나 뼈가 튀어나온 부위는 로션이나 오일로 자주 마사지하여 피부조직의 탄력을 증가시킨다.

⑤ 꼭 끼는 신발을 신거나 손발톱을 반달 모양으로 깎으면 안으로 파고 들어 갈 위험이 있으므로 직선으로 깎아 주고 안전을 위해 짧게 깎아야 한다.

⑥ 몸에 열이 날 경우에는 욕창이 생길 위험이 더 높으므로 다양한 방법으로 열을 떨어뜨릴 뿐 아니라 더 자주 자세를 바꾸고 피부를 관찰해야 한다.

2) 영양 관리

건강한 피부를 위해서는 단백질이 풍부한 음식(살코기, 콩류, 유제품)과 신선한 야채, 과일 등 균형 잡힌 식사를 해야 한다. 영양 상태가 나쁘면 욕창이 유발되기 쉽다.

3) 혈액순환 상태 관리

피부는 수많은 혈관에 의해 유지되므로 적절한 산소를 공급하기 위해 혈액순환 상태가 좋아야 한다. 일차적으로 심장, 호흡, 혈액순환의 기능 장애가 있으면 치료하고 운동을 통해 혈액순환을 도와야 한다. 눌린 부위는 마사지를 자주 하면 혈액순환을 도와주나 피부와 조직이 파손되어 있거나 상처가 있으면 더 손상을 가져올 수 있으므로 그 부위는 마사지를 하지 않아야 한다. 또한 담배의 니코틴은 혈관을 좁게 하고 신체 곳곳에 혈액과 산소 및 영양 공급을 방해하므로 끊도록 한다.

4) 압박 경감법

압박을 제거 또는 감소시키기 위해서는 다양한 방법을 이용해 신체를 지지하거나 체중을 분산시켜야 한다.

① 누워 있는 동안 체위와 피부 진행 과정을 평가해서 2~4시간, 혹은 1시간 이내로 자세를 변경시킨다. 장기간 누워 지내는 경우는 앙와위, 좌측위, 복와위, 우측위 등의 순서로 체위를 변경시켜야 욕창을 예방할 수 있다. 엎드린 자세(복와위)에서는 베개를 적절하게 잘 사용하면 좀 더 오랜 기간 안전하게 유지할 수 있다.

② 누워만 지내는 경우는 에어매트 같은 특수침대를 사용하는 것이 좋

고 물주머니, 베개, 쿠션이나 패드 등을 사용하여 모든 뼈 돌출 부위와 표면을 마찰로부터 보호해야 한다.

- 측와위 시 대퇴골 전자(trochanter) 부위로 압력이 몰리지 않도록 직각으로 눕지 않고, 베개, 웨지(wedge) 등을 사용하여 30° 각도가 되도록 눕는다.
- 침상의 머리 부분을 30° 이상 올리지 않도록 한다.
- 베개, 웨지, 비닐수액(1리터)을 이용하여 침상에 뒤꿈치가 닿지 않도록 한다.

③ 가능하다면 침대 머리를 30° 이하로 유지하여 침상에서 미끄러져 내리는 것을 감소시켜 주고 비스듬히 앉는 경우 1시간 이상을 지속하지 않도록 한다. 장시간 침대를 비스듬히 올리고 누워 있는 자세를 유지할 경우 꼬리뼈, 발뒤꿈치 등에 응전력으로 인한 욕창이 생길 위험이 높다.

④ 앉은 자세에서는 좌골 조면에 강한 압력이 주어지므로 특히 주의해야 한다. 휠체어에 앉아 있는 동안은 욕창 방지용 방석을 꼭 사용해야 하며, 20분 간격으로 휠체어 브레이크를 잠그고 20초간 엉덩이를 들거나 옆 사람에게 기대는 등 다양한 방법을 이용하여 몸무게를 이동시키도록 한다.

3. 욕창의 치료

1) 전신적 치료

① 수분을 최소 1,800cc 이상 매일 섭취해야 한다.

② 열량은 1일 체중 1kg당 35kcal 이상 섭취하도록 하고, 특히 단백질, 비타민, 미네랄 등이 충분히 섭취되도록 달걀, 콩 제품, 우유, 치즈,

녹황색 야채가 포함된 식단을 계획한다.

③ 환자의 상태가 허용된다면 보행이나 의자에 자주 앉을 것을 권장하고 운동을 하도록 하여 혈액순환을 돕는다 .

④ 심리적으로 불안해하지 않고 의욕을 갖도록 잘 지지해 주어야 한다.

⑤ 정상 체온을 유지할 수 있도록 건강 상태를 돕는다.

2) 욕창 부위의 치료

① 피부에 발적만 보이는 1도 욕창은 더 이상의 자극을 피하고 공기가 잘 통하도록 해 주면 낫는다. 그러나 2도 이상의 욕창에서는 압박 및 자극을 제거할 뿐 아니라 적절한 처치를 해 주어야 한다.

② 모든 상처는 생리식염수로 세척해 준다. 흔히 사용하는 소독제는 상처 치유를 지연시키며 감염에 대한 저항력을 떨어뜨리므로 꼭 필요한 경우를 제외하고는 습관적인 사용을 하지 않아야 한다.

③ 상처는 적절한 습기가 있을 때 세포 이동이 활발하게 이루어지므로 상처를 마른 상태로 두지 않도록 하고 조직이 패인 부위는 채워 주어야 한다.

(1) 보습 거즈 드레싱

상처를 생리식염수로 세척한 후 식염수 거즈를 상처에 대 주고 그 위에 마른 거즈를 덮어주는 방법이다. 거즈 드레싱은 감염이나 손상으로부터 보호하고 괴사조직 제거 시 사용한다. 거즈가 죽은 조직에 붙어서 드레싱을 교환할 때 드레싱과 함께 제거시켜 주므로 효과적이다. 그러나 상처가 잘 치유되고 있는 과정에서는 마른 거즈를 떼어 내면서 손상을 주지 않도록 주의해야 한다. 이때는 마른 거즈 위에 식염수를 떨어뜨려 젖게 만든 후 조심스럽게 교환한다. 상처가 마르지 않도록 유지하기 위해서는 1일 2～3회 교체가 필요하다.

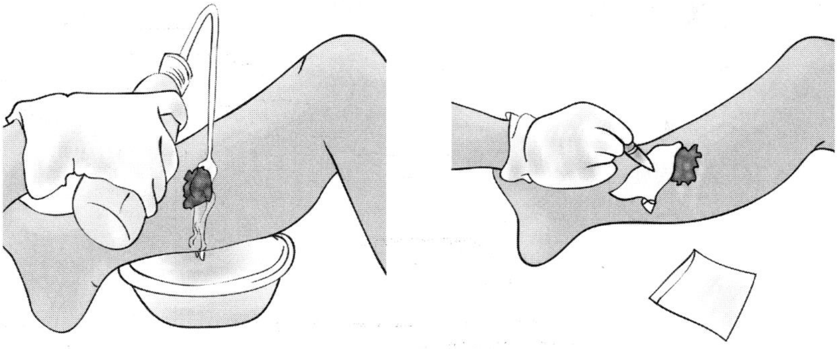

[그림 9-2] 보습 거즈 드레싱 과정

(2) 반투과성 필름 드레싱

얇고 투명한 필름접착제(예: op-site, tegaderm)를 사용하여 상처 부위를 관찰할 수 있는 드레싱으로, 산소의 투과도를 자유롭게 하면서도 박테리아나 미생물은 투과되지 못하게 한다. 이는 상처 표면에 백혈구가 응집되고 상처의 표피세포 증식을 용이하게 해 줄 뿐 아니라 괴사된 조직의 자가분해를 쉽게 한다. 상처가 있는 상태에서 붙이고 목욕이 가능하며, 마찰로 상처가 생길 위험성이 있는 부위에 사용하면 예방할 수 있다.

(3) 수성 콜로이드(hydrocolloids) 드레싱

겔을 형성하여 상처 표면을 촉촉하게 하고 괴사조직을 자연 분해하며 외부의 박테리아로부터 보호하는 폐쇄성 드레싱(예: 듀오덤, 테가솝, 컴필)으로 방수가 되므로 목욕이 가능하다. 상처에 적절한 사이즈를 사용하고 3~7일마다 교환한다.

(4) 하이드로겔(hydrogel) 드레싱

건조된 반흔 부위에 수분을 공급해서 자가분해를 용이하게 하고 상처를 시원하고 부드럽게 하여 상처의 통증이 있는 환자에게 효과적이지만

삼출물이 많은 경우는 적용이 어렵다. 12～24시간마다 교환해 주어야 하고 2차 드레싱이 필요하다.

(5) 칼슘 알지네이트(calcium alginate) 드레싱

지혈 성분 함유로 출혈성 상처의 지혈을 촉진시켜 주고 삼출물 흡수력이 뛰어나 삼출물이 많은 욕창의 사강을 줄이기 위해 팩킹용으로 사용한다(예: 칼토스테트, 솝산, 테가겐). 2차 드레싱이 필요하고 건조한 상처나 검게 죽은 조직이 덮인 상처에는 부적합하다.

10장 낭포성 섬유증

낭포성 섬유증

낭포성 섬유증(cystic fibrosis)은 상염색체 열성 유전을 하는 선천성 질병으로 1930년대에 처음 발견되었다. 이 질병이 있는 환자들은 기본적으로 폐와 이자 등에 있는 점막 생성 세포의 결함을 가지고 있다. 체내에서 점액이 너무 많이 생산되어 폐와 이자에 이상이 발생하기 때문에 소화효소가 소장에 도달할 수 없다. 또 염분이 점막 생성 세포를 투과하지 못해서 두껍고 끈적거리는 점막이 만들어진다. 이것이 해당 장기의 기능을 방해하여 호흡과 소화 작용에 문제가 생긴다. 이 두꺼운 점막 때문에 쉽게 세균에 감염되고, 이로 인해 당뇨병이나 간질환, 낮은 수정률 등의 증세가 생긴다. 염분이 높은 땀을 흘리고, 생식기관의 이상을 동반하기도 한다. 인종마다 다양한 유병률을 보이나 백인에게서 흔하게 볼 수 있으며 그 이외의 인종에서는 드물고 남녀 성별에는 차이가 없는 것으로 나타났다. 치료는 점막을 얇게 하거나 감염의 위험을 줄이는 것을 목적으로 한다. 현재 이 질병을 일으키는 CFTR(Cystic Fibrosis Transmembrane Conductance Regulator: 낭포성 섬유증 전도성 조절) 유전자를 정상 유전자로 바꾸어 주는 유전자치료법과 효소를 공급해 주는 치료법이 연구되고 있다.

1. 정 의

낭포성 섬유증은 생명을 위협하는 가장 일반적인 호흡기와 소화기질환으로 외분비선이 분비하는 분비물이 비정상적으로 점도가 높아서 일차적으로 아동에게 폐질환을 일으킨다. 낭포성 섬유증은 미국의 경우 흡수장애의 흔한 원인이 되나 한국에서는 별로 보고된 바가 없다.

2. 원인과 빈도

낭포성 섬유증은 7번 염색체에 존재하는 이상 유전자에 의해 발생하고, 상염색체의 열성 인자로 유전된다. 염화물 채널(이온이 세포 내외로 서로 오가는 채널)의 기능이 손상되어 수분과 전해질을 운반하는 세포막의 능력이 저하된다. 낭포성 섬유증의 빈도는 백인에게서는 1:1,600~1:2,500으로 추정되며, 아시아인에게는 훨씬 적게 발생하는 것으로 나타난다. 또한 백인의 4~5%가 보인자이며, 남아에서 약간 더 많다. 낭포성 섬유증에 걸린 환자들의 평균 수명은 약 30세다.

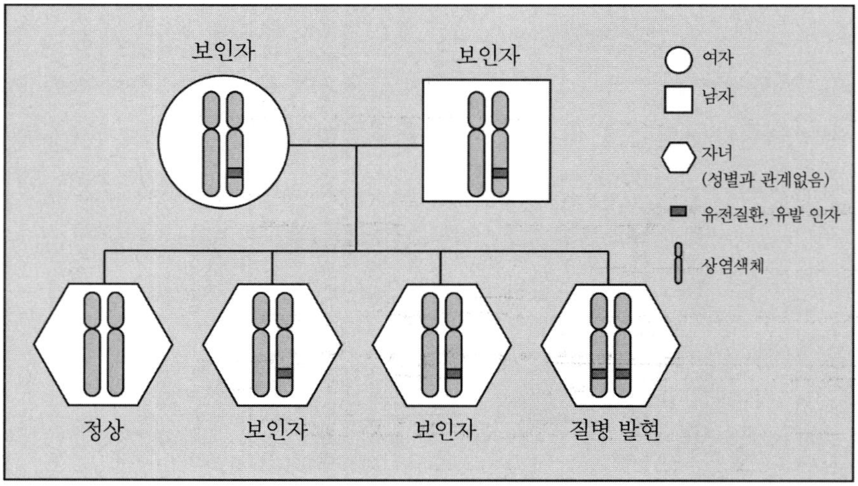

[그림 10-1] 상염색체 열성 유전

3. 병태생리

낭포성 섬유증은 염분에 대한 상피세포의 불투과성이 특징이나, 기본적인 생화학적 결함은 알려지지 않았다. 단백질 효소의 변화에 의한 것으로 추측되는 이 결함은 점액에서 분비되는 분비물의 점도를 상승시키며 한선을 침범하여 분비물은 과도한 나트륨과 염화물을 함유하여, 날씨가 더울 때 아동은 고열을 보이며 나트륨과 염화물의 과도한 손실을 초래한다. 타액도 과도한 나트륨과 염화물을 함유한다.

폐를 침범하여 융모의 움직임이 감소하고, 점액분비선의 편평세포의 화생과 증생은 분비물을 짙게 한다(감염의 위험 증가). 기관지와 모세기관지는 막히게 되어 기관지확장증과 모세기관지염을 초래하게 된다.

임상 증상을 유발시키는 첫 번째 요인은 점액선에서 분비되는 분비물의 점성도 상승으로 인한 기계적인 폐쇄다. 이런 변화는 췌장과 기관지에서 잘 나타난다. 낭포성 섬유증의 초기 증상은 신생아의 태변성 장폐색으로 소장은 진하고, 끈기 있고, 고무풀과 같은 태변으로 막혀 있다.

췌장에서 진한 분비물이 관을 폐쇄하여 ① 소엽의 낭포성 확장을 일으켜 소엽은 퇴화하여 산재성 섬유화가 일어난다. ② 췌장효소가 십이지장에 도달하지 못하여 소화흡수장애를 가져온다. 소화흡수장애로 대변 양이 많아지고 지방의 소화장애로 대변에 거품이 있으며 단백질 소화장애로 대변에서 악취가 난다. ③ 간내의 담관폐색이 일어난다.

4. 증 상

1) 폐의 이상

폐의 점막하 선의 크기가 커지고 배상세포가 증가하고, 이차적으로 비가역적, 구조적 변화가 일어난다(성인의 만성 기관지염 환자와 유사). 기도에 존재하는 점액질로 인하여 기관과 폐 내에 박테리아의 감염을 초래하고, 이는 폐 기능에 중대한 손상을 일으킨다. 처음에는 작은 부위(만성 세기관지염)에서 시작하여 큰 기도를 침범하고, 나중에는 폐실질을 파괴하게 된다. 그 결과 기관지 점액선에서 다량의 진하고 끈적거리는 분비물이 분비되어 정상적인 섬모 활동을 방해하고, 기도를 막으며, 세균 증식과

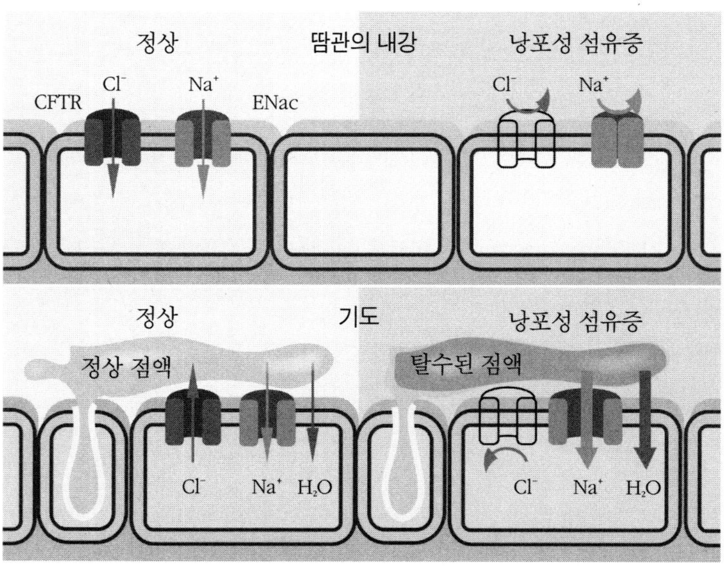

[그림 10-2] 낭포성 섬유증의 췌장과 폐의 작용 변화

Cl^-이 상피점막 밖으로 배출 못함 → Na^+ 배출 안 됨 → 삼투적 물 이동 없음 → 점막의 점액이 끈적거리고 두꺼워짐 → 췌장과 폐의 질환 유발

감염의 저장소가 된다. 거의 모든 대상자에서 만성 범발적 폐쇄성 폐질환을 관찰할 수 있고, 나중에는 섬유증, 폐 파괴, 흉벽의 변화로 억제성 폐질환으로 진행된다(광범위한 호흡기 감염으로 사망 위험성이 높다). 또한 염증에 의해 폐조직이 점진적으로 상실되며, 상흔의 결과로 생긴 만성 저산소증은 폐동맥 고혈압과 폐성심증을 일으킨다.

2) 췌장 부전증

췌장관과 외분비선이 끈끈한 점액질로 차며 폐쇄되어 췌장의 이상을 유발함에 따라 소화효소가 소장에 도달할 수 없게 된다. 일반적으로 낭포성 섬유증 환자들은 췌장의 기능 이상이 나타나지만 15% 정도의 환자는 췌장 기능이 정상으로 나타난다. 점액이 췌장관과 가지를 폐쇄시켜 췌장효소인 트립시노겐(trypsinogen), 리파아제(lipase), 아밀라아제(amylase)가 장에 흘러들어 가지 못하고 지방, 단백질, 지용성 비타민이 흡수되지 않아 지방 흡수 불량으로 지방변을 초래한다. 또한 단백질 흡수 불량으로 체중 감소와 발육장애가 나타난다. 랑게르한스섬이 섬유화되어 당뇨병이 생기고, 간 침범으로 인해 간담즙성 질환, 담즙 분비 정지, 염증, 섬유화, 간문맥 고혈압 등이 나타난다.

3) 외분비선의 이상

외분비선의 이상으로 인해 낭포성 섬유증 환자들은 땀 분비 속도는 정상인과 같으나, 땀 속의 나트륨(Na^+), 염소(Cl^-)의 농도가 정상보다 4배 이상 많아지는 조성을 이룬다. 이는 땀샘은 정상적인 양의 땀을 분비하나, 체내에서 비정상적인 이온 흡수 작용이 일어나 염화나트륨(NaCl)이 체내로 흡수되지 않아 땀관을 통해 많은 양의 염분이 체외로 이동되기 때문이다.

외분비의 이상은 생식기관의 이상을 초래하기도 한다. 성인 남성 환자의 경우 부고환이나 수정관, 정낭의 구조적 변화 등으로 인해 불임이 초래될 수 있고, 성인 여성 환자 또한 초경 지연, 월경 불순, 이차적 무월경, 혹은 질경부 점액 증가 등의 증상으로 임신의 가능성이 낮아진다.

4) 위장관 손상

세포막에 위치한 당단백질인 CFTR의 이상으로 인해 외분비선의 점막이 막히게 되고 위장관의 손상을 입게 되며, 위장관의 손상으로 인해 양이 많고 거품이 일며 냄새가 고약한 대변을 배출하고 성장 발육의 부진을 보이게 된다. 낭포성 섬유증 환자의 20%에서 장폐색 증세가 나타난다.

5) 기타 증상

① 부모가 아기와 뽀뽀할 때: 짠맛
② 기침(연거푸 마른, 객담이 섞인 기침): 천명음
③ 식욕이 좋지만 체중이 증가하지 않거나 성장하지 않는다.
④ 자주 많은 양의 악취가 나는 대변: 과도한 팽만
⑤ 불룩한 복부: 배불뚝이
⑥ 야윈 둔부
⑦ 기침에 이은 구토
⑧ 재발성 폐감염
⑨ 곤봉상 손가락
⑩ 흉부전후경의 증가
⑪ 인내력의 감소
⑫ 고혈당, 다뇨증, 당뇨, 체중 감소
⑬ 심실 비대, 심장 기능의 이상

5. 진단적 평가

① 땀의 나트륨, 염화물의 함유량을 측정한다.
  • 60mEq/L 이상의 염화물은 사실상 진단을 내릴 만하다.
  • 40～60mEq/L의 염화물은 경계선이며 반복 측정해야 한다.
  • 60mEq/L 이상의 나트륨은 진단을 내릴 만하다.

② 십이지장의 분비물에서 트립신의 농도를 측정한다. 농도를 측정하여 수치가 낮으면 낭포성 섬유증을 의심할 수 있다.

③ 대변에서 소화효소를 분석한다(트립신, 키모트립신). 수치가 낮으면 낭포성 섬유증을 의심할 수 있다.

④ 흉부 X-ray 촬영을 한다. 초기에는 정상일 수 있지만, 후기에 감염 부위가 증가하고 과침윤이 나타나며, 기관지가 두꺼워지고 막히며, 기관지확장부전증, 섬유증이 나타난다.

⑤ 대변의 지방설사를 분석한다.

⑥ BMC 태변스트립 검사는 락토즈와 단백 농도를 조사하고 판별 검사로 이용된다.

⑦ 폐기능 검사(4세 이후)를 실시한다.
  • 폐활량과 흐름의 속도가 감소한다.
  • 잔유량이 증가하거나 총 폐용적이 증가한다.

⑧ 발한 검사에서 양성이 나올 경우, 다음 중 하나 또는 그 이상과 연관이 있을 때 진단이 내려진다.
  • 낭포성 섬유증의 가족력
  • 전형적인 만성 폐쇄성 폐질환
  • 췌장액의 분비 부족

⑨ 유전자 검사로 결함 있는 유전자를 명확히 알 수 있다. 이 진단법은 어린아이들의 낭포성 섬유증과 성인들 중에 낭포성 섬유증 유발 유

전자를 보유한 사람을 진단하는 데 사용된다.

6. 치료 및 관리

낭포성 섬유증은 여러 기관에 영향을 줄 수 있기 때문에 이상이 있는 부분에 따라서 치료법이 달라질 수 있다. 하지만 결국에는 낭포성 섬유증 전도성 조절(CFTR) 유전자 및 염소 수송 단백질의 이상이기 때문에 이상이 있는 CFTR 유전자를 바이러스 벡터 혹은 다른 방법을 이용하여 정상 유전자로 치환시켜 주려는 유전자치료법이 매우 활발하게 연구되고 있으며, 효소를 공급해 주는 방법도 치료법으로서 연구 중이다.

1) 폐의 치료

낭포성 섬유증 환자의 사망 시 가장 큰 원인이 되는 호흡기계의 감염 방지와 감염 시 치료는 매우 중요하다. 그중에서도 특히 폐의 증상이 나타날 때에는 경구항생제를 복용하고, 경구항생제로 치료되지 않는 경우 항생제를 정맥주사하며, 중증의 폐 감염 시 겐타마이신(gentamycin)과 같은 항생제를 사용하기도 한다. 또한 기관지 경련을 경감시키기 위하여 기관지확장제와 혈관수축제를 사용하기도 하고, 분비물의 점도를 감소시키기 위해 에어로졸이나, 거담제, 점액용해제를 사용하기도 한다. 체위배액이나 기침, 호흡 운동과 같은 흉부물리요법을 통해 분비물을 제거하며, 폐기관지의 세척은 많은 양의 생리식염수를 사용하고 무기폐와 점액질 매복의 치료를 돕게 된다. 심한 경우 폐엽절제술을 시행하기도 한다.

2) 기도 청결 증진

기도의 청결을 증진시키기 위해서는 간헐적으로 에어로졸요법을 사용하게 되는데, 이는 흔히 체위배액 전에 사용하게 되며, 기관지 확장을 위해 에어로졸 외에 다른 약물을 투여한다. 또한 에어로졸요법에 이어 하루 3~4회 흉부물리요법을 실시하게 되는데, 구토나 불편한 느낌을 방지하기 위하여 치료는 일반적으로 음식 섭취 1시간 후에 실시하고, 침범된 폐엽에 이르게 하며, 점액의 분비물을 용이하게 하기 위한 체위를 취하게 해야 한다. 이때 기도의 감염이 있는 경우 더 자주 실시해야 한다. 체위배액과 같은 흉부물리요법은 기침을 용이하게 하기 때문에 체위배액 후 쉽게 기침을 하게 되는데, 기침을 할 수 없을 경우 흡인을 하기도 한다. 또한 호기 시간을 증가시키기 위해 천천히 숨을 내쉬게 하기도 한다.

3) 감염 예방

낭포성 섬유증 환자의 경우 감염을 예방하는 것이 무엇보다 중요하기 때문에, 피부 간호 혹은 체위 변경을 통해 영양 불량인 아동의 피부 박리를 방지하고, 기저귀를 자주 교환하여 기저귀 발진 등의 2차 감염을 예방해야 한다. 또한 점액이 자주 고이기 때문에 감염의 기회를 줄이기 위하여 구강 간호를 자주 시행하고, 호흡기 감염이 있는 환자와의 접촉을 피하며, 증상이 보일 경우 즉시 항생제를 투약해야 한다.

4) 적당한 영양 증진

낭포성 섬유증 환자의 경우 음식의 흡수가 불완전하므로 칼로리, 단백질이 높은 식이와 지방이 중정도로 높은 식이를 섭취해야 한다. 비타민 A, D, E를 매일 제공하여 정상의 양보다 2~3배 많은 지용성 비타민을 섭취하고, 감염 시 항생제요법과 함께 비타민 K를 섭취하도록 한다. 또한 매 식사와 간식 섭취 시에 췌장효소를 제공해야 하는데, 영아나 어린 아동에게는 소량의 음식과 함께 췌장효소 캡슐이나 과립, 분말을 섞어 먹이도록 하며, 이때 우유와는 함께 섞지 않아야 하므로 영아에게도 우유가 아닌 소량의 음식을 통해 제공해야 한다. 큰 아동의 경우 캡슐이나 알약의 형태로 주며, 맑은 유동식 섭취 시에는 췌장효소를 제공하지 않는다. 그리고 염분 부족과 심혈관의 허탈을 방지하기 위하여 더운 날이나 발열 시 혹은 발한이 증가하는 과도한 운동을 하는 동안에는 소금의 섭취가 필요하다. 기분이 좋지 않거나 기침 때문에 불안정한 경우 구토 예방을 위해 수유 시간을 충분히 하며, 영양적인 중재와 효율성을 사정하기 위해 최소한 일주일에 한 번은 체중을 측정해야 한다.

5) 자존감 향상

아동의 나이에 맞게 검사 결과, 투약 등에 대해 설명하고, 이때 아동을 안아 줌으로써 안위를 제공하며, 아동의 절망감, 불안, 공포 등의 감정을 울음이나 이야기하는 것으로 표현하도록 한다. 또한 치료 시에 적절한 기분 전환의 활동을 제공하고, 아동이 성장함에 따라 최소한의 감독을 통해 스스로 돌보는 것을 책임지게 한다. 아동 자신의 감정과 제한점을 알게 하고, 분노, 공포, 절망감 때문에 흉부물리요법을 거부하는 경우 감정을 조정할 수 있도록 하여 원만한 치료를 도우며, 성취감의 향상과 독립심, 폐 기능의 증진을 위한 규칙적인 운동이나 활동을 격려함으로써 아동의 자존감 향상을 위해 노력해야 한다.

6) 가족 지원과 관리

낭포성 섬유증 아동의 부모에게 아동을 가정에서 돌보는 데 필요한 교육이나 지지를 제공하여 가정 간호를 용이하게 하고, 가족관계를 원만히 유지하며 자녀의 사회 참여를 도울 수 있도록 다각도의 지원이 요구된다. 필요 시 사회사업가의 도움을 구하고, 가족 구성원들이 함께 질병과 질병의 영향에 대해 느끼는 감정을 서로 나눌 수 있어야 한다.

7. 합병증

병이 진행됨에 따라 기관지확장증 같은 폐질환, 폐농양 등이 발생할 수 있고, 간 손상, 지속적인 부비동염 등이 나타날 수 있다. 20명당 1명꼴로 당뇨병이 발생한다는 연구 결과가 있으며, 양측 정관(정자가 배출되는 통로가 되는 관)이 없기 때문에 거의 모든 남성 환자는 생식 능력을 잃었다고 봐야 한다. 그리고 여성 약 5명 중 1명이 생식기에서 비정상적으로 진한 점액이 분비되어 불임이 된다.

모든 환아가 비정상적으로 염분 농도가 높은 땀을 배출하며, 이로 인해 더울 때 탈수 증세가 생길 수 있다. 환아는 건강 상태 때문에 정상적인 학교생활을 할 수 없고 대인관계가 고립되기도 하며, 다른 정신적인 문제가 발생하기도 한다.

8. 예 방

유전자 검사를 통해 보인자를 발견할 수 있으며, 선천적인 병인지 진단할 수 있다. 낭포성 섬유증에 걸린 가족력이 있는 사람과 이 질환을 갖고 있는 사람의 배우자는 유전자 검사를 받아야 한다. 이 질환에 걸릴 위험이 있는 부부는 이상 유전자를 검사하여 안전하다고 판단되는 배아를 체외 수정에 의해 착상시키는 보조생식술을 받을 수도 있다. 임산부는 산전 유전자 검사를 받아야 한다. 나중에는 정상 유전자를 문제가 있는 조직에 주입하여 병을 예방할 수 있는 유전자치료도 가능해질 것이다.

9. 가족 교육과 건강 유지

부모는 식이요법을 완전히 이해하고 질환과 관련된 치료를 정확히 습득하여 가정에서 수행할 수 있도록 한다. 아동의 치료와 관련해 정상적인 가족 생활의 형태를 유지할 수 있도록 지원이 필요하고 다음과 같은 추후 관리가 중요하다.

- 예방주사
- 가정 관리의 지속적인 평가와 감독
- 합병증의 발견과 예방

10. 연구 상황

낭포성 섬유증에 대한 유전자치료법의 연구는 매우 활발하게 이루어지고 있으며, 새로운 방법들이 속속 나오고 있다. 또한 CFTR 유전자 및 단백질의 새로운 기능도 밝혀지고 있는데, 이런 성질들이 낭포성 섬유증 환자의 치료에 새로운 길을 모색할 수 있도록 해 주고 있다. 최근의 연구 결과로는 폐 감염증과 관련된 낭포성 섬유증에 절대적 영향을 미치는 단백질이 발견되기도 하였다. 인간의 beta-defesin-1(HBD-1)이라는 단백질이 낭포성 섬유증 환자에 있어서 폐에 감염증을 일으키는데 전달자로서 결정적인 역할을 한다는 매우 중요한 사실은 폐 감염증의 예방 및 치료에 새로운 전기를 마련해 준 것으로 평가된다.

지금까지는 낭포성 섬유증 환자에 있어서 폐질환을 일으킬 수 있는 감염증의 발생률이 매우 높은 이유를 알지 못하였다. 그러나 최근 한 연구기관의 과학자들은 건강한 사람의 경우 HBD-1은 자연적인 항생 물질 역할을 하여 폐의 감염증 발생을 억제하나, 낭포성 섬유증 환자에서는 기관지 표면에 염의 농도가 증가하여 HBD-1을 불활성화시킴으로써 자연적인 방어체계를 무너트림에 따라 감염증의 발생률이 높아짐을 밝혀냈다. 또한 HBD-1을 모방한 새로운 합성 단백이 염의 농도에 관계없이 HBD-1의 역할을 수행한다는 것이 증명되어 감염 발생 억제가 가능하게 되었다. 낭포성 섬유증 환자에 있어서 천연의 항생 물질을 변화시킨 치료법의 시도는 새로운 개념으로서 천연 면역체계를 대체하거나 증강시킬 수 있는 치료법의 도입에 매우 중요한 첫 단계이기도 하다.

참고문헌

1장

대한천식 및 알레르기학회(2002). 천식과 알레르기 질환. 서울: 군자출판사.
유혜선(2002). 소아천식. 서울: 소화.

Ayala, G., Miller, D., Zagami, E., Riddle, C., Willis, S., & King, D. (2006). Asthma in Middle Schools: What Students Have to Say about Their Asthma. *Journal of School Health*, *76*(6), 208-214.

Belanger, E., Kielb, C., & Lin, S. (2006). Asthma Hospitalization Rates among Children, and School Building Conditions, by New York State School Districts, 1991-2001. *Journal of School Health*, *76*(8), 408-413.

Centers for Disease Control and Prevention. (U.S.A.: 2006). Strategies for Addressing Asthma within a Coordinated School Health Program, with Updated Resources.

Leavy, O. (2010). Asthma and allergy: Prenatal protection through TLRs. *Nature Reviews Immunology*, *10*, 8-9.

Magzamen, S., Patel, B., Davis, A., Edelstein, J., & Tager, I. (2008). "Kickin' Asthma": School-Based Asthma Education in an Urban Community. *Journal of School Health*, *78*(12), 655-665.

Morrow, R., Fletcher, J., Mulvihill, M., & Park, H. (2007). The Asthma Dialogues: A Model of Interactive Education for Skills. *Journal of Continuing Education in the Health Professions*, *27*(1), 49-58.

Petronella, S., Bricker, S., Perrotta, D., Brown, C., & Brooks, E. (2006). Addressing Asthma in Texas: Development of a School-Based

Asthma Surveillance Program for Texas Elementary Schools. *Journal of School Health*, *76*(6), 227-234.

Splett, P., Erickson, C., Belseth, S., & Jensen, C. (2006). Evaluation and Sustainability of the Healthy Learners Asthma Initiative. *Journal of School Health*, *76*(6), 276-282.

Taras, H., Wright, S., Brennan, J., Campana, J., & Lofgren, R. (2004). Impact of School Nurse Case Management on Students with Asthma. *Journal of School Health*, *74*(6), 213.

2장

이문호(1999). 죽음의 그림자 AIDS: 정체와 실태에서 예방까지. 서울: 서음출판사.

Fan, H., Conner, R. F., & Villarreal, L. P. (2000). *The biology of AIDS* (4th ed.). Massachusetts: Jones and Bartlett Publisher.

Goldmann, D. R., & Horowitz, D. A. (Eds.). (2003). *American College of Physicians Complete Home Medical Guide* (2nd ed.). New York: DK Publishing, Inc.

Lohrmann, C. (2000). German nursing students' knowledge of and attitudes to HIV and AIDS: Two decades after the first AIDS cases. *Journal of Advanced Nursing*, *31*(3), 696-703.

O'Dell, W., & Dillon, S. (1992). Pre-AIDS Physical Ability: Data from the AIDS Time-Oriented Health Outcome Study. *Archives of Physical Medicine Rehabilitation*, *80*(4), 473.

Rabin, S. (1997). The acceptability of a computer HIV/AIDS risk assessment to not-in-treatment drug users. *AIDS Care*, *10*(6), 701-711.

Sebeta, E., & Laplante, W. (1996). Patterns of immune, neuroendocrine, and cardiovascular stress responses in asymptomatic HIV seropositive and working men. *International Journal of Behavioral Medicine*, *3*(2), 135.

Shi, L., Samuels M., & Richter D. (1993). AIDS-related knowledge and attitudes of social workers in South Carolina. *Health & Social Work, 18*(4), 268-280.

Skornschek, G. P. (1997). Education for nursing care of AIDS patients: A study of lifelong learning and mid-career professional attitudes. Michigan State University, Ph. D.

Smith, M. W. Dean, M., Carrington, M. et al. (1997). Contrasting genetic influence of CCR2 and CCR5 variants on HIV-1 infection and disease progression. *Science, 277*, 959-965.

Staton, E. (1993). Using Transcutaneous Electric Stimulator to Overcome Anxiety and Pain. *Journal of Physical Medicine and Rehabilitation, 32*(3), 163-167.

Tierney, A. (1995). HIV/AIDS-knowledge, attitudes and education of nurses: A review of the research. *Journal of Clinical Nursing, 4*(1), 13-21.

Treichler, P. (1998). CHAPTER 20: AIDS, Homophobia, and Biomedical Discourse: An Epidemic of Signification. In R. Parker & P. Aggleton (Eds.), *Culture, Society & Sexuality* (pp. 357-386). London: Taylor & Francis.

Valimaki, M., Suominen, T., & Peate, I. (1998). Attitudes of professionals, students and general public to HIV/AIDS and people with HIV/AIDS: A review of the research. *Journal of Advanced Nursing, 27*(4), 752-759.

라이언 화이트(Ryan White)의 홈페이지. http://www.ryanwhite.com/

미주심장재단(American Heart Association: AHA). http://www.americanheart.org/

질병관리본부 전염병 웹통계시스템. http://stat.cdc.go.kr/

한국보건사회연구원. http://www.kihasa.re.kr/

한국에이즈 퇴치연맹. http://www.kaids.or.kr/

3장

김진호, 한태균(1997). 재활의학. 서울: 군자출판사.
보건복지가족부, 한국보건사회연구원(2009). 2008년 장애인 실태조사.
홍창의(2007). 소아과학(9판). 서울: 대한교과서.

Brammell, H. L. (1979). Cardiac Rehabilitation. A Handbook for Vocational Rehabilitation Counselors. Webb-Waring Lung Inst., Denver, CO.
Green, J., Grant, M., Brizzolara, J., & Belmont, B. (2003). Heart Disease Risk Perception in College Men and Women. *Journal of American College Health*, *51*(5), 207-211.
Johnson, B., & Francis, J. (2005). Emotional and Behavioural Problems in Children and Adolescents with Congenital Heart Disease. *Journal of Indian Association for Child and Adolescent Mental Health, 1*(4), 5.
Sheikh, A., & Marotta, S. (2008). Best Practices for Counseling in Cardiac Rehabilitation Settings. *Journal of Counseling & Development*, *86*(1), 111-120.
Wray, J. (2006). Intellectual Development of Infants, Children and Adolescents with Congenital Heart Disease. *Developmental Science*, *9*(4), 368-378.

국가통계포털(KOSIS). http://www.kosis.kr/
대한심장학회. http://www.circulation.or.kr/
질병관리본부. http://www.cdc.go.kr/kcdchome/
한국장애인고용공단. http://www.kead.or.kr/

4장

Birrer, R., & Sedaghat, V. (2003). Exercise and Diabetes Mellitus: Optimizing Performance in Patients Who Have Type 1 Diabetes. *Physician and Sportsmedicine*, *31*(5), 29-33.
Erkolahti, R., & Ilonen, T. (2005). Academic Achievement and the Self-

Image of Adolescents with Diabetes Mellitus Type-1 And Rheumatoid Arthritis. *Journal of Youth and Adolescence, 34*(3), 199-205.

Hayes-Bohn, R., Neumark-Sztainer, D., Mellin, A., & Patterson, J. (2004). Adolescent and Parent Assessments of Diabetes Mellitus Management at School. *Journal of School Health, 74*(5), 166-169.

Ingersoll, G. M., Hibbard, R. A., Kronz, K. K., Fineberg, N. S., Marrero, D. G., & Golden, M. P. (1990). Pediatrics Residents'Attitudes about Insulin-Dependent Diabetes Mellitus and Children with Diabetes. *Academic Medicine, 65*(10), 643-645.

Miller-Johnson, S. (1994). Parent-Child Relationships and the Management of Insulin-Dependent Diabetes Mellitus. *Journal of Consulting and Clinical Psychology, 62*(3), 603-610.

Okura, T., Heisler, M., & Langa, K. (2009). Association between cognitive function and social support with glycemic control in adults with diabetes mellitus. *Journal of the American Geriatrics Society, 57*(10), 1816-1824.

Pavkov, M., Bennett, P., Knowler, W., Krakoff, J., & Sievers, M. (2006). Effect of youth-onset type 2 diabetes mellitus on incidence of end-stage renal disease and mortality in young and middle-aged Pima Indians. *The Journal of the American Medical Association, 296*(4), 421-6.

Sheiban, I., & Garrone, P. (2008). Impact of diabetes mellitus on early and long-term results of percutaneous drug-eluting stent implantation for unprotected left main coronary disease. *Journal of Cardiovascular Medicine, 9*(12), 1246-1253.

미국당뇨병협회(American Diabetes Associations: ADA). http://www.diabetes.org/

5장

Corbett, R., & Cohen, C. (2006). Reading the signs: Choices in hepatitis C care. *Journal of the American Academy of Nurse Practitioners*, 18: Supplement 1.

Gorman, G. (2002). Inside the liver: The body's refinery. *Nutrition Health Review: The Consumer's Medical Journal, 83*, 2-4.

Hoy, B. (2006). The hidden diagnosis: A case study. *New Zealand Journal of Medical Laboratory Science, 60*(3): 97-98.

Jamerson, P. (2005). The association between acute fatty liver of pregnancy and fatty acid oxidation disorders. Journal of Obstetric, *Gynecologic & Neonatal Nursing, 34*(1), 87-92.

Meier, C. (2002). Association between body mass index and liver disorders: An epidemiological study. *Journal of Hepatology, 37*(6), 741-747.

Sillender, M. (2002). The liver and pregnancy. *Care of the Critically Ill, 18*(6), 181-186.

Sinniah, D., Fulton, T., & McCullough, H. (1970). Venous blood ammonium levels in control subjects and in patients with disorders of the liver. *Journal of Clinical Pathology, 23*(8), 720-726.

Stein, M. T., Tipnis, N. A., & Schultz, P. (2004). Fatigue, decreased interest in play, motor delay, and elevated liver-function tests in a 4-year-old boy. *Pediatrics, 114*, 1437-1441.

Stewart, S., & Day, C. (2001). Liver disorder and the HFE locus. *QJM: Monthly Journal of the Association of Physicians, 94*(9), 453-456.

WHO Drug Information (2007). Levofloxacin: Dysglycemia and liver disorder. *WHO Drug Information, 21*(1), 10-11.

국가암정보센터. http://www.cancer.go.kr/

질병관리본부. http://www.cdc.go.kr/

6장

김길영 편(1999). 소아 종양학. 서울: 군자출판사.

보건복지가족부, 중앙암등록본부(2009. 12a). 2006-2007년 암발생률, 1993-2007년 암발생자의 암생존율, 2007년 암유병률 통계.

보건복지가족부, 중앙암등록본부(2009. 12b). 국가암등록사업 연례 보고서(2007년 암발생, 2007년 암유병, 1993-2007 암생존 현황).

안효섭(2005). 소아암. 서울: 대한교과서.

Albert, B. (1998). *Essencial Cell Biology: An introducton to the Molecular Biology of the Cell.* New York: London, Garland.

Bradlyn, A. S. (2003). Psychoeducational Interventions with Pediatric Cancer Patients: Part I. Patient Information and Knowledge. *Journal of Child & Family Studies.*, *12*(3), 257.

Morgan, D. L. (2009). *An investigation into the effectiveness of a self-created video intervention on coping and inpatient behaviors in pediatric cancer patients.* Dissertation, Spalding University.

Morrow, G. R. (1981). Social Support and Parental Adjustment to Pediatric Cancer. *Journal of Consulting and Clinical Psychology*, *49*(5), 763-765.

Wasilewski-Masker, K. (2009). Late Recurrence in Pediatric Cancer: A Report From the Childhood Cancer Survivor Study. *Journal of the National Cancer Institute*, *101*(24), 1709-1720.

White, J. L. (1993). *Hypnosis as an Adjunct Treatment for Distress Associated with Pediatric Cancer Procedures.* Doctoral Research Paper, Biola University.

국가암정보센터. http://www.cancer.go.kr/

질병관리본부. http://www.cdc.go.kr/

한국백혈병어린이재단. http://www.kclf.org/

7장

Beutler, E., & Lichman, M. (2001). The sickle cell diseases and related disorders. *Williams Hematology* (5th ed.). New York: McGraw Hill.

Bonds, D. R. (2005). Three decades of innovation in the management of sickle cell disease: The road to understanding the sickle cell disease clinical phenotype. *Blood Reviews, 19*(2), 99–110.

Brown, A., Sleeper, L., Miller, S., Pegelow, C., Gill, F., & Waclawiw, M. (1994). Reference values and hematologic changes from birth to 5 years in patients with sickle cell disease. *Archives of Pediatrics & Adolescent Medicine, 148*(8), 796–804.

Burch–Sims, G. P., & Matlock, V. R. (2005). Hearing Loss and Auditory Function in Sickle Cell Disease. *Journal of Communication Disorders, 38*(4), 321–329.

Daly, B. (2008). Cognitive and academic problems associated with childhood cancers and sickle cell disease. *School Psychology Quarterly, 23*(2), 230.

Daly, B. P., Kral, M. C., & Brown, R. T. (2008). Cognitive and Academic Problems Associated with Childhood Cancers and Sickle Cell Disease. *School Psychology Quarterly, 23*(2), 230–242.

Hurtig, A. (1989). Relation between Severity of Chronic Illness and Adjustment in Children and Adolescents with Sickle Cell Disease. *Journal of Pediatric Psychology, 14*(1), 117–132.

Pearson, H. A. (1972). Progress in Early Diagnosis of Sickle Cell Disease. *Children, 18*(6), 222–226.

Sickle Cell Society (UK). http://www.sicklecellsociety.org/

8장

보건복지가족부, 중앙아동보호전문기관. 2008년 전국아동 학대 현황보고서.

Baroff, G. (1986). Estblishing Mental Retardation in Capital Cases: A Potential Matter of Liffe. *Neuro Science, 29*(6), 343–349.

Crime and Violence Prevention Center, California Attorney General's Office. (1985). *Child Abuse Prevention Handbook* (Revised).

Fortin, D., & Chamberland, F. (1995). Stability and trnasmission of attachment through generation. *Child Abuse & Neglect, 19*(7), 811–819.

Garfinkel, L. (1986). *A Resource Manual on Child Abuse: PACER'S Let's Prevent Abuse Program*. Office of Special Education and Rehabilitative Services (Ed.). Washington, D.C.: Div. of Personnel Preparation.

Gil, D. G., & Helfer, R. E. (1970). Physical abuse of children. *Pediatrics, 46*(4), 651-652.

Goldman, J., & Padayach, U. (2005). Child Sexual Abuse Reporting Behaviour by School Counsellors and Their Need for Further Education. *Health Education Journal, 64*(4), 302-322.

Hittleman, M. (1986). *What's a Kid to Do about Child Abuse?*. Ithaca, N.Y.: Family Life Development Center, Cornell University.

House Committee on Education and Labor, Washington, D.C., Congress of the U.S. (1981). Reauthorization of the Child Abuse Prevention and Treatment and Adoption Reform Act. Hearings before the Subcommittee on Select Education of the Committee on Education and Labor, House of Representatives, 97th Congress, First Session on H.R. 2318 to Reauthorize the Child Abuse Prevention and Treatment and Adoption Reform Act (Washington, DC, March 9 and 12, 1981).

Kempe, C. H., Silverman, F., Steele, B. et al. (1962). The Battered Child Syndrome. *JAMA, 181*, 17-24.

Landesman-Dwyer, H., Ragozin, E., & Little, M. (1981). Affiliation and freindship of mental retardation in small community residence. *Mental Retardaion, 41*(3), 192-207.

Wakefield, C. (2002). *Preventing and Reporting Child Abuse and Neglect: Guidance for School Personnel*. Colorado State Dept. of Education, Denver. Prevention Initiatives Unit.

국립특수교육원. http://www.knise.kr/html/

한국특수교육학회. http://www.ksse.or.kr/

9장

Amonette, L. (1984). *Kidney Dialysis Patients Discover New Hope through ABE Program*. Paper presented at the National Adult Education Conference, Louisville, K.Y.

Bergquist-Beringer, S. (2009). Evaluation of the National Database of Nursing Quality Indicators (NDNQI) Training Program on Pressure Ulcers. *The Journal of Continuing Education in Nursing*, *40*(6), 252.

Bernstein, R. A. (1980). The Dialysis Exercise: A Clinical Simulation for Preclinical Medical Students. *Journal of Medical Education*, *55*(11), 958-960.

Gaskamp, C. D. (2004). Quality of life and changes in health insurance in long-term home care. *Nursing Economics*, *22*(3), 135-139.

Hulburd, K. (1987). Care of the Patient with Renal Disease: Peritoneal Dialysis and Transplants, Nursing 321A. Graduate seminar paper, University of California, Los Angeles.

Spector, W. (2008). On-time Pressure Ulcer Prevention: Recent Developments and Lessons learned. *The Gerontologist*, *48*, 381.

국민건강관리공단. http://www.nhic.or.kr/

미국 캘리포니아 보건국(CDPH). http://www.dhs.ca.gov/

10장

김수정, 이민구, 차승익, 박화영, 안강모, 기창석, 김정호(2008). 한국인 남성 섬유증 진단을 위한 표준화된 땀 유발 염소 농도 분석. 대한진단검사의학회지, 28(4), 274-281.

Aronson, B. S., & Marquis, M. (2004). Care of the adult patient with cystic fibrosis. *MEDSURG Nursing*, *13*(3), 143-155.

Cheer, S., Waugh, J., & Noble, S. (2003). Inhaled tobramycin (TOBI): A review of its use in the management of Pseudomonas aeruginosa infections in patients with cystic fibrosis. *Drugs, 63*(22), 2501–2520.

Collins, S., & Reynolds, F. (2008). How do adults with cystic fibrosis cope following a diagnosis of diabetes?. *Journal of Advanced Nursing, 64*(5), 478–487.

Connors, P., & Ulles, M. (2005). The physical, psychological, and social implications of caring for the pregnant patient and newborn with cystic fibrosis. *Journal of Perinatal & Neonatal Nursing, 19*(4), 301–315.

Gardner, J. (2007). What you need to know about cystic fibrosis. *Nursing, 37*(7), 52–55.

Goss, C., Mayer–Hamblett, N., Williams, J., & Ramsey, B. (2008). The Cystic Fibrosis Foundation Therapeutics Development Network: A National Effort by the Cystic Fibrosis Foundation to Build a Clinical Trials Network. *Children's Health Care, 37*(1), 5–20.

Keyes, D., Lassiter, A., & Roberts, G. H. (2006). Cystic fibrosis. *Journal of Continuing Education Topics & Issues, 8*(1), 10–15.

Kremer, T., Zwerdling, R., Michelson P., & O'Sullivan P. (2008). Intensive care management of the patient with cystic fibrosis. *Journal of Intensive Care Medicine, 23*(3), 159–177.

Prasad, S., & Main, E. (2006). Routine airway clearance in asymptomatic infants and babies with cystic fibrosis in the UK: Obligatory or obsolete?. *Physical Therapy Reviews, 11*(1), 11–20.

Strawhacker, M., & Wellendorf, J. (2004). Caring for children with cystic fibrosis: A collaborative clinical and school approach. *Journal of School Nursing, 20*(1), 5–15.

국민건강관리공단. http://www.nhic.or.kr/

희귀난치성질환센터. http://helpline.cdc.go.kr/web/main.html/

찾아보기

• 인명 •

• 내용 •

저자 소개

▸▸ **송병호**

Loma Linda University 물리치료학 박사
전) Loma Linda University 해부학 강사
아산복지재단 자문위원
현) 단국대학교 특수교육학과 교수
Member of American Physical Therapy Board
Doctor of Physical Therapy and Rehabilitation
미국 신경외과 재활학회 정회원
미국 정형외과 재활학회 정회원
International Thera-Band and Ball Academy 연구위원, 국제강사
시조사 〈가정과 건강〉 자문위원

건강장애

2010년 3월 2일 1판 1쇄 인쇄
2010년 3월 8일 1판 1쇄 발행

지은이 • 송병호
펴낸이 • 김진환
펴낸곳 • (주) 학지사
121-837 서울특별시 마포구 서교동 352-29 마인드월드빌딩 5층
대표전화 • 02)330-5114 팩스 • 02)324-2345
등록번호 • 제313-2006-000265호

홈페이지 • http://www.hakjisa.co.kr
커뮤니티 • http://cafe.naver.com/hakjisa

ISBN 978-89-6330-335-2 93370

정가 17,000원

저자와의 협약으로 인지는 생략합니다.
파본은 구입처에서 교환해 드립니다.

이 책은 2010년도 단국대학교 대학연구지원으로 저술되었음.